河北大学精品教材建设项目

医药数理统计教程

马寨璞　编著

U0249168

科学出版社

北京

内 容 简 介

　　本书是在参考国内外已有教材的基础上，结合作者多年课堂教学中发现的一些问题编著而成的. 本书系统而简要地介绍了概率论与数理统计两部分内容. 全书分为概率基础、假设检验、参数估计、方差分析、相关与回归分析、试验设计 6 章，内容涵盖广泛，论理深入浅出. 系统性好、连贯性强. 此外，随着各种统计软件的普及应用,本书没有考虑将某种具体统计软件(如 SPSS)的使用作为教材内容的一部分，而是着重讲透知识点及其应用，既坚持了数理统计的传统内容，又扩充了实用的统计方法，有利于数理统计与卫生统计的衔接与沟通.

　　本书可供高等医药类院校药学、生物技术、中药学等本科专业使用，也可供相关专业的本科及研究生选用，从事医药卫生工作的科技人员也可学习参考.

图书在版编目(CIP)数据

医药数理统计教程/马寨璞编著. —北京：科学出版社，2019.11
　ISBN 978-7-03-062959-3

　Ⅰ.①医… 　Ⅱ.①马… 　Ⅲ.①医用数学-数理统计-高等学校-教材
Ⅳ. ①R311

　　　中国版本图书馆 CIP 数据核字(2019) 第 246823 号

责任编辑：李国红　王　超／责任校对：郭瑞芝
责任印制：赵　博／封面设计：陈　敬

科 学 出 版 社 出版
北京东黄城根北街 16 号
邮政编码：100717
http://www.sciencep.com

北京科印技术咨询服务有限公司数码印刷分部印刷
科学出版社发行　　各地新华书店经销
*
2019 年 11 月第　一　版　开本: 720 × 1000 1/16
2025 年 3 月第三次印刷　印张: 14 3/4
字数: 295 000
定价: **59.80** 元
(如有印装质量问题，我社负责调换)

前　　言

医药数理统计是药学类各专业学生的专业基础课, 也是进行药学研究、药学数据分析的基础, 在和药学院专业教师及研究生的交流中, 经常听到在具体应用时"只能依葫芦画瓢, 却不知道为什么这样做"的说法, 以至于有些科研人员有了再系统学习一次医药数理统计的想法. 这其实就是学习、工作中"轻数理本质、重软件使用"引起的不适应, 实质上还是对统计方法等的不理解, 本质还是数学问题.

这几年在讲授医药数理统计的过程中, 也选用过几套不同的教材, 这些教材根据课时多少的不同, 各有自己的写作特点, 值得借鉴. 针对药学各专业的高年级本科生、研究生以及部分教师工作中提出的问题, 在总结教学心得的基础上, 我编写了这本教程, 以期解决以下的问题.

1. 方法应用的重点问题

当前教材在介绍医药数理统计基本方法和应用时, 对方法的介绍, 的确能够做到详略得当, 言简意赅; 在介绍具体应用时, 对软件的使用也能做到简明扼要. 但多数学生在学习后, 还是会有"模仿着会用, 一旦没有参考又不知如何下手"的感觉, 部分教师在进行科技文章写作时也偶尔会有"别人也是这样用"的想法.

我认为, 某个统计方法没有"好坏"之分, 只有适用不适用的问题, 在学习统计分析方法时, 除了学习方法本身的计算之外, 更应该了解该方法的适用性问题. 例如方差分析方法, 每本教材都能很详细地介绍方差分析的基本原理、具体计算、甚至某个软件的使用过程等, 但对方差分析前提条件的介绍, 则往往一笔带过, 试验观测数据能不能直接用来进行方差分析、是否具有方差齐性、如何进行数据变换等, 也往往语焉不详, 而这些问题, 却是药学专业的同学们在科研应用中经常碰到而又必须解决的. 因此, 我认为在医药数理统计的教学中, 这些方法的适用性问题才是重点, 尤其在有软件帮助完成计算的情况下, 方法的适用性问题更加突出, 本书针对这方面的问题进行了一些探讨.

2. 内容的冗余问题

全国很多高校都开设了医药数理统计课程, 很多院校的专家教授经过合作, 编写了非常有特色的教材, 这些教材博采众长, 使用广泛, 我校以前也选用过不同版本的合作编写教材, 但在使用过程中, 也有一些问题: 单独阅读其中一章, 可以说赏心悦目, 但通读全书, 会发现有些内容会出现在不同的章节中, 造成了冗余. 例如, 有的教材在介绍数据的描述和整理时, 会提到方差、标准差等基本概念; 但在介绍随机变量的数字特征时, 会再次介绍这些内容, 在同一本教材中, 两次在不同的章节介绍相同的概念, 会给人重复的感觉. 我想, 这应该是不同章节由不同作者编写而带来的问题. 为此, 本书全部文字由我一人完成, 并对内容的先后顺序进行了调整, 没有冗余问题, 在实际教学中, 经本科生对比试用, 同学们一致反映更有逻辑性.

3. 避免说明书式写作

众所周知, 说明书是以应用文的方式对某事物进行详细描述, 以方便人们认识和了解. 在授课之余, 我和大学生们进行了交流, 了解到当前大学生在阅读教材时, 有一种阅读使用说明书的感觉, 他们认为教材 "缺少了一点人情味、没有亲和力、自学不下去". 我想, 这是新生代大学生对传统教材提出的新要求, 他们更加注重学习体验和学习的趣味性等, 在学习某个方法时, 不仅想知道某个方法是什么, 还要知道为什么, 以及有没有趣味性, 本书在编写的过程中, 力图在这方面做一些尝试, 增加一些人文色彩.

在本书的编写过程中, 河北大学生命科学学院给予了极大的帮助, 科学出版社的编辑对本书的出版付出了辛勤的工作, 对于他们的帮助与支持, 本人表示衷心的感谢. 本书的出版, 得到了 "生命科学与绿色发展学科群——生物学重点建设学科" 经费 (编号: 05001-502000101) 以及 "科技研发平台建设专项——河北省生物工程技术研究中心运行绩效后补助经费 (编号: 199676213H)" 的支持, 在此一并表示深深的感谢.

自 2018 年 7 月开始动笔, 历经学生试用, 至今日提交书稿, 尽管本人努力使内容尽量完善, 但由于水平有限, 其中难免有不当之处, 敬请读者批评指正.

马赛璞

2019 年 7 月

目　　录

第 1 章 概 率 基 础

1.1 概率论的基本概念

概率论是进行统计分析的数学基础, 本节集中介绍医药数理统计中应用到的一些概率基本概念. 包括: 现象、随机试验、样本空间、事件、事件之间的关系与运算、频率与概率、概率的基本运算、古典概型、条件概率、乘法定理、划分与全概率、贝叶斯定理以及独立性等.

1. 现象

现象是事物表现出来的, 能被人感觉到的一切情况. 在自然界和人们的社会生活中, 事物的表现形形色色, 呈现出各种现象, 但归纳起来, 无非两种, 一种是确定性现象, 即在一定的条件下必然发生或者不发生的现象, 这类现象在日常生活和科研工作中也经常碰到, 比如, 正常情况下, 水在 0℃必然结冰; 小白鼠放进充满 CO_2 的密闭瓶子中会死去; 等, 这类具有明确结果的现象, 不属于概率论的研究范畴.

另一种则称为随机现象, 随机现象是与确定性现象相对应的另一类现象, 这类现象具有的共同特点是: 一个事件的结果既可以表现为 A 现象, 也可以表现为 B 现象甚至 C 现象, 虽然这些结果类型是可知的 (事件结果取其中之一), 但在某次具体事件完成之前, 试验者无法确定最终会出现哪种结果. 此外, 当大量重复这些事件时, 发现事件的结果又存在一定的统计规律性. 像这种在一定条件下, 个别试验结果呈现不确定性, 但大量重复试验结果又具有统计规律性的现象, 称之为随机现象. 例如, 扔一枚硬币观察哪一面朝上, 虽然尚未实施, 但其结果已经确定, 只有正面朝上或者反面朝上, 但具体实施之前, 试验者无法确定最终取哪一面, 大量重复这种扔硬币试验, 则两种结果出现的可能性一样大, 即具有统计规律性, 这就是随机现象. 生活中还有许多这种随机现象, 比如从居住地到车站, 需要经过多组路口的红绿灯, 到站之前, 无法确定会碰到几次红灯禁行, 但多次往返, 则会发现其规律性. 在医药数理统计方法中处理试验结果时, 基本上都属于随机现象这一个范畴.

例 1   下面的描述中, 哪一个属于随机现象? 哪一个属于确定性现象?

(A) 地球上, 在标准大气压下, 100℃的水必然沸腾;

(B) 球的表面积 $S = 4\pi r^2$, r 为球半径;

(C) 从装有红、黄、绿各三个球的口袋中取出一球, 取得红球的情形;

(D) 某年河北保定市的年降水量;

(E) 某种药物对一种疾病的治疗效果.

解 (A)(B) 属于确定性现象; (C)(D)(E) 属于随机现象.

2. 随机试验

在科学研究中, 几乎每天都会进行各种试验, 如散剂和胶囊剂的制备中, 常常进行的粉碎、过筛、混合、分剂量、包装等, 这些都是可具体执行的各种操作过程, 也可看作是试验过程. 在概率论中, 试验则是一个含义更加宽泛的名词, 它包括各种各样的试验操作或观察, 比如观察一小时路口闯红灯的车辆数, 查看扔出骰子打出的点数等. 这类试验的结果具有不确定性, 如果一个试验满足以下三个特点, 则称之为随机试验: ① 在相同的条件下可重复进行; ② 每个试验结果不止一个, 各种具体结果明确可知; ③ 本次试验之前, 无法确定出现哪种结果. 在医药数理统计方法中, 不特别指出的话, 试验一词均指随机试验.

例 2 下面的一些例子中, 哪些不满足随机试验的定义?

(A) 扔一枚硬币, 观察正面 H、反面 T 出现的情况.

(B) 向上扔一块石头, 观察石头是否落地的情况.

(C) 查阅微信上一小时内朋友发来短消息的个数.

(D) 公司新购买的一批智能手机, 测试该批次手机电池的电量.

解 (B)

3. 样本空间

在进行随机试验时, 虽然在每次试验之前无法确定本次试验的具体结果, 但试验的所有可能结果组成的集合是已知的. 称随机试验所有可能结果组成的集合为样本空间, 记作 S. 每个可能结果是样本空间中的一个元素, 称为样本点. 根据定义可知, 样本空间以集合的形式表达, 举例如下:

抛硬币观察正反面: S_1: {H, T};

抛出骰子观察点数: S_2: {1, 2, 3, 4, 5, 6};

测试药品的失效期限: S_3: $\{t|t \geqslant T_0\}$, 这里, T_0 表示某个期限.

例 3 写出下列试验的样本空间.

(A) 一段时间内某地区的最高与最低气温.

(B) 测试药品的合格率, 直到达到 10 件合格时, 记录测试样品的总件数.

(C) 随机在手机屏幕上按一下, 记录按点在屏幕上的位置.

解 (1) 以 x 表示最低温度, 以 y 表示最高温度, 设该地最低不会小于 T_0, 最高不会大于 T_1, 则样本空间为

$$S_1: \{(x,y)|T_0 \leqslant x \leqslant y \leqslant T_1\}$$

(2) 设在检测到第 10 件合格产品前, 共检测了 k 件不合格产品, 则样本空间为

$$S_2 : \{k + 10 | k = 0, 1, 2, \cdots\}$$

也可以写成 $S_2 : \{10, 11, 12, \cdots\}$.

(3) 取手机屏幕的一角建立直角坐标系, 以左下角为原点, 设屏幕窗口长 L, 宽 W, 则按点的样本空间为

$$S_3 : \{(x, y) | 0 \leqslant x \leqslant W; 0 \leqslant y \leqslant L\}$$

4. 事件

在日常生活中, 要表达一个事件, 常常以文字的形式表达出来, 比如 "2018 年 9 月开通香港与内地高铁", 又比如 "某人买了一个名牌手机" 等. 在进行随机试验时, 人们关心的是满足某种条件的样本点组成的集合, 比如, 若规定大学英语四、六级合格成绩为 425 分及以上, 设 S 为成绩的样本空间, 则成绩 f 合格可以描述为 $A = \{f | f \geqslant 425\}$, 它是 S 样本空间的一个子集. 称样本空间 S 满足某些条件的子集 A 为随机事件, 简称事件. 例如, 将一枚硬币扔 3 次, 观察第一次出现正面 (正面以 H 表示, 反面以 T 表示) 的情况, 则设 A 表示 "第一次出现的是 H", 即有

$$A = \{\text{HHH, HHT, HTH, HTT}\}$$

又如, 设 B 表示 "在常温下, 某种药品的有效期" 这个事件, 则 B 可表达为

$$B = \{t | t \leqslant T_0\}$$

在一次试验中, 当且仅当集合中某个子集中的元素出现时, 则称事件发生了.

5. 事件之间的关系与运算

既然使用了集合来表达事件, 则在讨论事件之间的关系与运算时, 可继续考虑 "拿来主义": 把集合的关系与运算规则借用过来进行 "改造", 以赋予新的含义. 在医药数理统计方法中, 涉及的事件之间的关系包括事件的和、事件的差、事件的对立、互逆事件等基本概念.

设随机试验的样本空间为 S, 设 $A, B, C, \cdots, A_k (k = 1, 2, \cdots)$ 为 S 的子集. 为了帮助理解, 常用 Venn 图表示事件之间的关系, Venn 图是一种以长方形表示样本空间, 用其中的圆形 (或其他图形) 表示事件的图形.

1) 事件的包含与相等

如果事件 A 的发生必然导致事件 B 的发生, 则称事件 B 包含事件 A, 或者事件 A 包含于事件 B, 记作 $B \supset A$ 或者 $A \subset B$, 图 1-1(a) 给出了事件包含的 Venn 图.

若 $A \subset B$ 且 $B \subset A$, 即 $A = B$, 则称事件 A 与事件 B 相等. 例如, 某药物的有效期, $A =$"有效期 2 年", $B =$"有效期至少 2 年", 则 $A \subset B$.

2) 事件的和

在集合论中, $A \cup B$ 表达的是 "集合的并", 在概率论中, 则借用 $A \cup B$ 表达事件 A 和事件 B 的和, 即事件 A 或事件 B 至少有一个发生时, 事件 $A \cup B$ 发生, 记作 $A \cup B = \{x | x \in A$ 或 $x \in B\}$, 有些参考书也把事件的和记作 $A + B$, 图 1-1(b) 给出了事件的和的 Venn 图.

例如, 设 $A = \{$ 糖代谢中的产生的 ATP$\}$, $B = \{$ 三羧酸循环中的生成的 ATP$\}$, 则 $A \cup B = \{$糖代谢产生的 ATP 或三羧酸循环中生成的 ATP$\}$.

事件的和可以推广到多个随机事件, 即假设有随机事件 $A_1, A_2, A_3, \cdots, A_k$, 其中至少有一个发生, 则表达为 $A_1 \cup A_2 \cup \cdots \cup A_k$, 简记为: $\bigcup\limits_{i=1}^{k} A_i$, 称为可列事件 $A_1, A_2, A_3, \cdots, A_k$ 的和.

3) 事件的积

事件 $A \cap B = \{x | x \in A$ 且 $x \in B\}$ 称为事件 A 和事件 B 的积事件. 事件的积表达了两个事件同时发生, 这个概念可以推广到多个事件的同时发生, 即可列个事件的积事件 $A_1 \cap A_2 \cap \cdots \cap A_k$, 简记为: $\bigcap\limits_{i=1}^{k} A_i$. 图 1-1(c) 给出了事件的积的 Venn 图, 事件的积可简单记作 AB.

例如, $A = \{$蛋白质中含有 α 螺旋$\}$; $B = \{$蛋白质中含有 β 螺旋$\}$. 则 $A \cap B = \{$蛋白质中既含有 α 螺旋又含有 β 螺旋$\}$.

4) 事件的差

所谓事件的差, 是指对于事件 A 和 B, 当且仅当事件 A 发生而事件 B 不发生时, 称 $A - B$ 为差事件, 记为

$$A - B = \{x | x \in A \text{且} x \notin B\} \tag{1-1}$$

图 1-1(d) 给出了事件的差的 Venn 图.

5) 互斥事件

若事件 A 和事件 B 不能同时发生, 则记作 $A \cap B = \varnothing$, 此时称事件 A 和事件 B 互斥 (互不相容). 图 1-1(e) 给出了互斥事件的 Venn 图. 例如, 在十字路口, 设 $A = \{$ 车辆驶入南向路口 $\}$, 设 $B = \{$车辆驶入东向路口$\}$, 则事件 A 和事件 B 不能同时发生, 两个事件互斥.

如果 k 个事件 $A_1, A_2, A_3, \cdots, A_k$ 中任意两个事件不能同时发生, 即 $A_i A_j = \varnothing (1 \leqslant i < j \leqslant k)$, 则称这 k 个事件是两两互不相容的.

6) 互逆事件

若事件 A 和事件 B 互斥, 即 $A \cap B = \varnothing$, 且满足 $A \cup B = S$, 则称 A 和 B 互逆, 也称 A 和 B 为对立事件, 图 1-1(f) 给出了互斥事件的 Venn 图. 事件 A 的对立事件也常常记为 $\overline{A}, \overline{A} = S - A$.

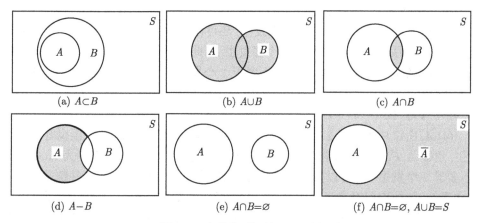

| (a) $A \subset B$ | (b) $A \cup B$ | (c) $A \cap B$ |
| (d) $A - B$ | (e) $A \cap B = \varnothing$ | (f) $A \cap B = \varnothing, A \cup B = S$ |

图 1-1 事件关系运算 Venn 图

7) 运算律

在进行事件运算时, 常常用到以下的定律, 设 A, B, C 为事件, 则有

(1) 交换律: $A \cup B = B \cup A$; $A \cap B = B \cap A$;

(2) 结合律: $(A \cup B) \cup C = A \cup (B \cup C)$; $(A \cap B) \cap C = A \cap (B \cap C)$;

(3) 分配律: $(A \cup B) \cap C = (A \cap C) \cup (B \cap C)$; $A \cup (B \cap C) = (A \cup B) \cap (A \cup C)$;

(4) 差积转换律: $A - B = A \cap \overline{B} = A - A \cap B$;

(5) 德摩根律 (对偶律): $\overline{A \cup B} = \overline{A} \cap \overline{B}$; $\overline{A \cap B} = \overline{A} \cup \overline{B}$.

对偶律可推广到更一般的情形:

$$\overline{A_1 \cup A_2 \cup \cdots \cup A_k} = \overline{A_1} \cap \overline{A_2} \cap \cdots \cap \overline{A_k};$$
$$\overline{A_1 \cap A_2 \cap \cdots \cap A_k} = \overline{A_1} \cup \overline{A_2} \cup \cdots \cup \overline{A_k};$$

在事件的运算过程中, 事件的运算需要遵循如下的运算顺序: 先求 "对立", 再求 "积", 最后计算 "和" 与 "差", 遇到括号先算括号内部的.

例 4 设 A, B, C 为三个事件, 用 A, B, C 的运算关系表示下列事件: (1)A 发生, B 与 C 不发生; (2)A 与 B 都发生, 而 C 不发生; (3)A, B, C 中不多于 1 个发生; (4)A, B, C 中不多于 2 个发生.

解 (1)A 发生, B 与 C 不发生. 在这个题目中, A 发生, 同时 B 和 C 不发生, 表示 $A, \overline{B}, \overline{C}$ 同时发生, 故根据积事件的定义, 可表达为 $A\overline{B}\overline{C}$, 也可以根据事件的差的定义, 直接写出 $A - B - C$.

(2)A 与 B 都发生, 而 C 不发生. 在这个题目中, 说明三个事件 $A, B,$ 和 $\overline{C}$ 同时发生, 根据积事件的定义, 表达为 $AB\overline{C}$, 也可根据事件的差的定义, 写出 $AB - C$.

(3)A, B, C 中不多于 1 个发生. 在这个题目中, 不多于 1 个发生, 表示 A, B, C 三个事件都不发生, 或者 A, B, C 中恰好一个发生, 据此, 可写出 $\overline{A}\,\overline{B}\,\overline{C} \cup A\overline{B}\,\overline{C} \cup \overline{A}B\overline{C} \cup \overline{A}\,\overline{B}C$; A, B, C 中不多于 1 个发生, 还可以理解为 A, B, C 中至少有 2 个不发生, 也即 $\overline{A}\,\overline{B}, \overline{B}\,\overline{C}, \overline{A}\,\overline{C}$ 中至少一个要发生, 因此也可写为 $\overline{A}\,\overline{B} \cup \overline{B}\,\overline{C} \cup \overline{A}\,\overline{C}$; 还可以通过对立事件来表达, "$A, B, C$ 中不多于 1 个发生" 是事件 "A, B, C 中至少有 2 个发生" 的对立事件. A, B, C 中至少有 2 个发生可写为 $AB \cup BC \cup CA$, 其对立事件, 则可写为 $\overline{AB \cup BC \cup CA} = \overline{AB} \cap \overline{BC} \cap \overline{CA}$.

(4) A, B, C 中不多于 2 个发生. 不多于 2 个发生, 表示 A, B, C 中至少有一个不发生, 也即 $\overline{A}, \overline{B}, \overline{C}$ 中至少有一个发生, 根据事件的和的定义, 可直接写为 $\overline{A} \cup \overline{B} \cup \overline{C}$; "不多于 2 个发生" 还可以按照对立事件考虑, 它是 "A, B, C 三个事件都发生" 的对立事件, 故此应用对立事件的定义, 可直接写为 $\overline{ABC}$; 对于这个题目, 还可以一一分解它的含义, "不多于 2 个发生" 表示① "A, B, C 都不发生", 或者② "A, B, C 中恰好有 1 个发生", 或者③ "A, B, C 中恰好有 2 个发生", 则把这三种情形写出来, 就是该题目的结果, 如下,

$$\underbrace{\overline{A}\,\overline{B}\,\overline{C}}_{①} \cup \underbrace{A\overline{B}\,\overline{C} \cup \overline{A}B\overline{C} \cup \overline{A}\,\overline{B}C}_{②} \cup \underbrace{AB\overline{C} \cup \overline{A}BC \cup A\overline{B}C}_{③}$$

6. 频率与概率

随机事件可能发生, 也可能不发生, 为了对这种可能性进行度量, 引入了概率这个概念. 一般地, 常使用一个介于 0 到 1 的实数来表示随机事件发生可能性的大小, 该值越接近 1, 表明事件越可能发生; 越接近 0, 则事件越不可能发生. 例如, 今天午后降雨的概率是 0.9, 某药剂学专业学生期末考试不及格的概率是 0.35 等.

在概率论中, 有从不同角度定义的概率, 相对而言, 最易让人接受的是频率的理论推广, 当事件 A 在 n 次重复试验中出现了 m 次, 则比值 m/n 称为事件 A 发生的频率, 可记作 $f(A)$. 当试验次数 n 不断增大时, 则频率

$$f(A) = \frac{m}{n} \tag{1-2}$$

就趋向于一个确定的值 p, 该值 p 就是事件 A 的概率, 记作

$$P(A) = p \tag{1-3}$$

频率自身的特点可归纳为以下三点: ① $0 \leqslant f(A) \leqslant 1$; ② 不同结果的频率之和等于 1; ③ 不可能发生的事件, 其发生的频率为 0. 这三点是基于频率的本质归

纳出来的性质, 将这三点推广到概率上, 则可以得到概率的公理化定义: 设 S 是随机试验的样本空间, 若 S 中的任意随机事件 A, 都对应一个实数 $P(A)$ 表示 A 事件发生的可能性, 且 $P(A)$ 满足如下三点, 则称 $P(A)$ 为随机事件 A 的概率.

(1) 非负性: $0 \leqslant P(A) \leqslant 1$;

(2) 规范性: $\sum\limits_{i=1}^{n} P(A_i) = 1$;

(3) 可列可加性, 对于两两互不相容的事件 $A_1, A_2, A_3, \cdots, A_k, \cdots, A_i A_j = \varnothing (i \neq j)$, 有

$$P(A_1 + A_2 + \cdots + A_k + \cdots) = P(A_1) + P(A_2) + \cdots + P(A_k) + \cdots$$

7. 概率的基本运算

根据概率的定义, 可以得到一些基本的计算规则, 包括加法定理、对立事件、事件之差等.

1) 互不相容加法定理

若事件 A 和 B 互不相容, 则

$$P(A + B) = P(A) + P(B) \tag{1-4}$$

该定理可推广到有限数量事件概率的加法计算上, 即若 $A_1, A_2, \cdots, A_m$ 是两两互不相容的事件, 则有

$$P(A_1 + A_2 + \cdots + A_m) = P(A_1) + P(A_2) + \cdots + P(A_m) \tag{1-5}$$

2) 普通加法定理

当没有限定事件之间的互不相容时, 则对于任意两事件 A 和 B, 有加法定理

$$P(A + B) = P(A) + P(B) - P(AB) \tag{1-6}$$

继续推广到任意三个事件 A, B, C, 则有

$$P(A + B + C) = P(A) + P(B) + P(C) - P(AB) - P(AC) - P(BC) + P(ABC) \tag{1-7}$$

一般, 对于任意 n 个事件 $A_1, A_2, \cdots, A_n$, 可以证得

$$\begin{aligned}
P(A_1 + A_2 + \cdots + A_n) = &\sum_{i=1}^{n} P(A_i) - \sum_{1 \leqslant i < j \leqslant n} P(A_i A_j) \\
&+ \sum_{1 \leqslant i < j < k \leqslant n} P(A_i A_j A_k) + \cdots + (-1)^{n-1} P(A_1 A_2 \cdots A_n)
\end{aligned}$$

$$\tag{1-8}$$

3) 对立事件概率

对于任意事件 A 及其对立事件 $\overline{A}$, 有

$$P(\overline{A}) = 1 - P(A), \quad P(A) = 1 - P(\overline{A}) \tag{1-9}$$

4) 事件之差

对于任意事件 A 和 B, 则有

$$P(A - B) = P(A) - P(AB) \tag{1-10}$$

例 5　设 A, B, C 是三个事件, 且 $P(A) = P(B) = P(C) = \dfrac{1}{4}$, $P(AB) = P(BC) = 0$, $P(AC) = \dfrac{1}{8}$, 求 A, B, C 至少有一个发生的概率.

解

$$P(A \cup B \cup C)$$
$$= P(A) + P(B) + P(C) - P(AB) - P(AC) - P(BC) + P(ABC)$$
$$= \frac{1}{4} + \frac{1}{4} + \frac{1}{4} - 0 - \frac{1}{8} - 0 + P(ABC) = \frac{5}{8} + P(ABC)$$

题目中未给出 $P(ABC)$ 的值, 但根据事件之间包含的定义, $ABC \subset AB$, 又已知 $P(AB) = 0$, 故 $0 \leqslant P(ABC) \leqslant P(AB) = 0$, 得 $P(ABC) = 0$, 故所求概率为

$$P(A \cup B \cup C) = \frac{5}{8}$$

8. 古典概型

古典概型也叫传统概率, 是概率论中最直观和最简单的模型, 在日常生活中有着广泛的应用, 概率的许多运算规则, 也先是在这种模型下得到的. 古典概型主要用来阐明概率的一些基本概念, 是概率论教学中不可缺少的知识点.

在古典概型中, 随机试验具有两个共同的特点: ① 随机试验包含有限的单位事件; ② 每个单位事件发生的可能性均相等. 满足这两个条件的例子有很多, 比如掷一次骰子 (质地均匀), 只能是 1~6 这有限的 6 种情况, 由于骰子的对称性和均匀性, 认为出现任何一个点数的可能性是相同的; 又比如口袋中含有等量的红球和白球, 进行放回式试验, 取球后观察其颜色, 则摸出红球和白球的可能性有限且相同.

对于属于古典概型的事件 A, 若试验的基本事件总数为 n, A 事件由 m 个基本事件组成, 则事件 A 的概率计算公式为

$$P(A) = \frac{m}{n} \tag{1-11}$$

古典概型可用来解决很多实际问题, 最典型的就是 "分配问题". 该问题的一个分配方式可描述为: 将 n 只球随机的放入 N 个盒子中 $(n \leqslant N)$, 试考虑每个盒子至多放一个球的概率 (假设盒子的容量不受限制).

将 n 只球放入到 N 个盒子中, 每一只球均可以放入 N 个盒子中的任何一个中, 则共有 $N \times N \times \cdots \times N = N^n$ 种不同的放法, 每个盒子中至多放一只球, 则共有 $N(N-1) \cdots [N-(n-1)]$ 种不同放法. 则所求概率为

$$P = \frac{N(N-1) \cdots [N-(n-1)]}{N^n}$$

这个概率计算为许多实际问题的求解提供了数学模型, 若将 N 个盒子看作是一年的 365 天, 将 n 个球看作是一个班级内的不同同学的生日, 则 n 个同学生日各不相同的概率就可按此计算. 若考虑 n 人中至少 2 人生日相同, 则其概率为

$$P = 1 - \frac{N(N-1) \cdots [N-(n-1)]}{N^n} = 1 - \frac{365 \times 364 \times \cdots \times (365-n+1)}{365^n}$$

给定具体的 n 值计算, 可知当 $n \geqslant 64$ 时, 概率为 0.997, 这说明, 当一个班内的人数超过 64 人时, 有两个同学同一天生日的可能性几乎是肯定的, 这是不是我们日常所说的 "缘分" 呢?

9. 条件概率

在实际工作中, 任何事件的发生都有其依赖的条件, 条件概率描述了在某种条件下事件发生的概率. 假设有事件 A 和 B, 若考虑在事件 A 已经发生的条件下 B 发生的概率, 则此时即为事件 B 的条件概率, 记作 $P(B|A)$. 条件概率的定义为: 设 A, B 是两个事件, 且 $P(A) > 0$, 称

$$P(B|A) = \frac{P(AB)}{P(A)} \tag{1-12}$$

为在事件 A 发生的条件下事件 B 发生的概率.

从定义的角度讲, 条件概率也是一种概率, 也应该符合概率定义的各项基本要求, 因此, 条件概率也具有一般概率的非负性、规范性、可列可加性等属性. 一般概率计算的公式, 比如加法定理等, 也可以推广到条件概率上来, 比如, 设有任意事件 B_1 和 B_2, 若 A 事件满足 $P(A) > 0$, 则有

$$P(B_1 + B_2|A) = P(B_1|A) + P(B_2|A) - P(B_1 B_2|A) \tag{1-13}$$

其他计算公式的推广也是如此.

例 6 已知 $P(\overline{A}) = 0.3, P(B) = 0.4, P(A\overline{B}) = 0.5$, 求条件概率 $P(B|A \cup \overline{B})$.

解   这是将 $A \cup \overline{B}$ 作为条件的题目, 按照条件概率的计算公式, 有

$$P\left(B|A \cup \overline{B}\right) = \frac{P\left(B\left(A \cup \overline{B}\right)\right)}{P\left(A \cup \overline{B}\right)} = \frac{P(AB)}{P(A) + P\left(\overline{B}\right) - P\left(A\overline{B}\right)}$$

根据已知, 可得

$$P(A) = 1 - P\left(\overline{A}\right) = 0.7, \quad P\left(\overline{B}\right) = 1 - P(B) = 0.6,$$

$$P(AB) = P\left(A\left(S - \overline{B}\right)\right) = P(A) - P\left(A\overline{B}\right) = 0.2$$

代入, 可得

$$P\left(B|A \cup \overline{B}\right) = \frac{P(AB)}{P(A) + P\left(\overline{B}\right) - P\left(A\overline{B}\right)} = \frac{0.2}{0.7 + 0.6 - 0.5} = 0.25$$

10. 乘法定理

根据条件概率的计算公式 (1-12), 可以得到如下定理: 设 $P(A) > 0$, 则有

$$P(AB) = P(B|A)P(A) \tag{1-14}$$

此即为乘法定理. 在实际应用中, 该式还可以推广到多个事件的积事件情形. 例如, 对于 A, B, C 事件, $P(AB) > 0$, 则有

$$P(ABC) = P(C|AB)P(B|A)P(A) \tag{1-15}$$

更一般地, 设 $A_1, A_2, \cdots, A_n$ 为 n 个事件, $n \geqslant 2$, 且 $P(A_{n-1}|A_1 A_2 \cdots A_{n-2}) > 0$, 则有

$$P(A_1 A_2 \cdots A_n) = P(A_n|A_1 A_2 \cdots A_{n-1})P(A_{n-1}|A_1 A_2 \cdots A_{n-2}) \cdots P(A_2|A_1)P(A_1) \tag{1-16}$$

例 7   在野外捕捉某珍稀野生动物足迹, 第一次捕捉到的概率为 $1/2$, 若第一次未捕捉到, 则第二次捕捉到的概率为 $7/10$, 若前两次仍未捕捉到, 则第三次捕捉到的概率为 $9/10$, 试求第三次仍未捕捉到的概率.

解   以 $A_i(i = 1, 2, 3)$ 表示 "第 i 次捕捉到足迹", 以 B 表示 "连续三次仍未捕捉到", 则有 $B = \overline{A_1}\,\overline{A_2}\,\overline{A_3}$, 则

$$P(\overline{B}) = P(\overline{A_1}\,\overline{A_2}\,\overline{A_3})$$

$$= P(\overline{A_3}|\overline{A_1}\,\overline{A_2})P(\overline{A_2}|\overline{A_1})P(\overline{A_1})$$

$$= \left(1 - \frac{9}{10}\right)\left(1 - \frac{7}{10}\right)\left(1 - \frac{1}{2}\right) = \frac{3}{200}$$

这道题可以解释实际生活中很多事情, 比如将珍稀动物看作诸葛亮, 将捕捉足迹看作是访问诸葛亮, 则上述题目就计算了三顾茅庐而不遇的概率.

11. 划分与全概率

划分是概率论中的一个基本概念, 但更准确的含义是 "剖分后的情形" 或 "分割后呈现的结果或状态". 设 $B_1, B_2, \cdots, B_n$ 是随机试验的一组事件, 它们的和构成了全部事件的总体, 若各事件之间两两互不相容, 即 $B_i B_j = \varnothing; i \neq j; i, j = 1, 2, \cdots, n;$ 则称 $B_1, B_2, \cdots, B_n$ 是对全体试验结果的一个划分.

划分也称为完备事件组, 常用于计算事件发生的概率, 尤其是当不易直接求得事件概率的时候, 可先将总体进行分割, 然后计算每一部分上的概率, 再将各概率求和即可, 这实际上就是全概率公式要表达的思想:

设 A 是随机事件, 设 $B_1, B_2, \cdots, B_n$ 是事件 A 发生的条件之一, 且 $B_1, B_2, \cdots, B_n$ 构成一个划分, 则在 $P(B_i) > 0(i = 1, 2, \cdots, n)$ 条件下, 有

$$P(A) = P(A|B_1)P(B_1) + P(A|B_2)P(B_2) + \cdots + P(A|B_n)P(B_n) \tag{1-17}$$

例 8 某药厂生产的药品由 A, B, C 三条生产线生产, 三条生产线的产量占总产量的比例分别为 $45\%, 35\%, 20\%$, 已知三条生产线生产的次品率分别为 $3\%, 4\%, 5.5\%$, 则从三条生产线生产的成品中随机取一件药品, 恰为次品的概率为多少?

解 A, B, C 分别为三条生产线, 它们构成一个划分. 设 $Q =\{$抽取的药品为次品$\}$, 则根据题意, 得到

$$P(A) = 0.45, \quad P(B) = 0.35, \quad P(C) = 0.20$$

$$P(Q|A) = 0.03, \quad P(Q|B) = 0.04, \quad P(Q|C) = 0.055$$

根据全概率公式, 得到

$$P(Q) = P(Q|A)\,P(A) + P(Q|B)\,P(B) + P(Q|C)\,P(C)$$
$$= 0.03 \times 0.45 + 0.04 \times 0.35 + 0.055 \times 0.20 = 0.0385$$

12. 贝叶斯定理

贝叶斯定理也称为逆概率定理, 它可以看作是追根溯源的一种实现方式, 也可以用来进行概率预测. 贝叶斯定理表述如下: 设事件 $A_1, A_2, \cdots, A_n$ 为随机事件的一个划分, B 为任意事件, 且 $P(A_i) > 0(i = 1, 2, \cdots, n), P(B) > 0$, 则

$$P(A_j|B) = \frac{P(A_j)P(B|A_j)}{\sum\limits_{i=1}^{n} P(A_i)P(B|A_i)}$$
$$= \frac{P(A_j)P(B|A_j)}{P(A_1)P(B|A_1) + P(A_2)P(B|A_2) + \cdots + P(A_n)P(B|A_n)} \tag{1-18}$$

贝叶斯分析是依据贝叶斯定理进行预测的专门课程, 也是贝叶斯应用的典型实例, 在医学上, 贝叶斯定理常常用来确定假阳性问题.

例 9 已知某种疾病的发病率是 0.001, 一种新试剂可以检验患者是否得病, 其检验准确率是 0.99, 即在患者确实得病的情况下, 它有 99% 的可能呈现阳性, 该试剂的误报率是 5%, 即在患者没有得病的情况下, 它有 5% 的可能呈现阳性, 现有一个病人的检验结果为阳性, 他确实得病的可能性有多大?

解 设 A 表示 "患病", 则有 $P(A) = 0.001$; 设 B 表示 "检验呈阳性", 则有 $P(B|A) = 0.99$; 根据误报率, 则有 $P(B|\overline{A}) = 0.05$; 则问题所求为 $P(A|B)$.

$$P(A|B) = \frac{P(B|A)P(A)}{P(B|A)P(A) + P(B|\overline{A})P(\overline{A})} = \frac{0.99 \times 0.001}{0.99 \times 0.001 + 0.05 \times 0.999} = 0.0194$$

这里, 得到了一个惊人的结果, $P(A|B)$ 约等于 0.02. 也就是说, 即使检验结果呈阳性, 病人得病的概率, 也只是从 0.1% 增加到 2% 左右, 这就是所谓的 "假阳性", 即阳性结果完全不足以说明病人得病. 在检验准确率高达 99% 的前提下, 可信度却不到 2%, 这样的结果源于它的误报率太高. 若误报率从 5% 降为 1%, 重新计算一下, 病人得病的概率会变成多少?

13. 独立性

设 A 和 B 是随机事件, 若 $P(A) > 0$, 则可以定义条件概率 $P(B|A)$. 当两事件具有影响关系时, 一般会有 $P(B|A) \neq P(B)$, 只有当 A 的影响不存在时, 才会出现 $P(B|A) = P(B)$, 这样, 乘法公式就转变为

$$P(AB) = P(B|A)P(A) = P(B)P(A) \tag{1-19}$$

据此得到独立性的定义: 设 A, B 是两随机事件, 如果满足等式

$$P(AB) = P(A)P(B) \tag{1-20}$$

则称两事件 A, B 相互独立.

可以证得, 当 A 和 B 相互独立时, 事件 $A \sim \overline{B}$、$\overline{A} \sim \overline{B}$、$\overline{A} \sim B$ 之间也将会是相互独立的. 在实际科研工作中, 是否相互独立, 可根据事件的实际意义来判定.

1.2 随机变量及其分布

1.2.1 随机变量的定义

通过对随机事件及其概率的研究, 发现许多试验结果可以用数值来表达, 为了更好地研究随机事件及其概率, 引入了随机变量的概念. 引入这个概念, 一是将事

件发生的概率结果进行数量化描述, 二是可借助已有的数学分析方法对随机试验的结果进行深入广泛地研究和讨论.

例如, 设从住地到车站需经过 4 组红绿灯, 若红绿灯按照 1/2 的概率允许通过或禁行, 则可以设定一个变量 X, 表示车辆首次停下时, 汽车已经通过的灯组数, 若各路口的红绿灯相互独立, 则 X 的概率分布如何?

很显然, 作为描述灯组数的变量 X, 它的值是随机性的, 可能的取值包括 0~4. 但是, X 取得这些值的概率是可以明确的, 因此, 可以称 X 是一个随机变量.

对此, 我们可归纳出随机变量的定义: 若随机试验的结果能够以变量来表示, 且该变量的取值具有随机性, 变量取得这些值的概率确定, 则称这种变量为随机变量. 在概率论中, 常用大写字母来表示随机变量, 如 X, Y 等.

和普通变量相比, 随机变量的取值依试验结果而定, 而试验结果往往具有随机性, 所以从这个角度讲, 随机变量取值具有随机性, 这也是和普通变量的最大区别. 在本书中, 以后除非特别说明, 变量即指随机变量.

1.2.2 离散型随机变量与分布

对于随机变量, 根据使用目的的不同, 可以分为离散型随机变量和连续型随机变量. 当随机变量的全部可能取值是有限的, 或者是可列无穷多个时, 称之为离散型随机变量. 例如某同学每天查看微信的次数 X 就是一个离散型随机变量.

对于离散型随机变量, 由于其可能的取值有限或者可列多个, 要描述这种变量的统计规律, 可以把所有可能结果都一一列出来. 设离散型随机变量 X 的取值为 $x_k(k = 1, 2, \cdots)$, 取各值的概率为 p_k, 则有

$$P(X = x_k) = p_k, \quad k = 1, 2, \cdots \tag{1-21}$$

将各可能取值列表表达, 则称为离散型随机变量的分布律. 对前述例中汽车通过红绿灯的情形, 设 p 表示每组信号灯禁止车辆通行的概率, 则 X 的可能取值与概率如表 1-1 所示.

表 1-1　路口红灯组数与停车概率分布

X	0	1	2	3	4
P	p	$(1-p)p$	$(1-p)^2 p$	$(1-p)^3 p$	$(1-p)^4$

1. 伯努利试验与二项分布

在概率论中, 二项分布是离散型随机变量的代表性分布, 它是基于伯努利试验的一种分布类型. 若随机试验 E 只有两个可能的结果, A 和 $\overline{A}$, 则称 E 为伯努利试验. 设 $P(A) = p$, 其中 $0 < p < 1$, 则有 $P(\overline{A}) = 1 - p$, 若将试验 E 独立重复试验 n 次, 则称这一系列的重复试验为 n 重伯努利试验.

对于 n 重伯努利试验, 有两点需要注意: 一是独立, 即一连串的各次试验之间相互独立, 彼此没有影响; 二是重复, 即各次试验之间, 其试验过程、条件和结果保持不变, 也即每次 $P(A) = p$ 保持不变. 实际上, n 重伯努利试验描述了一类问题的客观背景: 一般地, 设某试验成功的概率为 p, 不成功的概率为 $1 - p$, 则独立重复进行 n 次试验, 用 X 表示 n 次试验中成功的次数, 则 X 的概率分布就是二项分布, 记为 $X \sim b(n, p)$, 其具体计算式为

$$P(X = k) = C_n^k p^k (1-p)^{n-k}, \quad k = 0, 1, 2, \cdots, n \qquad (1\text{-}22)$$

其中, n 是伯努利试验的重复次数, p 是每次伯努利试验某事件成功的概率, k 是 n 次试验中成功的总次数, 即 X 的取值.

二项分布应用在许多方面, 比如人力资源管理、产品检测等. 例如, 某人进行射击训练, 若每次射中的概率为 0.02, 独立重复的射击 400 次, 试求至少击中 2 次的概率. 在这个题目中, 一次射击可看作是一次试验, 则试验结果只有两种可能: 中与不中, 这符合伯努利试验的定义; 每次射中的概率为 0.02, 即 $0 < p < 1$; 独立重复 400 次, 即重复 n 次伯努利试验; 至少击中 2 次, 则给定了 k 的值. 因此, 这个题目确定如下内容: $n = 400, p = 0.02, k = 2, 3, 4, \cdots, 400$.

具体求解时, 将上述确定的参数逐一代入 (1-22) 式即可, 若将一次射击看作一次伯努利试验, 则击中的次数 $X \sim b(400, 0.02)$, 于是,

$$P(X \geqslant 2) = 1 - P(X = 0) - P(X = 1) = 1 - 0.98^{400} - 400 \times 0.02 \times 0.98^{399} = 0.9972$$

从计算结果看, 概率几乎为 1, 这说明以下几个问题: ① 虽然每次击中的概率很低 (只有 0.02), 但只要试验次数足够多 ($n = 400$) 且独立进行, 则击中 2 次这一事件几乎是可以肯定发生的. ② 若实际射击试验 400 次, 击中次数却少于 2 次, 则我们认为 0.02 这个概率有问题, 很可能实际上连这一水平也达不到.

2. 泊松分布

泊松分布是离散型随机变量分布的一种, 在实际应用中具有广泛的基础, 一般来讲, 泊松分布常常用来表达单位 "时间" 或单位 "空间" 中需要服务的 "顾客" 数这一客观背景. 这里使用双引号将时间、空间和顾客分隔开, 是指这三个概念只是具有普遍意义的一般性概念. 为了更好地理解泊松分布的客观背景, 先看几个具体的例子.

(1) 某同学在一节课内, 偷偷查阅手机, 登录微信的次数;

(2) 一本盗版教材中, 错误印刷的字数;

(3) 交叉路口一小时内闯红灯的人数;

(4) 药物研发的动物试验中, 一段时间内死亡的动物数.

上述例子中, 单位时间或空间, 即指一节课内、一本教材中、一小时内和动物试验等具体内容, 而 "顾客" 则指微信、错字、闯红灯的人和死亡动物数等.

泊松分布具体定义如下: 设随机变量 X 可能的取值为 $0, 1, 2, \cdots$, 取各值的概率为

$$P(X = k) = \frac{\lambda^k \mathrm{e}^{-\lambda}}{k!}, \quad k = 0, 1, 2, \cdots \tag{1-23}$$

其中 $\lambda > 0$ 为常数, 则称 X 服从参数为 λ 的泊松分布, 记作 $X \sim \pi(\lambda)$.

例 10 某医院急诊科电话机每小时收到的呼叫数服从参数为 4 的泊松分布, 求 (1) 某小时内恰好有 8 次呼唤的概率; (2) 某小时内呼唤次数超过 3 的概率.

解 以 X 表示电话每小时收到的呼唤次数, 则有

$$X \sim \pi(4), \quad P(X = k) = \frac{4^k \mathrm{e}^{-4}}{k!}, \quad k = 0, 1, 2, \cdots$$

(1) 所求概率为

$$P(X = 8) = \frac{4^8 \mathrm{e}^{-4}}{8!} = 0.0298$$

(2) 所求概率为

$$p = \sum_{k=4}^{\infty} P(X = k) = 1 - \sum_{k=0}^{3} P(X = k) = 1 - \sum_{k=0}^{3} \frac{4^k \mathrm{e}^{-4}}{k!} = 0.5665$$

1.2.3 分布函数

离散型随机变量的分布规律, 可借助分布律来表示, 但对于非离散型的随机变量, 由于其可能取值有无限多个, 分布律不再适用, 为了统一表达离散型随机变量和非离散型随机变量, 引入了分布函数, 其具体定义如下:

设 X 是随机变量, x 是任意实数, 函数

$$F(x) = P(X \leqslant x), \quad -\infty < x < \infty \tag{1-24}$$

称为 X 的分布函数.

分布函数是一个普通的函数, 从 $P(X \leqslant x)$ 可以看出, 这里的 x, 本质上是一个临界值, $P(X \leqslant x)$ 的准确含义是: 给定的某个临界值 x 下方所有点上概率之和. 绘图在二维直角坐标系下, 则指横坐标轴上 x 值以左 (含 x 值本身) 所有点上概率的和. 当随机变量是离散型时, 分布函数是各离散点上对应概率的和, 即存在

$$F(x) = P(X \leqslant x) = \sum_{x_i < x} P(X = x_i) \tag{1-25}$$

分布函数最典型的应用是计算两个临界值之间的概率, 比如 x_1, x_2, 不妨设 $x_1 < x_2$, 则由它们定义的分布函数,

$$F(x_1) = P(X \leqslant x_1)$$
$$F(x_2) = P(X \leqslant x_2)$$

介于 x_1, x_2 之间的概率, 使用分布函数计算得到, 即

$$P(x_1 < X \leqslant x_2) = P(X \leqslant x_2) - P(X \leqslant x_1) = F(x_2) - F(x_1) \tag{1-26}$$

这实际上说明: 若分布函数已知, 则 X 在任意区间 $(x_1, x_2]$ 的概率, 都可以通过分布函数计算得到, 从这个角度讲, 分布函数能够完整地描述随机变量的统计规律性.

1.2.4 连续型随机变量

分布函数既适用于离散型随机变量, 也适用于连续型随机变量. 连续型随机变量的定义以分布函数为依托, 定义如下: 对于随机变量 X 的分布函数 $F(x)$, 若存在非负可积函数 $f(x)$, 使得对于任意实数 x, 有

$$F(x) = \int_{-\infty}^{x} f(t)\,\mathrm{d}t \tag{1-27}$$

则称 X 为连续型随机变量, $f(x)$ 称 X 的概率密度函数, 简称概率密度. 从定义可知

(1) $f(x) \geqslant 0$;

(2) $\displaystyle\int_{-\infty}^{\infty} f(x)\,\mathrm{d}x = 1$;

(3) 对于任意实数 $x_1, x_2\,(x_1 \leqslant x_2)$, $P\{x_1 < X \leqslant x_2\} = F(x_2) - F(x_1) = \displaystyle\int_{x_1}^{x_2} f(x)\,\mathrm{d}x$;

(4) 根据定义式, 可知若 $f(x)$ 在点 x 处连续, 则有 $F'(x) = f(x)$.

例 11　设随机变量 X 的概率密度为 $f(x) = \begin{cases} 2\left(1 - \dfrac{1}{x^2}\right), & 1 \leqslant x \leqslant 2, \\ 0, & \text{其他}, \end{cases}$　求 X 的分布函数 $F(x)$.

解　因为概率密度属于分段函数, 故分段进行计算, 可知

当 $x < 1$ 时,

$$F(x) = \int_{-\infty}^{x} f(x)\,\mathrm{d}x = \int_{-\infty}^{x} 0\,\mathrm{d}x = 0$$

当 $x \geqslant 2$ 时,

$$F(x) = \int_{-\infty}^{x} f(x)\,\mathrm{d}x = 1 - \int_{x}^{\infty} f(x)\,\mathrm{d}x = 1 - \int_{x}^{\infty} 0\mathrm{d}x = 1$$

当 $1 \leqslant x < 2$ 时,

$$F(x) = \int_{-\infty}^{x} f(x)\,\mathrm{d}x = \int_{-\infty}^{1} 0\mathrm{d}x + \int_{1}^{x} 2\left(1 - \frac{1}{x^2}\right)\mathrm{d}x = 2x + \frac{1}{x}\bigg|_{1}^{x} = 2\left(x + \frac{1}{x} - 2\right)$$

则分布函数为

$$F(x) = \begin{cases} 0, & x < 1 \\ 2\left(x + \dfrac{1}{x} - 2\right), & 1 \leqslant x < 2 \\ 1, & x \geqslant 2 \end{cases}$$

需要说明, 分段定义的连续型随机变量的分布函数 $F(x)$, 由于 $F(x)$ 连续, 它的定义域中各子区间的端点, 只要求表达清楚即可, 属于哪一个区间无关紧要, 也没必要与 $f(x)$ 一致.

1. 指数分布

指数分布是连续型随机变量的代表性分布之一, 该分布的一个重要性质是 "无记忆性", 常常用来描述各种具有 "寿命" 应用背景的分布, 如电子产品的使用寿命、动植物的寿命, 以及随机服务系统中的服务时间等. 指数分布的定义如下:

设随机变量 X 的概率密度函数为

$$f(x) = \begin{cases} \lambda \mathrm{e}^{-\lambda x}, & x \geqslant 0 \\ 0, x < 0 \end{cases} \tag{1-28}$$

其中 $\lambda > 0$ 且为常数. 称 X 服从参数为 λ 的指数分布, 记作 $X \sim E(\lambda)$, 其图形如图 1-2(a) 示意. 指数分布的分布函数为

$$F(x) = \begin{cases} 1 - \mathrm{e}^{-\lambda x}, & x \geqslant 0 \\ 0, & x < 0 \end{cases} \tag{1-29}$$

分布函数图如图 1-2(b) 示意. 称指数分布具有无记忆性, 是从条件概率的角度来探讨其性质的, 对于任意 $s, t > 0$, 存在

$$P(X > s + t | X > s) = \frac{P((X > s + t) \cap (X > s))}{P(X > s)}$$

$$= \frac{P(X > s + t)}{P(X > s)} = \frac{1 - F(s + t)}{1 - F(s)} = \frac{\mathrm{e}^{-(s+t)\lambda}}{\mathrm{e}^{-\lambda s}} = \mathrm{e}^{-t\lambda} = P(X > t)$$

即

$$P(X > s + t | X > s) = P(X > t) \tag{1-30}$$

这说明, 若 X 表示某种元件寿命, 则在该元件已经被使用 s 时长后, 再被使用 t 时长的条件概率, 与开始使用该元件算起至少使用 t 时长的概率相等. 也就是说, 元件对已经使用过的 s 时长不存在记忆.

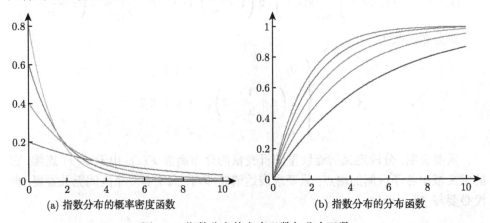

(a) 指数分布的概率密度函数　　　　　　(b) 指数分布的分布函数

图 1-2　指数分布的密度函数与分布函数

2. 正态分布

正态分布是概率中最重要的连续性随机变量分布, 也是日常遇到的一种分布, 如果随机变量 X 的概率密度函数为

$$f(x) = \frac{1}{\sqrt{2\pi}\sigma} e^{-\frac{(x-\mu)^2}{2\sigma^2}}, \quad -\infty < x < \infty \tag{1-31}$$

其中的 $\mu, \sigma(\sigma > 0)$ 为常数, 则称 X 服从参数为 μ, σ 的正态分布, 记作 $X \sim N(\mu, \sigma^2)$. 正态分布的分布函数为

$$F(x) = \frac{1}{\sqrt{2\pi}\sigma} \int_{-\infty}^{x} e^{-\frac{(t-\mu)^2}{2\sigma^2}} dt \tag{1-32}$$

正态分布的概率密度曲线如图 1-3 所示.

通过观察与分析, 可知正态分布密度曲线 $f(x)$ 具有如下的性质:

(1) 密度曲线 $f(x)$ 关于直线 $x = \mu$ 左右对称;

(2) 在 $x = \mu$ 时, 密度曲线 $f(x)$ 取得极大值;

(3) 密度曲线 $f(x)$ 在 $x = \mu \pm \sigma$ 处有拐点, 以 x 轴为水平渐近线;

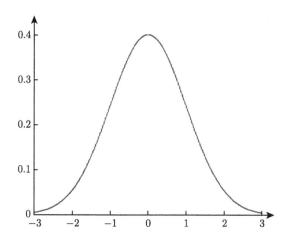

图 1-3 正态分布概率密度曲线

(4) 当参数 σ 固定不变时, 密度曲线 $f(x)$ 随着 μ 的变化而沿着 x 轴左右平移, 且形状不变, 参数 μ 决定着密度曲线 $f(x)$ 的位置, 称 μ 为密度曲线 $f(x)$ 的位置参数. 图 1-4 所示了在不同 μ 值情况下的密度曲线.

(5) 当参数 μ 固定不变时, 密度曲线 $f(x)$ 随着 σ 的变化而变得扁平或瘦高, 形状发生改变, 但对称轴位置不变, 此时称参数 σ 为密度曲线 $f(x)$ 的形状参数. 图 1-5 所示了在不同 σ 值时密度曲线的形状.

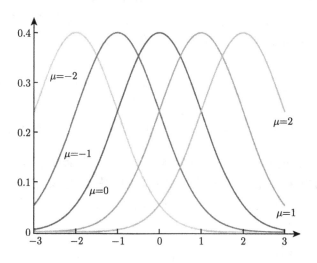

图 1-4 密度曲线随 μ 变化而左右移动位置

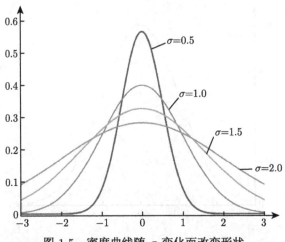

图 1-5　密度曲线随 σ 变化而改变形状

通常把参数 $\mu = 0, \sigma = 1$ 时的正态分布 $N(0,1)$ 称作标准正态分布, 此时其概率密度函数和分布函数分别简化记为

$$\varphi(x) = \frac{1}{\sqrt{2\pi}} e^{-\frac{x^2}{2}} \tag{1-33}$$

$$\Phi(x) = \int_{-\infty}^{x} \varphi(x)\mathrm{d}t = \frac{1}{\sqrt{2\pi}} \int_{-\infty}^{x} e^{-\frac{t^2}{2}} \mathrm{d}t \tag{1-34}$$

通过将普通正态分布转换为标准正态分布, 可极大地减少概率计算量, 通过查阅标准正态分布概率表, 即可得到结果. 若随机变量 $X \sim N(\mu, \sigma^2)$, 作变量代换 $u = \dfrac{x-\mu}{\sigma}$, 则 $X \sim N(\mu, \sigma^2)$ 转化为 $U \sim N(0, 1^2)$, 可直接查表计算.

例 12　设随机变量 $X \sim N(8, 2^2)$, 计算 $P(7 \leqslant X \leqslant 9)$.

解

$$P\left(7 \leqslant X \leqslant 9\right) = P\left(\frac{7-\mu}{\sigma} \leqslant \frac{X-\mu}{\sigma} \leqslant \frac{9-\mu}{\sigma}\right) = P\left(\frac{7-8}{2} \leqslant u \leqslant \frac{9-8}{2}\right)$$

$$= P\left(-\frac{1}{2} \leqslant u \leqslant \frac{1}{2}\right) = 2P\left(0 \leqslant u \leqslant \frac{1}{2}\right) = 2 \times (0.6915 - 0.5) = 0.383$$

前边讨论了二项分布和正态分布的概率计算、分布函数等, 以二项分布为代表的, 是离散型的随机变量, 以正态分布为代表的, 是连续型随机变量. 除上述分布外, 还有常用的三种随机变量分布, χ^2 分布、t 分布、F 分布等, 在 1.4 节中将予以介绍.

1.2.5　多维随机变量

使用随机变量描述随机试验结果时, 若试验结果只体现在 1 个方面, 使用 1 个随机变量即可, 但在实际工作中, 有些随机试验结果往往需要多个随机变量来描述,例如, 要描述孩童的身体发育状况, 至少需要知道孩童的身高和体重等, 这就需要两个变量来描述. 在科学研究中, 这种用多个变量描述状态结果的情形很常见. 将单一随机变量扩展到多个随机变量, 将多个有联系的随机变量组成一个 n 维向量 $(X_1, X_2, \cdots, X_n)$, 则称之为 n 维随机向量. 若将试验的各指标看作随机变量, 则各变量值构成的一组数据就是一个随机向量, 它们的分布称为联合分布, 可由联合分布函数等来描述.

在多维随机变量中, 经常用到正态分布和的分布, 有以下定理:

一般地, 设 X, Y 相互独立, 且 $X \sim N\left(\mu_x, \sigma_x^2\right)$, $Y \sim N\left(\mu_y, \sigma_y^2\right)$, 则 $X + Y$ 仍然服从正态分布, 且有

$$X + Y \sim N\left(\mu_x + \mu_y, \sigma_x^2 + \sigma_y^2\right) \tag{1-35}$$

这个结论还可以推广到 n 个独立正态随机变量之和的情况, 即若 $X_i \sim N\left(\mu_i, \sigma_i^2\right), (i = 1, 2, \cdots, n)$, 且它们相互独立, 则它们之和 $Z = X_1 + X_2 + \cdots + X_n$ 仍然服从正态分布, 且有

$$Z \sim N\left(\mu_1 + \mu_2 + \cdots + \mu_n, \sigma_1^2 + \sigma_2^2 + \cdots + \sigma_n^2\right) \tag{1-36}$$

更一般地, 可以证明有限个相互独立的正态随机变量的线性组合仍然服从正态分布.

1.3 随机变量的数字特征

分布函数能够全面地反映一个随机变量的统计规律, 是研究随机变量性质时最有用的工具, 利用分布函数可以方便地计算出随机变量取不同值或不同区间对应的概率. 但在实际应用中, 随机变量的分布函数并不容易完整得到, 人们很多时候只能了解它的某些侧面性质; 另外, 有时候只需知道随机变量的一个或者几个分布特征, 就能对该随机变量进行整体上的把握, 这时就不需要再去考虑用分布函数进行研究.

在随机变量的主要数字特征中, 一个重要的概念是平均值, 也即数据的中心; 另一个则是度量数据离散程度的方差, 即数据对中心的平均偏离程度; 再一个是协方差, 它可以看作是方差的推广, 度量了两个随机变量之间的离散程度或协调变化情况; 矩则是上述几个概念的一般性推广, 也是探讨数据偏态与峰态系数的 “基本材料”. 在本节, 着重学习期望、方差、协方差、相关系数、矩等.

1.3.1 数学期望

提到期望, 人们常常会想到常识中的 “期望”, 但在这里, 数学期望 (简称期望)

指的是理论平均值, 它反映了随机变量平均取值的大小, 在不引入级数概念的情形下, 数学期望的定义如下:

设离散型随机变量 X 的概率函数为

$$P(X = x_i) = p_i \quad (i = 1, 2, \cdots) \tag{1-37}$$

若求和 $\sum\limits_{i=1}^{\infty} |x_i| p_i$ 是一个有限值, 则称该和值为随机变量 X 的数学期望, 也称为总体均值, 简称均值, 记作 $E(X)$, 即

$$E(X) = \sum_{i=1}^{\infty} x_i p_i \tag{1-38}$$

当求和 $\sum\limits_{i=1}^{\infty} |x_i| p_i$ 无限大时, 称随机变量 X 的数学期望不存在.

设连续型随机变量 X 的概率密度为 $f(x)$, 若积分 $\displaystyle\int_{-\infty}^{\infty} x f(x) \mathrm{d}x$ 是一个有限的值, 则称积分 $\displaystyle\int_{-\infty}^{\infty} x f(x) \mathrm{d}x$ 的值为随机变量 X 的数学期望, 同样记作 $E(X)$, 即

$$E(X) = \int_{-\infty}^{\infty} x f(x) \mathrm{d}x \tag{1-39}$$

数学期望具有如下的性质:

(1) 设 C 是常数, 则 $E(C) = C$. 即常数的期望是其自身.

(2) 设 X 是随机变量, C 是常数, 则 $E(CX) = CE(X)$. 即常数对随机变量期望的影响, 可以提取到期望之外.

(3) 设随机变量 X, Y, 则有 $E(X + Y) = E(X) + E(Y)$, 对于任意有限多个随机变量, 该格式可以推广使用.

(4) 当随机变量 X, Y 相互独立时, 有 $E(XY) = E(X)E(Y)$.

例 13　在共有 N 人的人群中, 普查某种疾病 (发病率为 p), 若逐个验血检测, 则需要作 N 次检验, 问能否以概率的思想提高检测效率?

解　将人群分组, 设每组 k 人, 把这 k 个人的血液混合后一起检验, 若检验呈阴性, 则说明 k 人的血液全部为阴性, 这 k 人只需 1 次检验即可, 平均每人检验了 $\dfrac{1}{k}$ 次, 此时 k 人同时为阴性, 对应的概率为 $(1 - p)^k$. 若检验为阳性, 则说明其中有人为阳性, 需要再一一检验, 这种情况下, k 人需要 $k + 1$ 次检验, 人均检验 $\dfrac{k+1}{k}$ 次, 此时, 对应的概率为 $1 - (1 - p)^k$.

(2) 若该疾病的发病率 p 很小, 且每个人的发病都是独立的, 设 X 为每个人需要检验的次数, 则 X 的分布为 (表 1-2).

表 1-2　例题中的分布律

X	$\dfrac{1}{k}$	$\dfrac{k+1}{k}$
P	$(1-p)^k$	$1-(1-p)^k$

则有

$$E(X) = \frac{1}{k}(1-p)^k + \frac{k+1}{k}\left[1 - (1-p)^k\right] = 1 + \frac{1}{k} - (1-p)^k$$

其中 k 为自然数. 根据要求, 若要提高效率, 减少工作量, 则需要 $E(X) < 1$, 则有

$$\frac{1}{k} < (1-p)^k$$

若 p 很小, 则取适当的 k 值, 可使期望达到极小, 以确定最佳分组方案. 例如, 若 $p = 0.1$, 则当 $k = 4$ 时, 取得极小值, 设 $N = 1000$, 则 $E(X) = 0.5939, N \times E(X) = 594$, 也就是说, 1000 人只需检验 594 次, 节约近 40%. 这个例题为我们提供了如何进行最佳普查的方案, 也为分组筛选提供了数学模型, 凡是进行筛选的过程, 都可以考虑这种方法, 以期节约材料, 达到事半功倍.

1.3.2　方差

和期望一样, 方差也是描述统计结果的基本数字特征之一, 它用来描述数据与均值之间平均的偏离程度, 可用来表达数据的整齐性, 也可以用来表达事物的稳定性等. 方差的定义如下:

设 X 是随机变量, 若期望 $E\{[X - E(X)]^2\}$ 存在, 则称 $E\{[X - E(X)]^2\}$ 为 X 的方差, 记作 $D(X)$ 或者$\mathrm{Var}(X)$, 即

$$D(X) = E\{[X - E(X)]^2\} \tag{1-40}$$

在具体计算时, 根据离散型和连续型随机变量的不同, 计算表达也稍有不同, 当 X 为离散型随机变量时,

$$D(X) = \sum_{i=1}^{\infty} [x_i - E(X)]^2 p_i \tag{1-41}$$

其中 $P(X = x_i) = p_i, i = 1, 2, \cdots$ 是 X 的分布律. 当 X 为连续型随机变量时,

$$D(X) = \int_{-\infty}^{\infty} [x - E(X)]^2 f(x)\mathrm{d}x \tag{1-42}$$

其中 $f(x)$ 是 X 的概率密度. 方差以期望的形式表达, 表明它体现的是平均的偏离、不符合程度.

虽然方差可以方便地表达偏离程度, 但其量纲常常不符合习俗, 因此, 实际应用时, 还可以使用标准差, 其定义如下:

$$\sigma(X) = \sqrt{D(X)} \tag{1-43}$$

有时, $\sigma(X)$ 也称作均方差.

根据方差的定义可知, 方差越大, 偏离程度越大, 表明数据取值比较分散; 反之则偏离程度越小, 表明数据取值都集中在期望值附近, 这时常常称数据比较整齐, 在后续的章节里, 提到数据整齐, 即是此意. 在实际应用中, 随机变量 X 的方差, 通常按照如下的公式进行计算,

$$D(X) = E(X^2) - [E(X)]^2 \tag{1-44}$$

方差具有以下的性质:

(1) 设 C 为常数 C, 则 $D(C) = 0$;

(2) 设 X 是随机变量, C 是常数, 则有

$$D(CX) = C^2 D(X) \tag{1-45}$$

和

$$D(C + X) = D(X) \tag{1-46}$$

(3) 设 X, Y 是两个随机变量, 则有

$$D(X + Y) = D(X) + D(Y) + 2E\{[X - E(X)][Y - E(Y)]\} \tag{1-47}$$

若 X, Y 相互独立, 则有

$$D(X + Y) = D(X) + D(Y) \tag{1-48}$$

当存在有限多个相互独立的随机变量时, 则有

$$D(X_1 + X_2 + \cdots + X_n) = D(X_1) + D(X_2) + \cdots + D(X_n) \tag{1-49}$$

1.3.3 切比雪夫不等式

切比雪夫不等式是大数定律的基础, 也是估算概率的一个依据, 其定义描述如下: 设随机变量 X 具有数学期望 $E(X) = \mu$, 方差 $D(X) = \sigma^2$, 则对于任意正数 ε, 不等式

$$p\{|X - \mu| \geqslant \varepsilon\} \leqslant \frac{\sigma^2}{\varepsilon^2} \tag{1-50}$$

成立. 它还可以写成如下的对应形式,

$$p\{|X - \mu| \leqslant \varepsilon\} \geqslant 1 - \frac{\sigma^2}{\varepsilon^2} \tag{1-51}$$

1.3.4 协方差与相关系数

对于随机变量 X 和 Y, 除讨论它们各自的期望和方差外, 有时候还需要关注它们之间相互关系, 即它们之间的关联性. 在讨论方差性质时已经知道, 若 X, Y 相互独立, 则存在

$$E\{[X - E(X)][Y - E(Y)]\} = 0 \tag{1-52}$$

这就是说, 当 $E\{[X - E(X)][Y - E(Y)]\} \neq 0$ 时, 则 X, Y 之间存在着一定的关联, 至少可以肯定它们之间不相互独立. 将上述量值 (期望) 定义为随机变量 X 和 Y 之间的协方差, 记作 $\mathrm{Cov}(X, Y)$, 即

$$\mathrm{Cov}(X, Y) = E\{[X - E(X)][Y - E(Y)]\} \tag{1-53}$$

协方差描述了两个随机变量之间的相关关系. 之所以称之为协方差, 是因为在形式上与方差定义接近, 且表达了 X 和 Y 两个变量的协同变化, 实际上, 方差可看作协方差的特例.

分析定义式可知, 协方差取值范围为负无穷到正无穷. 取正值时, 说明一个变量变大时, 另一个变量也随之变大; 取负值时, 说明一个变量变大时, 另一个变量却随之变小; 协方差取 0 值, 说明两个变量没有相关关系. 由此可以看出, 协方差表示了两随机变量的线性关联.

此外, 协方差存在量纲难以解释的问题, 例如, 若 X 是养猪场的生猪 "头" 数, Y 是养殖场的职工 "人" 数时, $[X - E(X)][Y - E(Y)]$ 的量纲则变为 "头人", 难以解释, 因此引入了相关系数, 即称

$$\rho_{XY} = \frac{\mathrm{Cov}(X, Y)}{\sqrt{D(X)}\sqrt{D(Y)}} \tag{1-54}$$

为随机变量 X 和 Y 的相关系数.

和协方差相比, 相关系数不仅表示线性相关的方向, 还表达了线性相关的程度. 也就是说, 相关系数取正值时, 一个变量变大, 则另一个变量也随之变大; 取负值时, 一个变量变大, 另一个变量却随之变小; 取 0 值时, 两个变量没有相关关系. 同时, 相关系数的绝对值越接近 1, 它们之间的线性关联就越显著. 显然, 相关系数比协方差更具实用优势.

协方差的性质可以从其定义式分析得到

$$\mathrm{Cov}(X, Y) = E\{[X - E(X)][Y - E(Y)]\} = E\{[Y - E(Y)][X - E(X)]\} = \mathrm{Cov}(Y, X) \tag{1-55}$$

由上可知, 协方差计算与变量的 "先后" 无关, 这在本质上的确符合 "相互关系没有先后" 这一基本特征. 又如, 令协方差中的 X 和 Y 相同, 即可得到

$$\mathrm{Cov}(X, X) = E\{[X - E(X)][X - E(X)]\} = D(X) \tag{1-56}$$

这是方差的定义. 更多的协方差性质, 不再讨论.

1.3.5 矩

矩是和数字特征有关的一个重要概念, 从本质上讲, 矩是一种均值, 其定义如下: 设 X 和 Y 是随机变量, 若

$$E(X^k), \quad k = 1, 2, \cdots \tag{1-57}$$

存在, 则称之为 X 的 k 阶原点矩, 简称 k 阶矩. 若

$$E\{[X - E(X)]^k\}, \quad k = 2, 3, \cdots \tag{1-58}$$

存在, 则称它为 k 阶中心矩. 类似地, 若

$$E(X^k Y^l), \quad k, l = 1, 2, \cdots \tag{1-59}$$

存在, 则称之为 X 和 Y 的 $k+l$ 阶混合矩. 同样地, 若

$$E\{[X - E(X)]^k [Y - E(Y)]^l\}, \quad k, l = 1, 2, \cdots \tag{1-60}$$

存在, 则称之为 X 和 Y 的 $k+l$ 阶混合中心矩.

分析这些定义可知, 原点矩是中心矩的特例, 单变量矩又是混合矩的特例, X 的数学期望 $E(X)$ 是 X 的一阶原点矩, 方差 $D(X)$ 是 X 的二阶中心矩, 协方差 $\mathrm{Cov}(X, Y)$ 是 X 和 Y 的二阶混合中心矩.

学习矩的概念, 可以进行如下的应用计算: ① 通过三阶矩, 可以判断数据的偏态; ② 通过四阶矩, 可以判断数据的峰度 (峭度); ③ 为矩估计方法提供理论基础.

1. 偏斜系数

三阶中心矩 m_3 定义如下,

$$m_3 = \frac{\sum (x - \bar{x})^3}{n} \tag{1-61}$$

其中, n 是样本含量, 即数据的个数. 当数据中心在 0 点时, 称之为三阶原点矩, 记作 m_3',

$$m_3' = \frac{\sum x^3}{n} \tag{1-62}$$

使用三阶矩可以判断数据的偏态, 但该指标存在两个重要的缺陷, 一是量纲问题, 数据分布的偏态不应该和特定的量纲有关联; 二是三阶矩没有考虑数据变异的

性质, 未经规范化, 不具有规范性. 为此, 定义新的偏态系数 g_1, 消除上述两个缺陷, 得到

$$g_1 = \frac{m_3}{m_2^{3/2}} \qquad (1\text{-}63)$$

其中

$$m_2 = \frac{\sum (x - \overline{x})^2}{n} \qquad (1\text{-}64)$$

称为二阶中心矩. 类似地, 可写出使用原点矩的形式.

g_1 的大小说明了数据分布曲线的偏态大小, 一般说来, 当 $|g_1| = 2$ 时, 数据的分布就已经非常偏态了. 正常情况下, $|g_1| < 0.2$ 则说明数据偏态性小, 比较 "正态".

2. 峰度系数

四阶矩可用来表达数据分布 (密度) 曲线在均值附近的陡峭程度. 和 m_3 类似, 四阶矩也存在量纲的问题, 为了抵消尺度的影响, 考虑标准化的问题, 定义峰度如下,

$$g_2 = \frac{m_4}{m_2^2} - 3 \qquad (1\text{-}65)$$

其中

$$m_4 = \frac{\sum (x - \overline{x})^4}{n} \qquad (1\text{-}66)$$

在定义式中, g_2 中含有一个常数 -3, 这是因为当使用 m_4 / m_2^2 来计算峰度时, 标准正态分布的峰度值为 3, 且正态分布的峰度与均值和标准差无关. 为了迁就正态分布, 将正态分布的峰度定为标准的 0 值, 则上述的 m_4 / m_2^2 定义式再减去 3.

峰度 g_2 是一个无量纲数据, 当 $g_2 > 0$ 时, 数据的直方图分布比较陡峭, 看上去更 "尖" 一些; 当 $g_2 < 0$ 时, 数据的直方图分布平缓, 看上去更 "平坦" 一些. 一般地, 当 $|g_2| < 0.3$ 时, 这种陡峭程度符合 "正态性".

3. 估计方法

矩估计是参数估计的一种方法, 将在参数估计一章学习.

1.4 中心极限定理与抽样分布

1.4.1 中心极限定理

中心极限定理为解决一类问题提供了方法论, 当某事物是由一组量控制时, 最为典型的情形是随机变量 X 由一组随机变量 $X_1, X_2, \cdots, X_n$ 叠加构成, 它的分布

与计算如何实施? 这种情况往往非常复杂, 于是人们借鉴了极限求和的思想, 将大量随机变量和的分布通过极限的方式计算, 如在高等数学中, 要计算式

$$a_n(x) = 1 + x + \frac{x^2}{2!} + \frac{x^3}{3!} + \cdots + \frac{x^n}{n!} \tag{1-67}$$

的和, 当 n 取值为较大的固定值时, 很难求取, 但通过其极限来计算, 比较简单, 因为 $\lim\limits_{n \to \infty} a_n(x) = \mathrm{e}^x$.

事实上, 随机变量之和的极限分布就是正态分布, 这一事实为解决一般的大数据问题提供了重要的思路: 客观世界中的随机变量 X, 当它由大量相互独立的随机因素 $(X_1, X_2, \cdots, X_n)$ 综合而成, 且其中每一个因素 X_i 在总体中的作用都很小, 则这些随机变量的和 X 往往服从正态分布, 这就是中心极限定理描述的客观背景.

医药数理统计方法中, 当数据量很大时, 许多数据分析方法都依赖中心极限定理, 在后边的章节中会专门提到这一点, 下面, 根据中心极限定理的客观背景, 推得一些有用的结论.

设随机变量 X 由相互独立的随机变量 $X_1, X_2, \cdots, X_n$ 组成, 设它们都有自己的期望值, 则有

$$X = X_1 + X_2 + \cdots + X_n \tag{1-68}$$

根据期望的性质, 可得

$$\mu_X = \mu_1 + \mu_2 + \cdots + \mu_n \tag{1-69}$$

其中 μ_i 是各因素的期望. 当各因素的方差有限时, 不妨设为 $\sigma_i^2 (i = 1, 2, \cdots, n)$, 则根据方差的性质, 有

$$\sigma_X^2 = \sigma_1^2 + \sigma_2^2 + \cdots + \sigma_n^2 \tag{1-70}$$

根据中心极限定理的客观背景, 可知当 $n \to \infty$ 时, 随机变量 X 服从正态分布, 即有

$$X \sim N(\mu_X, \sigma_X^2) \tag{1-71}$$

对该正态分布进行标准化变换, 则有

$$U = \frac{X - \mu_X}{\sigma_X} \sim N(0, 1^2) \tag{1-72}$$

将式 (1-68)~(1-70) 代入 (1-72), 采用求和记号表示, 则有

$$U = \frac{\sum\limits_{i=1}^{n} X_i - \sum\limits_{i=1}^{n} \mu_i}{\sqrt{\sum\limits_{i=1}^{n} \sigma_i^2}} \sim N(0, 1^2) \tag{1-73}$$

对 (1-73) 式进行变换, 分子和分母同时除以 n, 得到

$$U = \frac{\dfrac{1}{n}\sum_{i=1}^{n} X_i - \dfrac{1}{n}\sum_{i=1}^{n} \mu_i}{\dfrac{1}{n}\sqrt{\sum_{i=1}^{n} \sigma_i^2}} \sim N(0, 1^2) \tag{1-74}$$

上述过程中, 并未考虑每个因素的具体分布, 它们可能具有相同的分布, 也可能具有不同的分布. 现在将条件进一步严格, 若各因素具有相同的分布类型, 则

$$\mu_1 = \mu_2 = \cdots = \mu_n = \mu \tag{1-75}$$

$$\sigma_1^2 = \sigma_2^2 = \cdots = \sigma_n^2 = \sigma^2 \tag{1-76}$$

将 (1-75), (1-76) 两式代入到 (1-74) 式中, 得到

$$U = \frac{\dfrac{1}{n}\sum_{i=1}^{n} X_i - \mu}{\dfrac{\sigma}{\sqrt{n}}} \sim N(0, 1^2) \tag{1-77}$$

如果说 $\dfrac{X - \mu_X}{\sigma_X}$ 是标准化变量, 它将服从非标准正态分布的随机变量 X 转化为标准正态分布, 那么, (1-77) 式中的表达式 $\dfrac{\dfrac{1}{n}\sum_{i=1}^{n} X_i - \mu}{\dfrac{\sigma}{\sqrt{n}}}$ 则是服从非标准正态分布的随机变量 $\dfrac{1}{n}\sum_{i=1}^{n} X_i$ 的标准化变量, 它将 $\dfrac{1}{n}\sum_{i=1}^{n} X_i$ 对应的 $N\left(\mu, \dfrac{\sigma^2}{n}\right)$ 转化为标准正态分布.

一般而言, $\dfrac{1}{n}\sum_{i=1}^{n} X_i$ 给人的 "第一感觉" 是求各数据的平均值, 把这种 "感觉" 具体化, 即把各个 X_i 不再看作是某因素, 而是看作从某一总体中取出的各个数据, 则存在如下的描述: 若已知总体的均值为 μ, 标准差为 σ, 则无论总体服从何种分布, 取自该总体的 n 个数据, 当 n 足够大时, 数据的平均值 $\dfrac{1}{n}\sum_{i=1}^{n} X_i$ 渐近服从正态分布 $N\left(\mu, \dfrac{\sigma^2}{n}\right)$.

若以 $\overline{X}$ 标记 $\dfrac{1}{n}\sum_{i=1}^{n} X_i$, 则有 $\overline{X} \sim N\left(\mu, \dfrac{\sigma^2}{n}\right)$, 它更明确地表达出这样的概念: 取自总体的部分数据 (称之为样本), 其平均数服从以总体均值 μ 为均值, 以总体方

差 σ^2 的 $\dfrac{1}{n}$ 倍 $\left(\text{即 } \dfrac{\sigma^2}{n}\right)$ 为方差的正态分布.

1.4.2　抽样分布

　　抽样是进行统计推断的依据, 在分析数据时, 往往不是直接使用样本本身, 而是针对不同的问题, 首先构造样本的一批适当函数, 然后再利用样本的这些函数进行统计推断. 当这批关于样本的函数满足如下的要求时, 称之为统计量.

　　设总体 X 的一个样本是 $X_1, X_2, \cdots, X_n$, 设 $g(X_1, X_2, \cdots, X_n)$ 是 $X_1, X_2, \cdots, X_n$ 的函数, 若函数 g 中不含其他未知参数, 则称 $g(X_1, X_2, \cdots, X_n)$ 是关于样本的一个统计量. 当获取一批样本数据 $x_1, x_2, \cdots, x_n$ 后, 代入到函数 g 中, 则 $g(x_1, x_2, \cdots, x_n)$ 是 $g(X_1, X_2, \cdots, X_n)$ 的观察值.

　　在应用中, 常用的样本统计量有

样本平均数

$$\overline{X} = \frac{X_1 + X_2 + \cdots + X_n}{n} = \frac{1}{n}\sum_{i=1}^{n} X_i \tag{1-78}$$

样本方差

$$S^2 = \frac{1}{n-1}\sum_{i=1}^{n}(X_i - \overline{X})^2 \tag{1-79}$$

样本的标准差

$$S = \sqrt{S^2} = \sqrt{\frac{1}{n-1}\sum_{i=1}^{n}(X_i - \overline{X})^2} \tag{1-80}$$

样本的 k 阶原点矩

$$A_k = \frac{1}{n}\sum_{i=1}^{n} X_i^k, \quad k = 1, 2, \cdots \tag{1-81}$$

样本的 k 阶中心矩

$$B_k = \frac{1}{n}\sum_{i=1}^{n}(X_i - \overline{X})^k, \quad k = 2, 3, \cdots \tag{1-82}$$

　　和上述各统计量对应的观察值, 仍然取与这些统计量相同的名字, 但分别以小写形式表示即可. 这里, 对于 k 阶矩的应用, 只讨论一个结论 (不给出其证明): 若总体 X 的 k 阶矩存在, 即 $\mu_k = E(X^k)$ 存在, 则当 $n \to \infty$ 时, 统计量

$$A_k = \frac{1}{n}\sum_{i=1}^{n} X_i^k \xrightarrow{P} \mu_k, \quad k = 1, 2, \cdots \tag{1-83}$$

称为依概率收敛到 μ_k. 进一步地, 若函数 g 是连续函数, 则统计量的函数也存在依概率收敛这一性质. 即

$$g(A_1, A_2, \cdots, A_k) \xrightarrow{P} g(\mu_1, \mu_2, \cdots, \mu_k) \tag{1-84}$$

依概率收敛, 是进行参数矩估计的理论基础.

统计量的分布称为抽样分布, 在使用统计量进行统计推断时, 常常需要知道它的分布, 当总体的分布函数已知时, 抽样分布是确定的, 但是要求出统计量的精确分布是不容易的. 下面是来自正态总体的几个常用的统计量的分布.

1. χ^2 分布

设 $X_1, X_2, \cdots, X_n$ 是来自总体 $N(0,1)$ 的样本, 则称统计量

$$\chi^2 = X_1^2 + X_2^2 + \cdots + X_n^2 \tag{1-85}$$

服从自由度为 n 的 χ^2 分布, 记作 $\chi^2 \sim \chi^2(n)$. 这里的自由度, 是指定义式等号右侧包含独立变量的个数.

$\chi^2(n)$ 分布的概率密度为

$$f(x) = \begin{cases} \dfrac{1}{2^{n/2}\Gamma(n/2)} x^{n/2-1} \mathrm{e}^{-x/2}, & x > 0 \\ 0, & \text{其他} \end{cases} \tag{1-86}$$

其分布如图 1-6 所示.

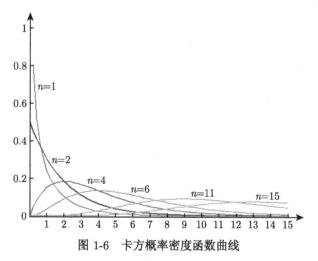

图 1-6 卡方概率密度函数曲线

关于 χ^2 分布的性质, 可以观察其定义得出:

(1) χ^2 分布具有可加性. 设有

$$\chi_1^2 = X_1^2 + X_2^2 + \cdots + X_m^2 \tag{1-87}$$

$$\chi_2^2 = X_{m+1}^2 + X_{m+2}^2 + \cdots + X_n^2 \tag{1-88}$$

可知

$$\chi^2 = \chi_1^2 + \chi_2^2 \tag{1-89}$$

(2) χ^2 分布的分位点. 当给定正数 $\alpha, 0 < \alpha < 1$ 时, 称满足条件

$$P\{\chi^2 > \chi_\alpha^2(n)\} = \int_{\chi_\alpha^2(n)}^{\infty} f(x)\mathrm{d}x = \alpha \tag{1-90}$$

的点 $\chi_\alpha^2(n)$ 为 $\chi^2(n)$ 分布的上 α 分位点, 如图 1-7 示意.

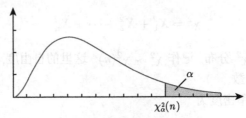

图 1-7 χ^2 分布的上分位点

例 14 设样本 $X_1, X_2, \cdots, X_6$ 来自总体 $N(0,1)$, $Y = (X_1 + X_2 + X_3)^2 + (X_4 + X_5 + X_6)^2$, 试确定常数 C 使得 CY 服从 χ^2 分布.

解 因为 $X_1, X_2, \cdots, X_6$ 是来自总体 $N(0,1)$ 的样本, 故

$$X_1 + X_2 + X_3 \sim N(0,3), \quad X_4 + X_5 + X_6 \sim N(0,3)$$

它们相互独立, 标准化后得到

$$\frac{X_1 + X_2 + X_3}{\sqrt{3}} \sim N(0,1), \quad \frac{X_4 + X_5 + X_6}{\sqrt{3}} \sim N(0,1)$$

根据 χ^2 分布的定义, 得到

$$\left(\frac{X_1 + X_2 + X_3}{\sqrt{3}}\right)^2 + \left(\frac{X_4 + X_5 + X_6}{\sqrt{3}}\right)^2 \sim \chi^2(2)$$

整理为

$$\frac{1}{3}\left[(X_1 + X_2 + X_3)^2 + (X_4 + X_5 + X_6)^2\right] \sim \chi^2(2)$$

得到

$$C = \frac{1}{3}$$

2. t 分布

设 $X \sim N(0,1), Y \sim \chi^2(n)$, 且 X, Y 相互独立, 则称随机变量

$$t = \frac{X}{\sqrt{Y/n}} \tag{1-91}$$

服从自由度为 n 的 t 分布, 记为 $t \sim t(n)$; 图 1-8 绘制了不同自由度下的 t 分布概率密度曲线, 图 1-9 则对比了 t 分布与标准正态分布的密度曲线.

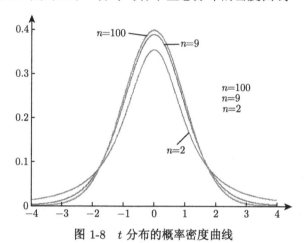

图 1-8 t 分布的概率密度曲线

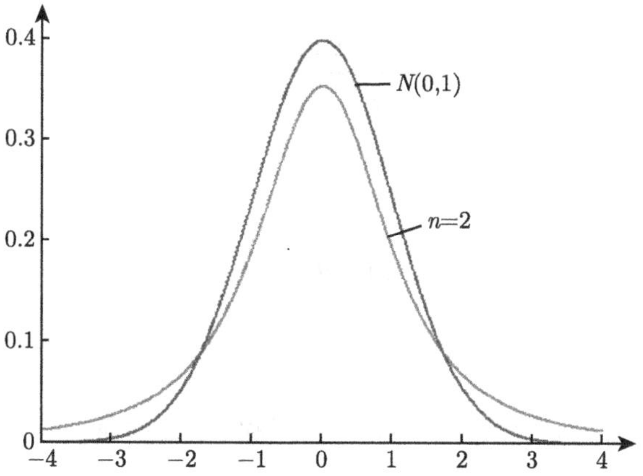

图 1-9 t 分布与标准正态分布的曲线对比

和 χ^2 分布类似, 也可以定义 t 分布的分位点, 对于给定的 $\alpha, 0 < \alpha < 1$, 称满足条件

$$P\{t > t_\alpha(n)\} = \int_{t_\alpha(n)}^{\infty} f(t)\mathrm{d}t = \alpha \tag{1-92}$$

的点 $t_\alpha(n)$ 为 $t(n)$ 分布的上 α 分位点, 如图 1-10 所示.

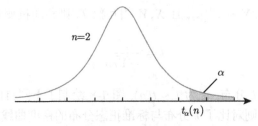

$n=2$

α

$t_\alpha(n)$

图 1-10 t 分布的上分位点

t 分布具有对称属性. 所以, 存在

$$t_{1-\alpha}(n) = -t_\alpha(n) \tag{1-93}$$

例 15 设样本 $X_1, X_2, \cdots, X_5$ 来自总体 $N(0,1)$, $Y = \dfrac{C(X_1 + X_2)}{(X_3^2 + X_4^2 + X_5^2)^{1/2}}$, 试确定常数 C 使得 CY 服从 t 分布.

解 因为 $X_1, X_2, \cdots, X_5$ 是来自总体 $N(0,1)$ 的样本, 故 $X_1 + X_2 \sim N(0,2)$, 将它们标准化, 得到 $\dfrac{X_1 + X_2}{\sqrt{2}} \sim N(0,1)$, 根据 χ^2 分布的定义, 得到 $X_3^2 + X_4^2 + X_5^2 \sim \chi^2(3)$, 且 $\dfrac{X_1 + X_2}{\sqrt{2}}$ 与 $X_3^2 + X_4^2 + X_5^2$ 相互独立, 根据 t 分布的定义, 得到

$$\frac{\dfrac{X_1 + X_2}{\sqrt{2}}}{\sqrt{\dfrac{X_3^2 + X_4^2 + X_5^2}{3}}} \sim t(3)$$

整理为 $\sqrt{\dfrac{3}{2}} \dfrac{X_1 + X_2}{\sqrt{X_3^2 + X_4^2 + X_5^2}} \sim t(3)$, 即得 $C = \sqrt{\dfrac{3}{2}}$.

3. F 分布

设 $U \sim \chi^2(n_1), V \sim \chi^2(n_2)$, 且 U, V 相互独立, 则称随机变量

$$F = \frac{U/n_1}{V/n_2} \tag{1-94}$$

服从第一自由度为 n_1, 第二自由度为 n_2 的 F 分布, 记为 $F \sim F(n_1, n_2)$. 图 1-11 绘制了不同自由度下 F 分布的概率密度曲线.

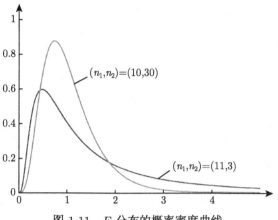

图 1-11 F 分布的概率密度曲线

从 F 分布的定义可知, 若 $F \sim F(n_1, n_2)$, 则颠倒分子分母的顺序后, 得到

$$\frac{1}{F} \sim F(n_2, n_1) \tag{1-95}$$

F 分布具有自己的分位点, 对于给定的 $\alpha, 0 < \alpha < 1$, 称满足条件

$$P\{F > F_\alpha(n_1, n_2)\} = \int_{F_\alpha(n_1, n_2)}^{\infty} f(x)\mathrm{d}x = \alpha \tag{1-96}$$

的点 $F_\alpha(n_1, n_2)$ 为 $F(n_1, n_2)$ 分布的上 α 分位点, 如图 1-12 示意.

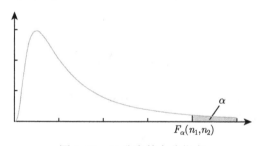

图 1-12 F 分布的上分位点

例 16 设 $X \sim t(n)$, 求证 $X^2 \sim F(1, n)$.

解 因为 $X \sim t(n)$, 则根据 t 分布的定义, X 可表示为 $X = \dfrac{Z}{\sqrt{Y/n}}$, 其中,
$Y \sim \chi^2(n), Z \sim N(0, 1)$, 且 Y 与 Z 相互独立, 于是 $X^2 = \dfrac{Z^2}{Y/n}$. 因为 $Z \sim N(0, 1)$,
根据 χ^2 分布的定义, 得到 $Z^2 \sim \chi^2(1)$. 在 $X^2 = \dfrac{Z^2}{Y/n}$ 中, 分子为自由度为 1 的 χ^2
分布, 分母为自由度为 n 的 χ^2 分布, 分子分母相互独立, 则根据 F 分布的定义, 得

$$X^2 \sim F(1, n)$$

4. 来自单一正态总体样本均值与方差的分布

从中心极限定理的推论可知, 不论样本来自于什么总体 (设总体的均值和方差存在), 则样本的均值均服从正态分布.

对这个问题的理解, 可以一个简单的例子加以说明, 设有一个由 10 个数组成的总体 (实际上这样少数据的总体很难出现, 这里仅为说明问题), 从中抽取 5 个数作为样本, 则按照排列组合, 共有 $C_{10}^5 = 252$ 种取法, 假如把这 252 种取法全部取尽, 可得 252 个样本数据, 每一个样本数据, 均可以计算出样本的均值、样本的方差、标准差等, 把 252 个样本均值归为一组, 设为 A 组, 252 个样本方差归为一组, 设为 B 组, 则分别得到样本均值的 A 数据和样本方差的 B 数据, 对 A 数据进行分析, 可得到它们遵循的分布规律, 因为 A 代表的是样本均值, 因此又称之为样本均值的分布; 同样地, 对 B 数据进行分析, 可得到样本方差的分布.

由上述可知: 设总体 X 的均值和方差分别为 μ 和 σ^2, 设 $X_1, X_2, \cdots, X_n$ 是来自 X 的一个样本, 设 $\overline{X}, S^2$ 分别为样本的均值和方差, 则有

$$E(\overline{X}) = \mu, \quad D(\overline{X}) = \frac{\sigma^2}{n} \tag{1-97}$$

$$E(S^2) = \sigma^2 \tag{1-98}$$

上述总体并未限定为正态分布, 将正态分布这一约束加进去, 可知, 样本均值 $\overline{X} = \dfrac{1}{n} \sum_{i=1}^{n} X_i$ 也满足上述的条件, 即

$$\overline{X} = \frac{1}{n} \sum_{i=1}^{n} X_i \sim N\left(\mu, \frac{\sigma^2}{n}\right) \tag{1-99}$$

对于来自正态总体 $N(\mu, \sigma^2)$ 的样本, 存在以下两个重要的结论, 它们是进行方差齐性检验与均值检验的基础.

$$\frac{(n-1)S^2}{\sigma^2} \sim \chi^2(n-1) \tag{1-100}$$

$$\frac{\overline{X} - \mu}{S/\sqrt{n}} \sim t(n-1) \tag{1-101}$$

5. 来自两个正态总体样本的均值与方差分布

除了单样本之外, 在实际科研中还会遇到两个或多个样本的情况, 下面给出来自两个正态总体的样本的均值和方差的结论.

设 $X_1, X_2, \cdots, X_{n_1}$ 与 $Y_1, Y_2, \cdots, Y_{n_2}$ 是来自正态总体 $N(\mu_1, \sigma_1^2)$ 和 $N(\mu_2, \sigma_2^2)$ 的样本, 两样本之间相互独立, 记 $\overline{X} = \dfrac{1}{n_1} \sum_{i=1}^{n_1} X_i$ 和 $\overline{Y} = \dfrac{1}{n_2} \sum_{i=1}^{n_2} Y_i$ 分别是两样本

的样本均值, 记两样本的方差分别为 $S_1^2 = \dfrac{1}{n_1-1}\sum\limits_{i=1}^{n_1}\left(X_i - \overline{X}\right)^2$ 和 $S_2^2 = \dfrac{1}{n_2-1}\sum\limits_{i=1}^{n_2}$

$\left(Y_i - \overline{Y}\right)^2$, 则存在如下结论.

(A) 总体标准差 σ_i 已知时, 两平均数的和与差的分布

若总体的标准差 σ_i 已知, 则两个平均数的和与差的分布为

$$\mu_{(\overline{X}+\overline{Y})} = \mu_1 + \mu_2 \tag{1-102}$$

$$\sigma_{(\overline{X}+\overline{Y})} = \sqrt{\frac{\sigma_1^2}{n_1} + \frac{\sigma_2^2}{n_2}} \tag{1-103}$$

同样可计算,

$$\mu_{(\overline{X}-\overline{Y})} = \mu_1 - \mu_2 \tag{1-104}$$

$$\sigma_{(\overline{X}-\overline{Y})} = \sqrt{\frac{\sigma_1^2}{n_1} + \frac{\sigma_2^2}{n_2}} \tag{1-105}$$

值得注意的是, 无论是两个样本均值的和, 还是两个样本均值的差, 它们对应

的标准差, 都是 $\sqrt{\dfrac{\sigma_1^2}{n_1} + \dfrac{\sigma_2^2}{n_2}}$. 当两个总体都是已知的正态分布时, 那么两样本均值

的和也服从正态分布, 且有

$$\overline{X} \pm \overline{Y} \sim N\left((\mu_1 \pm \mu_2), \left(\frac{\sigma_1^2}{n_1} + \frac{\sigma_2^2}{n_2}\right)\right) \tag{1-106}$$

根据正态分布的标准化变量, 则有

$$U = \frac{(\overline{X} \pm \overline{Y}) - (\mu_1 \pm \mu_2)}{\sqrt{\dfrac{\sigma_1^2}{n_1} + \dfrac{\sigma_2^2}{n_2}}} \sim N(0,1) \tag{1-107}$$

(B) 总体标准差未知但相等时, 两平均数的和与差的分布

若两总体的标准差 σ_i 具体值未知, 但可以确定它们相等时, 即满足 $\sigma_1^2 = \sigma_2^2 = \sigma^2$, 则

$$\frac{(\overline{X} - \overline{Y}) - (\mu_1 - \mu_2)}{\sqrt{\dfrac{(n_1-1)S_1^2 + (n_2-1)S_2^2}{n_1+n_2-2}}\sqrt{\dfrac{1}{n_1} + \dfrac{1}{n_2}}} \sim t(n_1 + n_2 - 2) \tag{1-108}$$

令 $S_w^2 = \dfrac{(n_1-1)S_1^2 + (n_2-1)S_2^2}{n_1+n_2-2}$, 则改写为

$$\frac{(\overline{X} - \overline{Y}) - (\mu_1 - \mu_2)}{S_w\sqrt{\dfrac{1}{n_1} + \dfrac{1}{n_2}}} \sim t(n_1 + n_2 - 2) \tag{1-109}$$

其中 S_w^2 可看作两样本方差的加权和, 将 S_w^2 稍作改写, 则有

$$S_w^2 = \frac{(n_1-1)S_1^2 + (n_2-1)S_2^2}{n_1+n_2-2} = \frac{n_1-1}{(n_1-1)+(n_2-1)}S_1^2 + \frac{n_2-1}{(n_1-1)+(n_2-1)}S_2^2$$
$$= w_1 S_1^2 + w_2 S_2^2 \tag{1-110}$$

其中

$$w_1 = \frac{n_1-1}{(n_1-1)+(n_2-1)}, \quad w_2 = \frac{n_2-1}{(n_1-1)+(n_2-1)} \tag{1-111}$$

(C)两个样本方差比值的分布

抽取样本后, 还可对于两样本方差比值的分布进行研究, 则有

$$F = \frac{S_1^2/\sigma_1^2}{S_2^2/\sigma_2^2} \sim F(n_1-1, n_2-1) \tag{1-112}$$

称 n_1-1, n_2-1 分别为 F 分布的第一自由度和第二自由度. 在涉及方差比的时候, 常常使用 F 分布进行检验, 比如后续的方差分析中就有此类应用.

1.5 样本数据整理与可视化

1.5.1 直方图

直方图是一种常用的统计报告图, 从外观上看, 它由一系列高度不等的纵向柱条构成 (也可横向布置), 外轮廓线粗略表达了数据的分布情况, 一般用横轴表示数据的分组, 纵轴表示数据的分布状况. 图 1-13 是服从正态分布的某数据集的直方图.

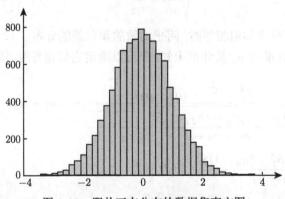

图 1-13　服从正态分布的数据集直方图

在绘制直方图时, 常常按照如下的步骤进行:

(1) 计算极差, 对于要处理的数据集, 找出其最大值 max 和最小值 min, 计算两者之差, 称为极差.

(2) 根据数据集的样本含量 N, 确定分组数, 这里的分组数, 即为需要绘制的柱条数. 一般地, 分组数可按照表 1-3 中的参考值确定.

表 1-3   样本含量与适宜的分组数

样本含量 N	分组数 k
30~40	5~6
40~60	6~8
60~100	8~10
100~500	10~15

读者也可以根据 Sturges 提出的经验公式来确定组数 k:

$$k = 1 + \frac{\ln N}{\ln 2} \tag{1-113}$$

其中 ln 是自然对数, 对计算结果取整数后即是组数, 在实际应用中可参考使用.

(3) 将极差圆整到合适的整数, 并考虑分组数, 计算组距. 组距取值尽可能地符合习惯, 比如取值为 1, 1.5, 2 等常用的整数或分数, 而不要使用诸如 0.41, 0.637 之类看上去不符合习惯的值.

(4) 计算各组的组界. 组界从第一组开始依次计算, 第一组的下界为最小值减去最小测定单位的一半, 第一组的上界为其下界值加上组距. 第二组的下界等于第一组的上界值, 第二组的下界限值加上组距, 就是第二组的上界限位, 依此类推.

(5) 逐一筛查数据, 将数据分配到各个组, 并做好记数.

(6) 统计各组数据出现频数, 作频数分布表和直方图, 其中组距为底长, 频数为高, 对各组作矩形图.

通过直方图, 可以看出数据具有的三个重要特征: ① 根据直方图, 可以看出数据的集中情况, 一般而言, 数据有趋于集中的趋势, 数据的中心就是数据的集中点, 根据直方图, 可以看出数据的中心所在. ② 可以查看数据的分布状况, 一是看数据是不是集中出现在均值附近, 二是看数据分布是具左偏特征还是具右偏特征, 通过直方图一目了然. ③ 可以查看异常值或不规则值. 比如出现某数据的出现频率异常偏高, 则有可能有某种倾向性问题.

1.5.2   箱线图

在介绍箱线图之前, 先学习分位数的概念与确定.

1. 分位数

分位数常用来表达数据的临界, 其定义如下: 对于容量为 n 的样本观察值

$x_1, x_2, \cdots, x_n$, 其 p 分位数 $(0 < p < 1)$ 记为 x_p, 则它满足如下的条件:

(1) 至少有 np 个 (np 值取整数) 观察值小于或者等于 x_p;

(2) 至少有 $n(1-p)$ 个观察值大于或等于 x_p.

样本的 p 分位数可以按照如下的方法求得

(1) 将 $x_1, x_2, \cdots, x_n$ 自小到大排序, 设排序完毕后为 $x_{(1)} \leqslant x_{(2)} \leqslant \cdots \leqslant x_{(n)}$. 其中的圆括号脚标是相应数据的位序号.

(2) 计算 np 值, 若 np 不是整数, 则只有一个数据满足定义中的两个要求, 该数据位于大于 np 的最小整数处, 即位于 $[np] + 1$ 处的整数. 例如, $n = 25, p = 0.75, np = 18.75, n(1-p) = 6.25$, 则 x_p 的位置应满足至少 18.75 个数据小于 x_p, 此时取 18.75 的整数值 18, 再加上 1 个, 则 x_p 应在第 19 位序处或大于 19 位序; 且至少有 6.25 个数据大于 x_p, x_p 应位于第 19 位序处或小于 19 处, 综合起来, 则 x_p 应该位于第 19 位序处.

(3) 若 np 是整数, 则 x_p 的位序号应至少有 np 个数据小于 x_p, x_p 应位于第 np 位序处或者大于 np 位序处, 且至少能有 1 个数据满足大于 x_p, x_p 应位于第 $np+1$ 处或者小于第 $np+1$ 处, 例如在 $n = 20, p = 0.95$ 时, 取 19 和 20 两个位序位置, 均满足要求, 取这两个数据的平均值作为 x_p, 综合以上, 得到

$$x_p = \begin{cases} x_{([np]+1)}, & \text{若 } np \text{ 不是整数} \\ \dfrac{1}{2}[x_{(np)} + x_{(np+1)}], & \text{若 } np \text{ 是整数} \end{cases} \tag{1-114}$$

由前述已知, p 值介于 $0 \sim 1$, 特别地, 当 $p = 0.5$ 时, 称之为 0.5 分位数 $x_{0.5}$, 它又记作 Q_2 或者 M, 称为样本中位数, 即有

$$x_{0.5} = \begin{cases} x_{([n/2]+1)}, & \text{当 } n \text{ 是奇数时} \\ \dfrac{1}{2}[x_{(n/2)} + x_{(n/2+1)}], & \text{当 } n \text{ 是偶数时} \end{cases} \tag{1-115}$$

通俗地讲, 当样本容量 n 是奇数, 中位数 $x_{0.5}$ 就是居于排序数据 $x_{(1)} \leqslant x_{(2)} \leqslant \cdots \leqslant x_{(n)}$ 最中间的一个数; 而当样本容量 n 是偶数时, 中位数 $x_{0.5}$ 就是排序数据 $x_{(1)} \leqslant x_{(2)} \leqslant \cdots \leqslant x_{(n)}$ 最中间的两个数的平均值. 0.25 分位数 $x_{0.25}$ 称作第一四分位数, 记作 Q_1; 0.75 分位数 $x_{0.75}$ 称作第三四分位数, 记作 Q_3.

例 17　设有一组容量为 18 的样本值如下: 11, 31, 87, 17, 109, 87, 1, 77, 23, 25, 31, 4, 62, 110, 7, 112, 37, 111. 求样本的分位数: $x_{0.2}, x_{0.25}, x_{0.5}$.

解　首先将数据排序如表 1-4 所示,

表 1-4　例题中的数据排序

位序	1	2	3	4	5	6	7	8	9	10	11	12	13	14	15	16	17	18
值	1	4	7	11	17	23	25	31	31	37	62	77	87	87	109	110	111	112

(1) 计算 $np = 18 \times 0.2 = 3.6$, 则 $x_{0.2}$ 位于第 $[3.6]+1=4$ 处, 即 $x_{0.2} = x_{(4)} = 11$.

(2) 计算 $np = 18 \times 0.25 = 4.5$, 则 $x_{0.25}$ 位于第 $[4.5]+1=5$ 处, 即 $x_{0.25} = x_{(5)} = 17$.

(3) 计算 $np = 18 \times 0.5 = 9$, 则 $x_{0.5}$ 是这组数据中位于中间的两个数的平均值, 即 $x_{0.5} = 0.5 \times (31 + 37) = 34$.

2. 箱线图

箱线图是利用数据集的五个特征值 —— 最小值、第一四分位点、中值、第三四分位点、最大值来描述数据的图形. 箱线图可看作是由两部分合成的图形, 箱子的长度由第一和第三四分位数所在位置确定, 它们分别作为箱子的起始端和结束端, 箱线图中的线则以极小值和极大值作为界限, 分别与箱子的侧面边界平行, 延伸到箱子的两端. 箱线图既可以竖直放置, 也可以横向放置, 典型的箱线图如图 1-14 所示. 当对比多组数据时, 可以采用多个箱线图的成组形式, 如图 1-15 示意.

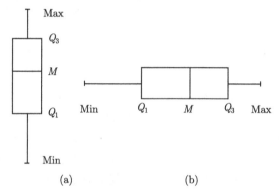

图 1-14 放置方向不同的箱线图 (a) 竖向 (b) 横向

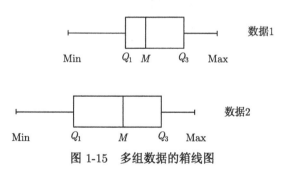

图 1-15 多组数据的箱线图

下面以绘制水平放置箱线图为例, 具体叙述其绘制步骤.

(1) 定数轴. 先确定数据的水平数轴, 在轴上标出 Min, Q_1, M, Q_3, Max.

(2) 绘箱体. 在数轴上方, 画一个矩形箱, 箱的左右两界分别对齐 Q_1 和 Q_3 的位置, 看作箱子的起始端和结束端; 上下两个箱面平行于数轴, 在中位数 M 的位置于箱内绘制直线段与 Q_1 和 Q_3 的箱面平行. 上下两个箱面的距离, 以绘制的箱线图 "看起来顺眼" 为好, 也可以采用黄金分割比例绘制箱体.

(3) 绘延伸线. 引申线位于箱体左右两侧, 左侧从 Min 至 Q_1, 右侧从 Q_3 至 Max, 要求两侧的水平引申线位置相同, 一般以左右箱面的中点为控制位置. 至此箱线图已经做好, 如图 1-14 所示.

(4) 箱线图也可以按照垂向数轴来做.

通过箱线图, 可以明确看出数据集的以下性质:

(i) 数据的中心, 这可由中位数的位置确定.

(ii) 数据的分布情况, 全部数据都落在 [Min, Max] 之内, 在分割的四个区间 [Min, Q_1], [Q_1, M], [M, Q_3], [Q_3, Max] 内, 数据个数各占 1/4, 区间较短时, 表示落在该区间的数据较为集中, 反之则较为分散.

(iii) 数据的对称情况, 若中位数位于箱中位置, 则数据分布较为对称. 设 Min 距离 M 为 d_1, 设 Max 距离 M 为 d_2, 若 $d_1 > d_2$, 则说明数据左偏, 反之右偏, 且可看出分布尾部的长短.

(iv) 箱线图特别适用于比较两个或两个以上数据集的性质, 可以将几个数据集的箱线图画在同一个数轴上.

在数据中, 若某一个值异常大于或者小于该数据中的其他数据, 则称之为疑似异常值. 疑似异常值的存在, 会对数据分析结果产生不当影响, 因此检出疑似异常值并进行适当的处理十分必要. 利用箱线图, 能检测数据中是否存在疑似异常值. 具体判别思路如下: 记第一四分位数 Q_1 与第三四分位数 Q_3 之间的距离为 IQR, 称为四分位数间距 IQR$= Q_3 - Q_1$, 若数据中的某个数据小于 $Q_1 - 1.5$IQR, 或者大于 $Q_3 + 1.5$IQR, 则称该数据为疑似异常值.

当出现了疑似异常值时, 则箱线图的绘制需要进行修改, 首先在疑似异常值处绘制 "*", 箱线图的左右引出线分别引到除去疑似异常值的次小值和次大值.

第2章 假设检验

2.1 基本思想与实现

在医药科学研究中, 尤其是通过小样本进行的科学研究, 常常需要把握事物的总体特征. 通过样本研究总体, 一般有两种途径: 一种是通过样本对总体的参数进行估计; 另一种则是先对总体参数或分布做出的某种假设 (预设的结论), 然后通过样本检验该假设是否被接受, 即假设检验, 本章将学习这方面的内容.

2.1.1 如何理解假设检验?

假设检验, 顾名思义, 即先做出假设, 然后进行检验. 由此可知, 假设检验是一个决策过程. 实际上, 在研究某总体时, 尤其是在总体的分布函数未知, 或者只知道它的表达形式, 但不知其参数值的情况下, 为了推断总体的某些未知属性, 常常对总体提出某些假设. 例如, 在免疫类动物药物研发过程中, 常常需要测定试验用动物的各种免疫指标, 若对满足正态分布的某属性提出其数学期望等于 μ_0 的假设, 则需要通过样本检验该假设是不是可被接受.

假设检验也常常出现在日常生活中, 比如单位里来了一位新同事, 或者班级里来了一位新同学, 初次接触, 常常会认为该同事或者同学可能是一位不错的人, 但随着时间的推移, 这位新同事或者同学的所作所为, 常常让我们感到不喜欢或者鄙视, 则我们会慢慢地认识到这个同事或同学为人不好.

这个认知过程的转变可以提炼为: 初接触认为很好, 经过共事发现不好, 于是对原来的认知进行了否定. 这其实就是一个假设检验的过程: 首先对要研究的事物做出一个假设 (该同事或同学人很好), 然后通过样本 (与该同事或同学相处一段时间) 对假设做出检验, 得到对假设的肯定 (为人很好是真的) 或否定 (为人很好是假的). 把这个过程一般化, 则得到假设检验的基本思路: 首先对所研究的总体 (一个或多个参数或分布类型) 做出某个假设, 然后通过样本按照某种准则对所作假设进行验证, 最后做出接受或拒绝该假设的决定.

2.1.2 零假设与备择假设

在进行假设检验时, 对研究总体做出的假设, 称为原假设, 或者零假设, 它是进行检验的基础, 常常用 H_0 表示. 零假设的设定, 不能随心所欲, 必须结合所研究的问题做出; 此外, 做出零假设时, 还需要结合如下几个方面: ① 文献中的试验结果,或者以往的实践经验; ② 既有的某种理论或者建立的某种模型; ③ 预先确定的规定或者要求.

在假设检验的过程中, 接受零假设是一种选择, 拒绝零假设也是一种选择, 接受零假设无需再考虑其他, 但拒绝零假设后, 该如何选择呢? 为了能够在拒绝零假设后有所选择, 在具体实施假设检验时, 还需要提供另一个选择, 即备择假设.

备择假设, 即准备好的可供选择的另一种假设, 它是与零假设对应的假设, 是拒绝零假设之后的一个选择出口, 常常用 H_1 表示, 也有些教材用 H_A 表示. 备择假设的提出, 也需要根据实际情况做出, 它是总体参数去除零假设之外的某些值. 例如, 药物研发过程中进行动物试验时, 对试验动物的体重有一定的要求, 比如必须满足 $\mu = \mu_0$, 这可作为零假设予以提出. 确定备择假设时, 则需要根据实际情况而定, 比如动物养殖 10 天可满足 $\mu = \mu_0$, 但试验人员在饲养的第 8 天即想进行试验, 一般来讲, 此时试验动物的体重是达不到 μ_0 的, 据此实际情况, 可设定备择假设为 $\mu < \mu_0$; 若饲养时间已经 12 天, 则此时试验动物的体重很有可能超过了 μ_0, 据此可设定备择假设为 $\mu > \mu_0$; 若恰好饲养了 10 天, 此时不知道满足 $\mu = \mu_0$ 与否, 若想验证一下 $\mu = \mu_0$, 则备择假设可设定为 $\mu \neq \mu_0$.

一般说来, 准备备择假设时, 还需要考虑以下几个方面: ① 零假设以外所有可能的值; ② 研究人员期望得到的值; ③ 研究人员担心出现的值; ④ 有重要意义的值.

在药物研发试验中, 若考察试验动物体重是否达到 μ_0, 则假设检验的一般写法是

$$H_0 : \mu = \mu_0; \quad H_1 : \mu \neq \mu_0 \tag{2-1}$$

或者

$$H_0 : \mu = \mu_0; \quad H_1 : \mu > \mu_0 \tag{2-2}$$

或者

$$H_0 : \mu = \mu_0; \quad H_1 : \mu < \mu_0 \tag{2-3}$$

2.1.3 假设检验的实现原理

在解释假设检验的实现原理之前, 先引入一个实例: 某生物医药科学试验需要的试剂量平均为 0.5mg, 本次试验计划从新生产厂商购买试剂, 从产品说明书已知, 该试剂标准差为 0.015mg. 为检验该批试剂是否可用于试验, 对供应商提供的 9 只试剂进行了测定, 测定表明其平均含量为 0.511mg, 问该批试剂是否可用于试验?

从这个例子可以看出, 若试剂的剂量值平均为 0.5mg, 则满足试验的要求, 可以用于试验研究, 反之则不能. 以 μ, σ 分别表示试剂含量总体 X 的均值和标准差, 当试剂生产厂家的产品质量稳定时, 试剂含量服从正态分布, 即 $X \sim N(\mu, \sigma)$, 其

中 $\sigma = 0.015$. 这里 μ 未知, 现在的问题是, 要根据厂家提供的样本测定值来判断 $\mu = 0.5$ 还是 $\mu \neq 0.5$?

根据前述, 提出零假设与备择假设 $H_0 : \mu = \mu_0 = 0.5$ 和 $H_1 : \mu \neq \mu_0$, 但是, 如何对这两个假设给出合理的判断, 以做出正确的取舍呢?

在这个实例中, 由于要检验的假设涉及总体均值 μ, 因此, 首先想到能不能借助样本均值 $\overline{X}$ 来进行判断. 样本均值 $\overline{X}$ 是总体均值 μ 的无偏估计量, $\overline{X}$ 的观测值 $\overline{x}$ 在某种程度上能反映总体 μ 的大小, 在零假设为真的前提下, 样本观测值 $\overline{x}$ 与总体均值 μ 的差异值 $|\overline{x} - \mu|$ 应该不会太大, 如果差异值 $|\overline{x} - \mu|$ 太大, 则认为零假设 H_0 的正确性有问题, 从而拒绝 H_0, 接受 H_1.

那么, 如何判断差异值 $|\overline{x} - \mu|$ 是不是太大呢?

要考查两个数据差异值的大小程度, 是一个很难判断的问题, 但是, 若通过适当的变形, 将两个数据差异大小的判断, 转变为某种概率的判断, 则相对容易实现判断. 前已讲明, 若 $|\overline{x} - \mu|$ 过大, 则说明零假设有问题, "过大" 是一个模糊的概念, 要将其明确化, 则可以设定为: 若 $|\overline{x} - \mu|$ 大于某个限定的 k 值, 就认为 $|\overline{x} - \mu|$ 过大. 由此, 差异 $|\overline{x} - \mu|$ 过大可表达为 $|\overline{x} - \mu| \geqslant k$.

根据先前学过的内容, 已经知道, 当 H_0 为真时, 存在 $\dfrac{|\overline{x} - \mu|}{\sigma/\sqrt{n}} \sim N(0,1)$, 很显然, 式中含有 $|\overline{x} - \mu|$ 这部分表达式, 现在能不能将判断 $|\overline{x} - \mu| \geqslant k$ 与该式联系起来呢? 答案是肯定的. 既然 $|\overline{x} - \mu| \geqslant k$ 表示差异过大而拒绝 H_0, 那么通过适当地改写, 将 $|\overline{x} - \mu|$ 与概率计算联系起来, 从而实现这种判断, 具体如下,

对于式 $|\overline{x} - \mu| \geqslant k$ 不等号两边同时除以一个正数 $\sigma/\sqrt{n}$, 则不等号不变方向, 有 $\dfrac{|\overline{x} - \mu|}{\sigma/\sqrt{n}} \geqslant \dfrac{k}{\sigma/\sqrt{n}}$, 这里的 $\dfrac{k}{\sigma/\sqrt{n}}$ 是一个未定的量, 我们使用 k' 来表示并不影响使用, 则有 $\dfrac{|\overline{x} - \mu|}{\sigma/\sqrt{n}} \geqslant \dfrac{k}{\sigma/\sqrt{n}} = k'$, 重新使用 k 来替换 k' 也不会影响使用与理解, 则表达 "差异值过大" 的式子 $|\overline{x} - \mu| \geqslant k$, 可转变为 $\dfrac{|\overline{x} - \mu|}{\sigma/\sqrt{n}} \geqslant k$, 它同样表达了差异值过大.

现在, 判断 $|\overline{x} - \mu|$ 过大的问题, 已经转化为判断 $\dfrac{|\overline{x} - \mu|}{\sigma/\sqrt{n}}$ 是否大于 k 的问题. 已经知道, $\dfrac{|\overline{x} - \mu|}{\sigma/\sqrt{n}}$ 服从标准正态分布, 选取适当的正数 k, 则当观测 $\overline{x}$ 值满足 $\dfrac{|\overline{x} - \mu|}{\sigma/\sqrt{n}} \geqslant k$ 时, 就表示差异值 $|\overline{x} - \mu|$ 过大, 此时即可拒绝 H_0; 反之, 若 $\dfrac{|\overline{x} - \mu|}{\sigma/\sqrt{n}} < k$, 则认为差异值 $|\overline{x} - \mu|$ 不大, 即接受 H_0.

在上述决策的过程中, $\overline{x}$ 是源自样本的数据, 具有不恒定性, 实际上, 当 H_0 为真时, 仍有可能做出拒绝 H_0 的判断, 这种可能性因样本的本质属性而无法消除, 这种拒绝是一种错误, 在无法消除这种错误的前提下, 只能控制它发生的概率, 我们

当然希望这种概率越小越好, 比如对于给定的小正数 $\alpha(0 < \alpha < 1)$, 使这种概率不超过 α, 则有 $P\left\{\left|\dfrac{\overline{x}-\mu}{\sigma/\sqrt{n}}\right| \geqslant k\right\} \leqslant \alpha$. 为确定常数 k, 上述不等式取等号, 则有 $P\left\{\left|\dfrac{\overline{x}-\mu}{\sigma/\sqrt{n}}\right| \geqslant k\right\} = \alpha$ 成立. 因为当 H_0 为真时, $U = \dfrac{|\overline{x}-\mu_0|}{\sigma/\sqrt{n}} \sim N(0,1)$, 则据标准正态分布分位点的定义, 可知当 $k = u_{\alpha/2}$ 时, 差异值 $|\overline{x}-\mu|$ 就会过大, 从而需要拒绝 H_0.

上边采用的检验原则是符合实际推断原理的, 在推断中预先设定的小正数 α 也常常取特定的值. 在医药研究中, α 的取值多为 0.1, 0.05, 0.01, 0.005 等, 它表征了差异过大的概率, 又称为显著性水平, 或者检验水平, 它的大小要根据实际情况确定. 在规定显著性水平时, 对于试验条件不易控制, 或者容易产生较大误差的试验, 如生化试验等, 显著性水平可以取得大一些, 比如取值为 0.1; 而对于容易产生严重后果的一些试验, 比如药物研究中的毒理性试验, 则需要控制的严格一些, 设定取值为 0.01 或者更低; 对于与人有关的临床药物试验, 则要控制得更加严格.

2.1.4 小概率原理

小概率原理的基本思想是: 小概率事件在一次试验中几乎是不会发生的, 若根据一定的假设条件, 计算出某事件发生的概率很小, 但在一次试验中该事件竟然发生了, 就认为假设条件有问题, 从而不认可假设条件而予以拒绝.

对于小概率原理的理解, 需要从两个方面把握: 一是小概率事件是能够发生的, 这里的 "几乎不会发生" 即指明小概率事件存在发生的可能, 不能将它理解为 "肯定不会发生"; 二是小概率事件虽然可以发生, 但由于发生的可能性很小, 所以在一次试验中是不应该发生的, 或者说只进行一次试验就发生了小概率事件, 这是不正常的, 是不能被接受的.

小概率原理是进行假设检验的评判准则, 当用样本数据进行计算时, 若得到的概率值很小, 比如小于给定的检验水平 α, 而这个概率居然在一次试验采样中就出现了, 我们就认为计算该概率所依赖的假设条件不正确, 即拒绝零假设.

2.1.5 两种类型错误

由于检验结论是根据样本做出的, 这就有可能做出错误的决策. 正如上述所讲, 当零假设 H_0 为真时, 仍有可能出现拒绝 H_0 的情况, 这实际上是错误的, 这类错误称为第 I 类错误, 也叫 "弃真" 错误. 这类错误的产生, 主要是由于采样的随机性, 致使部分均值 $\overline{x}$ 出现在分布的尾区 (即落在拒绝域内), 一旦抽到了这样的样本, 根据小概率原理, 将做出上述错误的决策. 可以肯定, 这类错误的犯错概率不会大于设定的显著性水平 α. 即

$$P\{\text{I型错误}\} = P\{拒绝 H_0 | H_0 为真时, \mu = \mu_0\} \leqslant \alpha \qquad (2\text{-}4)$$

另一种情况则是当零假设 H_0 为假时, 仍有可能出现接受 H_0, 这实际上也是错误的, 称这类错误为第 II 类错误, 也叫 "取伪" 错误. 和第 I 类错误产生的原因类似, 这类错误也是源于样本的随机性, 当 μ 事实上不等于 μ_0 而等于另外的 μ_1 时, 样本均值 $\bar{x}$ 仍有可能落在检验的接受域内, 根据检验原理接受 H_0 时, 接受的是 $\mu = \mu_0$, 而不是本质上的 $\mu = \mu_1$. 这类错误的犯错概率, 与均值 μ 的真值 μ_1 的分布有关. 即

$$P\{\text{II型错误}\} = P\{\text{拒绝}H_0|H_0\text{为假时},\mu = \mu_1\} = \beta \tag{2-5}$$

图 2-1 给出了两类错误的示意图.

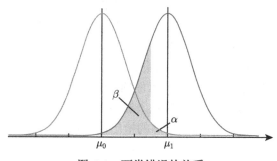

图 2-1 两类错误的关系

从图 2-1 可以看出两类错误之间的关系: ① μ_1 越接近 μ_0, 犯第 II 类错误的概率越大; μ_1 越远离 μ_0, 犯第 II 类错误的概率越小, 犯第 II 类错误的概率 β 与 μ_1 紧密相关. ② 在样本含量 n 和 μ 不变时, 要降低犯第 I 类错误的概率 α, 可以将 α 和 β 的分界线 (即分位点) 右移, 但这会造成犯第 II 类错误概率 β 的增加, 反之亦然. ③ 要想同时降低两类错误的概率, 即尽可能分开 μ_0 和 μ_1, 通过增加样本含量可以实现.

在进行假设检验时, 要尽可能地减少犯上述两类错误的概率, 但一般来说, 当样本取定后, 两类错误关系也就确定了, 在具体试验时, 要考虑这两类错误中, 哪一类错误对试验结果的影响更严重. 通常 α 不宜定的过于严格, 因为在试验条件不变的情况下, α 取值太小, 则必然增加第 II 类错误发生的概率 β.

日常使用时, 常常在给定样本容量的情况下, 控制犯第 I 类错误的概率, 使之不大于给定的 α, 像这种只控制犯第 I 类错误概率, 而对犯第 II 类错误概率不予考虑的检验, 称为显著性检验.

2.1.6 单边检验与双边检验

在介绍假设检验基本原理时, 讨论了形如 $H_1: \mu \neq \mu_0$ 的备择假设的具体计算, 这里的 H_1, 表示 μ 可能大于 μ_0, 也可能小于 μ_0, 像这样的备择假设称为双边备择

假设, 对这类问题的假设检验称为双边假设检验.

有时候, 我们只关心总体均值是不是增大, 在这种情况下, 则需要检验假设 H_0: $\mu \leqslant \mu_0; H_1 : \mu > \mu_0$, 像这样的假设, 称之为右边检验或者右侧检验. 类似地, 若需要检验 $H_0 : \mu \geqslant \mu_0; H_1 : \mu < \mu_0$ 这样的假设, 则称之为左边检验或者左侧检验. 从概率分布的尾区所处位置看, 右边检验又称上尾检验, 而左边检验又称下尾检验, 右边检验和左边检验统称为单边检验.

在进行检验时, 究竟选择做双边检验, 还是做单边检验, 要根据问题的要求和所做的假设进行选择, 假如问题只是要求判断 μ 是否等于 μ_0, 并不需要确定 μ 究竟是大于 μ_0 还是小于 μ_0 时, 应该做双侧检验. 如果根据实际情况能够提前判断 μ 不可能大于 μ_0, 或者 μ 不可能小于 μ_0, 则可以做单侧检验.

使用双边检验与单边检验处理相同的数据, 可能得到不同的结论. 做单侧检验时, 有可能是拒绝 H_0, 而做双侧检验时则有可能是接受 H_0, 对这种结论相悖的情况, 可以这样解释: 当我们选择做单侧检验时, 本质上已经利用了 "另一侧是不可能的" 这一条件, 和双侧检验相比, "不可能的" 那一侧的信息实际上 (经判断) 是完全确定的, 没有丝毫含糊的地方, 这客观上提高了单侧检验的辨别力. 因此, 单侧检验比双侧检验具有更强的辨别力和更高的检出性, 在可能的情况下, 应该尽量做单侧检验.

2.1.7 单边检验的拒绝域

设总体 $X \sim N(\mu, \sigma^2)$, 其中 μ 未知, σ^2 已知, $X_1, X_2, \cdots, X_n$ 是来自总体 X 的样本. 在给定显著性水平 α 后, 确定检验问题 $H_0 : \mu \leqslant \mu_0; H_1 : \mu > \mu_0$ 的拒绝域. 图 2-2 给出了 $\mu \leqslant \mu_0$, μ_0 和 $\mu > \mu_0$ 以及 H_0, H_1 的对应关系.

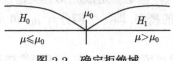

图 2-2 确定拒绝域

可以看出, 位于 H_0 中的全部 μ 都要比 H_1 中的 μ 小, 当 H_1 为真时, 则样本的观察值 $\overline{x}$ 往往会偏大些. 因此, 拒绝域可写成 $\overline{x} \geqslant k(k$ 是某一正常数). 对于常数 k, 和双边检验一样, 若 $\overline{x}$ 过于的大, 就认为 H_0 不正常而拒绝之. 即存在

$$P\{\text{当 } H_0 \text{ 为真时拒绝 } H_0\} = P\{\overline{X} \geqslant k\} = P\left\{ \frac{\overline{X} - \mu_0}{\sigma/\sqrt{n}} \geqslant \frac{k - \mu_0}{\sigma/\sqrt{n}} \right\} \quad (2\text{-}6)$$

这样, 拒绝 H_0 表达为概率表达式. 当 H_0 为真时, 即若存在 $\mu \leqslant \mu_0$ 时, 则由此出发, 可以得到

$$\mu < \mu_0 \Rightarrow \overline{X} - \mu \geqslant \overline{X} - \mu_0 \Rightarrow \frac{\overline{X} - \mu}{\sigma/\sqrt{n}} \geqslant \frac{\overline{X} - \mu_0}{\sigma/\sqrt{n}} \quad (2\text{-}7)$$

由此可知,

$$\left.\begin{array}{c}\overbrace{\dfrac{\overline{X}-\mu}{\sigma/\sqrt{n}}\geqslant\dfrac{\overline{X}-\mu_0}{\sigma/\sqrt{n}}}^{\mu<\mu_0}\\[3mm]\underbrace{\dfrac{\overline{X}-\mu_0}{\sigma/\sqrt{n}}\geqslant\dfrac{k-\mu_0}{\sigma/\sqrt{n}}}_{\overline{X}\geqslant k}\end{array}\right\}\quad\dfrac{\overline{X}-\mu}{\sigma/\sqrt{n}}\geqslant\dfrac{\overline{X}-\mu_0}{\sigma/\sqrt{n}}\geqslant\dfrac{k-\mu_0}{\sigma/\sqrt{n}} \tag{2-8}$$

则事件的包含关系存在 $\left\{\dfrac{\overline{X}-\mu_0}{\sigma/\sqrt{n}}\geqslant\dfrac{k-\mu_0}{\sigma/\sqrt{n}}\right\}\subset\left\{\dfrac{\overline{X}-\mu}{\sigma/\sqrt{n}}\geqslant\dfrac{k-\mu_0}{\sigma/\sqrt{n}}\right\}$, 因此, 要让

$P\{$ 当 H_0 为真时拒绝 $H_0\}\leqslant\alpha$, 只需要满足 $P\left\{\dfrac{\overline{X}-\mu}{\sigma/\sqrt{n}}\geqslant\dfrac{k-\mu_0}{\sigma/\sqrt{n}}\right\}=\alpha$ 即可.

这里又一次用到 $\dfrac{\overline{X}-\mu}{\sigma/\sqrt{n}}\sim N(0,1)$, 根据正态分布的分位点的定义, 结合图 2-3, 则

得到 $\dfrac{k-\mu_0}{\sigma/\sqrt{n}}=u_\alpha$, 即

$$k=\mu_0+u_\alpha\dfrac{\sigma}{\sqrt{n}} \tag{2-9}$$

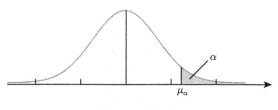

图 2-3   分位点

可知拒绝域为

$$\overline{x}\geqslant\mu_0+u_\alpha\dfrac{\sigma}{\sqrt{n}} \tag{2-10}$$

类似地, 可得到左侧检验的拒绝区域, 不再赘述.

2.1.8 假设检验的一般步骤

上边讨论了假设检验的基本原理, 下面以例题说明假设检验的一般步骤.

例 1   天然牛奶的冰点温度通常近似服从正态分布 $t\sim N(\mu,\sigma^2)$, 其中, $\mu=-0.545℃$, $\sigma=0.008℃$. 掺水后, 其冰点温度会升高到水的冰点温度 (0℃). 为了判断某批次牛奶中是否掺水, 随机抽取 5 个样本, 测定冰点温度, 其均值为 $\overline{t}=-0.535℃$, 若取 $\alpha=0.05$, 判断该批次牛奶中是否掺水.

解 从题目中可知, 样本取自正态总体. 若冰点小于 -0.545℃, 则说明牛奶未掺水, 否则即认为牛奶已经掺水, 根据题意, 做出假设

$$H_0 : \mu \leqslant \mu_0 = -0.545$$
$$H_1 : \mu > \mu_0$$

这是右侧检验, 根据已经给定的 $\alpha = 0.05$, 可知其拒绝域为

$$u = \frac{\overline{x} - \mu_0}{\sigma/\sqrt{n}} \geqslant u_{\alpha = 0.05} = 1.645$$

将实际测定数据代入进行计算

$$u = \frac{\overline{x} - \mu_0}{\sigma/\sqrt{n}} = \frac{-0.535 - (-0.545)}{\dfrac{0.008}{\sqrt{5}}} = 2.7951$$

比较可知

$$u \geqslant u_{0.05}$$

统计量 u 在拒绝域内. 在实际应用中, 计算出统计量 u 后, 常常与给定的临界值作比较, 临界值多以查询表给出. 上述的一次取样计算, 就得到了比 0.05 还小的概率, 属于小概率原理拒绝的范畴, 故此拒绝 H_0, 接受 H_1, 即认为牛奶已经掺水.

在上述的例题中, 包含了假设检验的基本步骤, 其中具体的知识点, 解释如下: ① 假设检验一般是在正态总体这个前提下进行, 虽然有些检验对此不严格要求, 但还有部分检验 (如方差齐性等) 则需要取样的总体严格满足正态性. 一般地, 考察总体的正态性, 是假设检验的第一步. ② 根据实际问题的要求, 提出零假设 H_0 与备择假设 H_1. ③ 给定显著性水平 α. ④ 确定检验使用的统计量形式, 并根据给定的 α, 确定拒绝域. ⑤ 根据抽取的样本值, 计算实际统计量值. ⑥ 做出决策. ⑦ 对决策进行解释与分析.

2.2 参数假设检验

2.2.1 单一正态总体参数的假设检验

单一正态总体只有均值和方差两个参数, 对总体参数进行假设检验, 包括均值和方差检验两部分内容.

1. 单一正态总体均值的检验

根据正态总体标准差 σ 的已知或未知, 对正态总体均值 μ 的检验, 分为两种情形.

1) 当 σ 已知时, 使用 U-检验

总体的标准差 σ 已知, 可使用检验统计量 $u = \dfrac{\overline{x} - \mu_0}{\sigma/\sqrt{n}}$ 进行检验, 具体使用过程已在原理介绍一节中进行了说明, 因为使用的检验统计量记作 U, 故常常称之为 U-检验.

需要指出, 进行 U-检验时, 还要注意以下三点: ① 从 σ 已知的正态总体或近似正态总体中独立、随机地抽取含量为 n 的样本. ② 统计量 u 是在随机变量 $\overline{X}$ 为正态分布的前提下得到的, 因此进行 U-检验时要求样本平均数服从正态分布. 那么, 怎么判断是否服从正态分布呢? 一般地, 当偏斜度和峰度分别满足 $|\gamma_1| < 0.2, |\gamma_2| < 0.3$ 时, 正态性就已经很好了. 从一个近似正态的总体中得到的样本, 即使样本含量很小, 其样本平均数已经具有很好的正态性了. ③ 对于非正态总体, 根据中心极限定理, 只要样本含量足够大, 样本平均数也会有很好的正态性. 习惯上, 当 $n \geqslant 30$ 时, 可以认为是大样本, 且满足正态性.

2) 当 σ 未知时, 使用 T-检验

在实际应用中遇到的总体, 其标准差 σ 大多是不知道的, 也就是说, 上述理论可行的 U-检验实际上很难直接使用. 对这一问题的解决, 有两种方法, 一种是根据研究人员的经验, 或者参阅相关的文献, 直接估算出一个 σ 值来, 然后继续使用 U-检验. 另一种方法则是不使用 U-检验, 而是通过更换统计量 U, 改换成另外的 T-检验. 考虑到实际中很难可靠地估算总体标准差 σ, 所以更多地采用 T-检验方法.

设总体 $X \sim N(\mu, \sigma^2)$, 其中 μ, σ^2 未知, 试对 $H_0: \mu = \mu_0, H_1: \mu \neq \mu_0$ 进行检验. 设 $x_1, x_2, \cdots, x_n$ 是来自总体 X 的样本, 由于 σ 未知, 无法使用 $\dfrac{\overline{x} - \mu_0}{\sigma/\sqrt{n}}$, 但样本方差 s^2 是总体 σ^2 的无偏估计, 用 s 代替 σ, 则选用

$$t = \frac{\overline{x} - \mu_0}{s/\sqrt{n}} \tag{2-11}$$

作为检验统计量. 和使用 U 统计量检验类似, 当使用 t 统计量时, 若观察值 $|t| = \left| \dfrac{\overline{x} - \mu_0}{s/\sqrt{n}} \right|$ 过分大, 就拒绝 H_0, 拒绝的形式, 也类似地写为

$$P\{\text{当 } H_0 \text{ 为真拒绝 } H_0\} = P\left\{ \left| \frac{\overline{x} - \mu_0}{s/\sqrt{n}} \right| \geqslant k \right\} = \alpha \tag{2-12}$$

令 $k = t_{\alpha/2}(n-1)$, 得到拒绝域为

$$|t| = \left| \frac{\overline{x} - \mu_0}{s/\sqrt{n}} \right| \geqslant t_{\alpha/2}(n-1) \tag{2-13}$$

像这样利用 t 统计量进行均值检验的方法称为 T-检验法.

需要指出, 虽然上述统计量的变换只是将 σ 替换为 s, 但 T 统计量的推求是以 T 分布的定义为基础得到的, 这里解释为简单的替换, 仅为方便理解与记忆. 从检验步骤上看, T-检验和 U-检验类似, 但它们还是有不同的地方: 当 T-检验的样本来源于标准差未知的正态总体, 或者来源于近似正态分布的总体时, 统计量 t 与建立 t 分布的密度函数条件一致, 此时 t 统计量服从 t 分布. 若抽取样本的总体不属于正态分布, 当样本含量小于 3 时, t 统计量并不服从 t 分布, 此时不能使用 T-检验; 按照中心极限定理的要求, 只有当样本足够大时, 才近似服从正态分布, 才可以使用 T-检验. 因此, 如果确信取得样本的总体不服从正态分布, 则应用时, 应该尽可能的取大容量的样本.

例 2   已知我国 14 岁女生的平均体重 43.38kg, 从该年龄段的女生中抽取 10 名运动员, 测定体重 (单位: kg) 为 39, 41, 36, 42, 43, 45, 43, 45, 40, 46, 判断运动员的平均体重与 14 岁女生的平均体重差异是否显著?

解   (1) 根据实际情况, 判断满足条件: 已知我国 14 岁女生的体重分布服从正态分布, 且 σ 未知.

(2) 作假设:
$$H_0 : \mu = \mu_0 (43.38\text{kg})$$
$$H_1 : \mu \neq \mu_0$$

在设定备择假设时, 因为并不知道运动员体重与普通同龄女生体重的关系是普遍偏重还是普遍偏轻, 故设定为 $H_1 : \mu \neq \mu_0$.

(3) 显著性水平: 按照试验要求, 设定为 $\alpha = 0.05$.

(4) 统计量及计算: 由于标准差 σ 未知, 选用 t 统计量
$$t = \frac{\overline{x} - \mu_0}{s/\sqrt{n}}$$

具体计算如下
$$\overline{x} = \frac{1}{n} \sum_{i=1}^{n} x_i = \frac{1}{10} \sum_{i=1}^{10} x_i = 42, \quad s = \sqrt{\frac{1}{n-1} \sum_{i=1}^{n} (x_i - \overline{x})^2} = 3.0912$$

则
$$t = \frac{\overline{x} - \mu_0}{s/\sqrt{n}} = \frac{42 - 43.38}{3.0912/\sqrt{10}} = -1.4117$$

(5) 对于给定的显著性水平, 可通过查对应的临界值表, 确定 t 分布的临界值为 $t_{\alpha/2}(\text{d}f) = \pm 2.2622$, 统计量 t 未超过临界值, 说明运动员女生体重和普通女生体重没什么差别.

2. 单一正态总体方差的检验

考察单一正态总体的方差, 主要是考察数据的齐性. 从方差本质上讲, 方差表达了数据偏离数据中心的平均程度, 若新近测量数据的方差变小, 则说明数据的波动变化幅度更小, 新数据比原来更加整齐、更具齐性. 因此, 当涉及数据齐性方面的检验时, 常常就是涉及方差的检验.

设总体 $X \sim N(\mu, \sigma^2)$, 其中的参数 μ, σ^2 均为未知, $x_1, x_2, \cdots, x_n$ 是来自总体 X 的样本, 则在显著性水平为 α 时, 检验 $H_0 : \sigma^2 = \sigma_0^2; H_1 : \sigma^2 \neq \sigma_0^2$, 其中的 σ_0^2 为已知常数.

s^2 是 σ^2 的无偏估计, 若 H_0 成立, 则样本方差的观察值 s^2 与 σ_0^2 就应该接近, 它们的比值 $\dfrac{s^2}{\sigma_0^2}$ 就应该在 1 附近波动变化, 过于大于 1 或者过于小于 1, 都被认为不合适. 我们知道, 当 H_0 成立时 (为真), $\dfrac{(n-1)s^2}{\sigma_0^2} \sim \chi^2(n-1)$, 若取 $\chi^2 = \dfrac{(n-1)s^2}{\sigma_0^2}$ 作为检验统计量, 则上述检验问题中 "被认为不合适" 就转化为实际可操作的拒绝域, 即有 $\dfrac{(n-1)s^2}{\sigma_0^2} \leqslant k_1$ 或 $\dfrac{(n-1)s^2}{\sigma_0^2} \geqslant k_2$ 存在, 这里的 k_1 和 k_2 具体确定如下,

$$P\{\text{当 } H_0 \text{ 成立时拒绝 } H_0\} = P_{\sigma_0^2}\left\{\left(\frac{(n-1)s^2}{\sigma_0^2} \leqslant k_1\right) \cup \left(\frac{(n-1)s^2}{\sigma_0^2} \geqslant k_2\right)\right\} = \alpha \tag{2-14}$$

习惯上取 $P_{\sigma_0^2}\left(\dfrac{(n-1)s^2}{\sigma_0^2} \leqslant k_1\right) = \dfrac{\alpha}{2}$ 和 $P_{\sigma_0^2}\left(\dfrac{(n-1)s^2}{\sigma_0^2} \geqslant k_2\right) = \dfrac{\alpha}{2}$, 于是得到 $k_1 = \chi_{1-\alpha/2}^2(n-1)$ 和 $k_2 = \chi_{\alpha/2}^2(n-1)$, 则拒绝域分别为

$$\frac{(n-1)s^2}{\sigma_0^2} \leqslant \chi_{1-\alpha/2}^2(n-1) \tag{2-15}$$

和

$$\frac{(n-1)s^2}{\sigma_0^2} \geqslant \chi_{\alpha/2}^2(n-1) \tag{2-16}$$

对于单侧检验, 可类似地得到其拒绝域, 例如, 左侧 (下尾) 检验问题, $H_0 : \sigma^2 \geqslant \sigma_0^2; H_1 : \sigma^2 < \sigma_0^2$, 其拒绝域为

$$\chi^2 = \frac{(n-1)s^2}{\sigma_0^2} \leqslant \chi_{1-\alpha}^2(n-1) \tag{2-17}$$

右侧 (上尾) 检验问题 $H_0 : \sigma^2 \leqslant \sigma_0^2; H_1 : \sigma^2 > \sigma_0^2$, 其拒绝域为

$$\chi^2 = \frac{(n-1)s^2}{\sigma_0^2} \geqslant \chi_{\alpha}^2(n-1) \tag{2-18}$$

例 3　某药厂生产的利巴韦林药片重量服从正态分布, 方差为 0.25, 为了监测生产质量的稳定性, 某日从成品中, 随机抽查 20 片, 测得样本方差为 0.43, 若设定显著性水平为 0.01, 试检验该药的重量波动与平时有无显著性差异?

解　根据题目说明, 可知研究总体满足正态性分布, 符合检验的基本要求. 作假设

$$H_0 : \sigma^2 = 0.25; \quad H_1 : \sigma^2 \neq 0.25 (双侧检验)$$

已知 $\sigma_0^2 = 0.25, n = 20, s^2 = 0.43$, 则 χ^2 统计量的值为,

$$\chi^2 = \frac{(n-1)s^2}{\sigma_0^2} = \frac{(20-1) \times 0.43}{0.25} = 32.68$$

对于给定的显著性水平 $\alpha = 0.01$, 本例中自由度 $\mathrm{d}f = n - 1 = 19$, 则查对应临界值表得到双侧临界值为

$$\chi_{1-\alpha/2}^2(n-1) = \chi_{1-0.01/2}^2(19) = \chi_{0.995}^2(19) = 6.844,$$

$$\chi_{\alpha/2}^2(n-1) = \chi_{0.01/2}^2(19) = \chi_{0.005}^2(19) = 38.582$$

因为样本统计量值满足 $6.844 < \chi^2 < 38.582$, 故接受 H_0, 认为和平时无异.

2.2.2　两个正态总体参数的假设检验

进行单样本显著性检验时, 常常需要比较样本统计量与总体参数的零假设值, 这需要在检验前提出合理的参数假设值以及对参数有意义的备择值, 但在实际工作中, 要做到这看似简单的提供合理值, 也是不容易的, 这就限制了单样本显著性检验的实际应用.

为了避免上述问题, 在实际操作时, 常常采用双样本的形式, 即一个作为处理, 一个作为对照, 在处理和对照之间进行比较. 这种比较涉及许多方面的检验, 例如检验两个分析方法之间的差异、两个处理结果之间的异同、物质属性的对比、实现过程的印证等. 判断两个比较对象之间的差异是不是足够大, 是不是大到难以用偶然性进行解释, 从而认为它们之间存在必然的差异, 以便判定两个样本源自不同总体.

1. 两个正态总体方差比的检验

设 $X_1, X_2, \cdots, X_m$ 是来自总体 $N(\mu_1, \sigma_1^2)$ 的样本, 设 $Y_1, Y_2, \cdots, Y_n$ 是来自总体 $N(\mu_2, \sigma_2^2)$ 的样本, 且两个样本独立. 两样本的方差分别为 s_1^2, s_2^2. 若 μ_1, σ_1^2 和 μ_2, σ_2^2 未知, 则对于如下的检验问题 (给定显著性水平为 α)

$$H_0 : \sigma_1^2 \leqslant \sigma_2^2; \quad H_1 : \sigma_1^2 > \sigma_2^2 \tag{2-19}$$

当 H_0 为真时, σ_1^2 的无偏估计 $E(s_1^2)$ 与 σ_2^2 的无偏估计 $E(s_2^2)$ 满足 $E(s_1^2) \leqslant E(s_2^2)$; 当 H_1 为真时, 满足 $E(s_1^2) \geqslant E(s_2^2)$, 即当 H_1 为真时, 样本的方差观测值 s_1^2/s_2^2 有偏大的趋势. 和前述类似, 当这种偏大的趋势过于大时, 比如达到一定的程度, 更确切地, 大于某个 k 值, 则认为其不正常, 故此得到拒绝域, 表达为 $s_1^2/s_2^2 \geqslant k$. 对于常数 k 的确定, 仍然和单一总体中方差检验的思想类似, 在 H_0 条件下, $\sigma_1^2 \leqslant \sigma_2^2$, 即存在 $\dfrac{\sigma_1^2}{\sigma_2^2} \leqslant 1$. 由此,

$$P\{\text{当 } h_0 \text{ 为真时拒绝 } H_0\} = P\left\{\frac{S_1^2}{S_2^2} \geqslant k\right\} \leqslant P\left\{\frac{S_1^2/S_2^2}{\sigma_1^2/\sigma_2^2} \geqslant k\right\} = \alpha \qquad (2\text{-}20)$$

考虑到 $\dfrac{s_1^2/s_2^2}{\sigma_1^2/\sigma_2^2} \sim F(m-1, n-1)$, 则求得 $k = F_\alpha(m-1, n-1)$, 则拒绝域为

$$F = \frac{s_1^2}{s_2^2} \geqslant F_\alpha(m-1, n-1) \qquad (2\text{-}21)$$

这种方法, 称为 F-检验法.

除了上述的检验问题, 对于检验问题 $H_0: \sigma_1^2 \geqslant \sigma_2^2; H_1: \sigma_1^2 < \sigma_2^2$, 其拒绝域可类似地得到, 即

$$F = \frac{s_1^2}{s_2^2} \leqslant F_{1-\alpha}(m-1, n-1) \qquad (2\text{-}22)$$

对于双边检验问题 $H_0: \sigma_1^2 = \sigma_2^2; H_1: \sigma_1^2 \neq \sigma_2^2$, 则其拒绝域为

$$F = \frac{s_1^2}{s_2^2} \geqslant F_{\alpha/2}(m-1, n-1) \qquad (2\text{-}23)$$

或者

$$F = \frac{s_1^2}{s_2^2} \leqslant F_{1-\alpha/2}(m-1, n-1) \qquad (2\text{-}24)$$

对于方差比的检验, 由于涉及两个总体的参数检验, 且使用的是 F-检验统计量, 有以下几点, 在实际应用中值得注意: ① 从统计量上看, 统计量只涉及两个样本的方差, 并未涉及两个总体的均值, 因此在进行 F-检验时并不需要知道两个均值, 它们的相等与否也没有影响. ② F-检验对总体的正态性要求很高, 两个样本必须是从两个正态总体中独立抽取的随机样本, 因此在实际工作中, 要进行 F-检验时, 必须检测总体的正态性, 确保正态性的满足. ③ 由于 F 分布具有 $F_{m,n,1-\alpha} = \dfrac{1}{F_{n,m,\alpha}}$ 性质, 因此, 许多教材中都只给出了上尾检验的查表数据, 这对于进行下尾检验的查表带来不便, 因此根据 F-分布的性质, 当检验的问题属于下尾检验时, 可首先比较两个样本的方差 $S_i^2(i = 1, 2)$, 将大方差值作为第一自由度对应的变量, 放在统计

量 F 的分子位置; 将小方差值作为第二自由度对应的变量, 放在统计量 F 的分母位置, 这样就转化为上尾检验, 方便查表与计算.

例 4　用两种不同配方的饵料饲喂同一品种鱼, 试验结束后, 测得鱼的体重增长量 (单位: g), 结果如下: A 饵料: 130.5, 128.9, 133.8; B 饵料 147.2, 149.3, 150.2, 151.4. 试比较两种饵料的增重方差是否相同?

解　(1) 对于同一品种鱼, 饲喂不同饵料, 体重增长一般符合正态分布, 满足方差检验的条件.

(2) 作假设 $H_0 : \sigma_1^2 = \sigma_2^2; H_1 : \sigma_1^2 \neq \sigma_2^2$.

(3) 确定显著性水平 $\alpha = 0.05$.

(4) 计算统计量. 先计算两组的方差, 由样本可知, $n_1 = 3, n_2 = 4$, 得到 $s_1^2 = 6.24, s_2^2 = 3.14$, 则

$$F = \frac{s_1^2}{s_2^2} = \frac{6.24}{3.14} = 1.98$$

(5) 确定临界值, 查对应临界值表, 计算可知,

$$F_\alpha(\mathrm{d}f_1, \mathrm{d}f_2) = F_\alpha(2, 3) = 9.55$$

(6) 判别: 因为 $F = 1.98 < F_\alpha(\mathrm{d}f_1, \mathrm{d}f_2) = 9.55$, 故接受 H_0, 拒绝 H_1.

例 5　为了比较两种安眠药的疗效, 将 20 名年龄、性别、病情等状况答题相同的失眠患者随机平分为 2 组, 分别服用新旧两种安眠药, 测得睡眠时间延迟数据如表 2-1 所示, 假定两组延长时间符合正态分布, 试检验两种安眠药是否满足方差齐性条件. 给定检验水平 0.10.

表 2-1　新旧安眠药的疗效对比

新药组 X	1.9	0.8	1.1	0.1	-0.1	4.4	5.5	1.6	4.6	3.4
旧药组 Y	0.0	0.7	-0.2	-1.2	-0.1	2.0	3.7	0.8	3.4	2.4

解　根据题目要求, 需使用 F-检验. 计算两样本的方差, 得到 $s_1^2 = 4.01, s_2^2 = 2.71$. 给定 $\alpha = 0.10$, 按双侧进行检验, 得到

$$F = \frac{s_1^2}{s_2^2} = \frac{4.01}{2.71} = 1.48$$

查表得到 $F_{0.05}(9, 9) = 3.18$, $F_{0.95}(9, 9) = 0.31$, F 值介于上下临界值之间, 接受 H_0.

2. 两个正态总体均值的检验

两个正态总体的假设检验, 主要包括两均值差和两方差比的检验. 两均值差的检验根据总体方差的知晓与否, 分为方差已知和未知两种, 当方差未知时, 还要进一步考虑是否相等等情形.

1) 当 σ_i 已知时, 使用 U-检验

设 $x_1, x_2, \cdots, x_m$ 是来自总体 $N(\mu_1, \sigma_1^2)$ 的样本, 设 $y_1, y_2, \cdots, y_n$ 是来自总体 $N(\mu_2, \sigma_2^2)$ 的样本, 且两个样本独立. 两个样本的均值分别为 $\overline{x}, \overline{y}$, 样本方差分别为 s_1^2, s_2^2, 若 μ_1, μ_2 均为未知, σ_1^2, σ_2^2 已知, 则对于检验问题

$$H_0 : \mu_1 = \mu_2; \quad H_1 : \mu_1 \neq \mu_2$$

可使用 U 统计量作为检验工具:

$$u = \frac{(\overline{x}_1 - \overline{x}_2) - (\overline{\mu}_1 - \overline{\mu}_2)}{\sqrt{\dfrac{\sigma_1^2}{n_1} + \dfrac{\sigma_2^2}{n_2}}} \tag{2-25}$$

当 H_0 为真时, 上述 $u \sim N(0, 1)$, 拒绝域可根据

$$P\left\{ \left| \frac{(\overline{x}_1 - \overline{x}_2) - (\overline{\mu}_1 - \overline{\mu}_2)}{\sqrt{\dfrac{\sigma_1^2}{n_1} + \dfrac{\sigma_2^2}{n_2}}} \right| \geqslant k \right\} = \alpha \tag{2-26}$$

确定. 根据双边检验, 可得

$$k = u_{\alpha/2} \tag{2-27}$$

于是

$$u = \frac{|(\overline{x}_1 - \overline{x}_2) - (\overline{\mu}_1 - \overline{\mu}_2)|}{\sqrt{\dfrac{\sigma_1^2}{n_1} + \dfrac{\sigma_2^2}{n_2}}} \geqslant u_{\alpha/2} \tag{2-28}$$

2) σ_i 未知

当 σ_i 未知时, 细分为两种情况: 一种是虽然未知 σ_i 值, 但知道它们相等, 这种情况下, 可使用成组 T-检验; 另一种是未知 σ_i 值, 也知道两个标准差不相等, 在这种情况下, 可采用 Aspin-Welch 检验, 称之为修订版的 T-检验. 和成组 T-检验稍有不同, Aspin-Welch 检验需要对 T-检验的自由度做修订, 统计量表达式也有所不同.

(A) 未知但 $\sigma_1^2 = \sigma_2^2 = \sigma^2$

设 $x_1, x_2, \cdots, x_m$ 是来自总体 $N(\mu_1, \sigma^2)$ 的样本, 设 $y_1, y_2, \cdots, y_n$ 是来自总体 $N(\mu_2, \sigma^2)$ 的样本, 且两个样本独立. 已知两个总体的方差相等, 均为 σ^2. 两个样本的均值分别为 $\overline{x}, \overline{y}$, 样本方差分别为 s_1^2, s_2^2, 若 μ_1, μ_2, σ 均为未知, 则对于检验问题 $H_0 : \mu_1 = \mu_2; H_1 : \mu_1 \neq \mu_2$, 可使用 T 统计量作为检验工具:

$$t = \frac{\overline{x} - \overline{y} - (\mu_1 - \mu_2)}{S_w \sqrt{\dfrac{1}{m} + \dfrac{1}{n}}} \tag{2-29}$$

其中,

$$S_w^2 = \frac{(m-1)s_1^2 + (n-1)s_2^2}{m+n-2}, \quad S_w = \sqrt{S_w^2} \tag{2-30}$$

当 H_0 为真时, $t \sim t(m+n-2)$, 拒绝域可根据

$$P\left\{ \left| \frac{(\overline{x} - \overline{y}) - (\mu_1 - \mu_2)}{S_w\sqrt{\dfrac{1}{m} + \dfrac{1}{n}}} \right| \geqslant k \right\} = \alpha \tag{2-31}$$

确定. 根据双边检验, 可得

$$k = t_{\alpha/2}(m+n-2) \tag{2-32}$$

于是

$$|t| = \frac{|(\overline{x} - \overline{y}) - (\mu_1 - \mu_2)|}{S_w\sqrt{\dfrac{1}{m} + \dfrac{1}{n}}} \geqslant t_{\alpha/2}(m+n-2) \tag{2-33}$$

当进行单边检验时, 针对上尾检验问题 $H_0 : \mu_1 \leqslant \mu_2; H_1 : \mu_1 > \mu_2$, 可使用 $t \geqslant t_{\alpha/2}(m+n-2)$; 针对下尾检验问题 $H_0 : \mu_1 \geqslant \mu_2; H_1 : \mu_1 < \mu_2$, 可使用 $t \leqslant -t_{\alpha/2}(m+n-2)$.

例 6   为研究激素对肾组织切片耗氧的影响, 取 2 种激素药物进行了试验, 样本 1 取 9 例, 样本 2 取 6 例, 且两样本数据测定如下: $\overline{x}_1 = 27.92, s_1^2 = 8.673$; $\overline{x}_2 = 25.11, s_2^2 = 1.843$. 试确定两种药物对耗氧影响差异是否显著?

解   因为总体的方差未知, 其相同与否未定, 故第一步, 做方差齐性检验

$$H_0 : \sigma_1 = \sigma_2; \quad H : \sigma_1 \neq \sigma_2$$

设定 $\alpha = 0.05$, 则

$$F_{8,5} = \frac{s_1^2}{s_2^2} = \frac{8.673}{1.843} = 4.71$$

查表知 $F_{8,5,0.025} = 6.757$, 可知 $F < F_{\alpha/2}$, 故接受零假设, 即 $\sigma_1 = \sigma_2$.

这里需要说明的是, 从数值上看, $s_1^2/s_2^2 = 4.71$, 也即 $s_1^2 = 4.71 s_2^2$, 两个方差根本不可能相等, 但检验的结论却是 $\sigma_1 = \sigma_2$. 因此, 这里所说的 (均) 方差相等, 并不是指具体数值上的相等, 而是从数据离散程度的意义上体现的相等. 在满足了方差相等这一条件后, 进行第二步的检验:

$$H_0 : \mu_1 = \mu_2; \quad H : \mu_1 \neq \mu_2$$

设定 $\alpha = 0.05$, 则

$$t_{n_1+n_2-2} = \frac{(\overline{x}_1 - \overline{x}_2) - (\overline{\mu}_1 - \overline{\mu}_2)}{\sqrt{\dfrac{(n_1-1)s_1^2 + (n_2-1)s_2^2}{n_1+n_2-2}\left(\dfrac{1}{n_1} + \dfrac{1}{n_2}\right)}}$$

$$= \frac{27.92 - 25.11}{\sqrt{\dfrac{69.384 + 9.215}{13} \left(\dfrac{1}{9} + \dfrac{1}{6} \right)}} = 2.168$$

查表得到 $t_\alpha = 2.160$, 有 $t > t_\alpha$, 可知在 $\alpha = 0.05$ 水平上, 两种激素药物对肾组织切片耗氧的影响刚刚达到显著.

因为均值差异的检验与总体方差是否相等相关联, 所以在进行均值差异的检验前, 必须首先明确两总体方差的情况, 例 6 是当两正态总体方差未知但相等时的检验. 通过例 6 可知: 在进行均值差异检验前, 需要首先进行方差的检验, 以确定 $\sigma_1^2 \neq \sigma_2^2$ 存在与否, 然后再采取不同方法.

(B) 未知且 $\sigma_1^2 \neq \sigma_2^2$

当两总体方差未知且 $\sigma_1^2 \neq \sigma_2^2$ 时, 可进行 Aspin-Welch 检验, 使用的统计量与对应的自由度分别为

$$t_{\mathrm{d}f} = \frac{\overline{x}_1 - \overline{x}_2}{\sqrt{\dfrac{s_1^2}{n_1} + \dfrac{s_2^2}{n_2}}}, \quad \mathrm{d}f = \frac{1}{\dfrac{k^2}{\mathrm{d}f_1} + \dfrac{(1-k)^2}{\mathrm{d}f_2}} \tag{2-34}$$

其中,

$$k = \frac{\dfrac{s_1^2}{n_1}}{\dfrac{s_1^2}{n_1} + \dfrac{s_2^2}{n_2}} \tag{2-35}$$

例 7   某医生对 30~45 岁的 10 名男性肺癌患者和 50 名健康男性进行研究, 测得肺癌患者的研究指标均值为 6.21, 方差 3.204; 健康人员的研究指标均值为 4.34, 方差为 0.314, 在 0.05 显著性水平下, 患者与健康人员该项指标的差异是否显著?

解   本题主要是对两均值的差异显著进行检验, 但由于不知道两总体的方差是否一致, 故需要先进行方差齐性检验 $H_0 : \sigma_1^2 = \sigma_2^2; H_1 : \sigma_1^2 \neq \sigma_2^2$ (双侧). 已知 $n_1 = 10, n_2 = 50, s_1^2 = 3.204, s_2^2 = 0.314$, 则 F 统计量为

$$F = \frac{s_1^2}{s_2^2} = \frac{3.204}{0.314} = 10.20$$

在 0.05 显著性水平下, 计算 F 临界值, $F_{\alpha/2}(\mathrm{d}f_1, \mathrm{d}f_2) = 2.3866$, 可知 $F > F_{\alpha/2}$ $(\mathrm{d}f_1, \mathrm{d}f_2)$, 拒绝 H_0, 即肺癌患者与健康人员的指标方差不具齐性.

确定了两总体方差不等后, 则需要使用 Aspin-Welch 方法进行均值检验. 作假设 $H_0 : \mu_1 = \mu_2; H_1 : \mu_1 \neq \mu_2$; 已知 $\overline{x} = 6.21, \overline{y} = 4.34$, 则近似统计量

$$t_{\mathrm{d}f} = \frac{\overline{x}_1 - \overline{x}_2}{\sqrt{\dfrac{s_1^2}{n_1} + \dfrac{s_2^2}{n_2}}} = \frac{6.21 - 4.34}{\sqrt{\dfrac{3.204}{10} + \dfrac{0.314}{50}}} = 3.27,$$

$$k = \frac{s_1^2/n_1}{s_1^2/n_1 + s_2^2/n_2} = \frac{3.204}{10} \bigg/ \left(\frac{3.204}{10} + \frac{0.314}{50} \right) = 0.9808$$

$$\mathrm{d}f = \frac{1}{\dfrac{k^2}{\mathrm{d}f_1} + \dfrac{(1-k)^2}{\mathrm{d}f_2}} = \frac{1}{\dfrac{0.9808^2}{9} + \dfrac{(1-0.9808)^2}{49}} = 9.3552, \quad t_{\alpha/2}(\mathrm{d}f) = 2.2491$$

比较可知, $t_{\mathrm{d}f} > t_{\alpha/2}(\mathrm{d})f$, 故拒绝 H_0, 接受 H_1, 说明肺癌患者与健康人员在该研究指标上均值差异显著. 需要说明, 经过修订后的自由度, 不一定是整数, 在查表时, 可按照线性内插得到其值.

3. 配对 T-检验

在医药试验中, 为了消除非处理因素的干扰, 提高检测效率, 在试验设计时, 常采用配对设计, 即把研究对象按照某些特征或条件配成对子, 每对研究对象分别施加两种不同的处理方法, 然后比较两种处理结果的差异. 配对设计一般分为两种类型, 一种是受试对象条件相同, 但接受两种不同的处理; 二是同一受试对象分别接受两种不同的处理.

在配对设计下测得的两组 (样本) 数据不具独立性, 不能看作两个独立总体的样本. 在观测数据不满足样本对数据的随机性要求时, 无法直接进行统计分析. 要分析不具独立性的数据, 就必须让数据符合随机性的要求. 为此, 常用的做法是: 进行配对比较时, 首先计算出配对数据的差异值 d, 并将这些差异值 d 看作新总体的一个随机样本, 而差异值 d 在数值上的变化, 可以理解为大量、微小、独立的随机因素综合作用的结果, 也即符合中心极限定理的应用背景. 这样, 可认为 d 服从以 μ_d 为总体均值, 以 σ_d^2 为总体方差的正态分布 $N(\mu_d, \sigma_d^2)$.

在配对设计下, 通过样本计算得到的差异值 d, 归纳起来只有两种情形: 一是所有的 d 值普遍大于 0, 或者普遍小于 0, 无论哪种情况, 都可以认为具有某种倾向性; 二是各个 d 值取值不一, 有些大于 0, 有些小于 0, 甚至有一些等于 0, 这种情形可以认为不具某种倾向性. 实际上, 当施加在受试对象上的两种 (不同的) 处理方法本质上相同时, 则差异值 d 一般会符合第二种情形, 即部分 d 值大于 0, 部分 d 值小于 0, 部分为 0, 就平均而言, 这些差异值的平均值应该为 0, 即 $\mu_d = 0$.

所以, 在配对设计下, 检验两种结果的差异是否具有显著性, 就相当于检验差值 d 的总体均值 μ_d 是否为 0, 即零假设写为 $H_0 : \mu_d = 0$, 这相当于在 σ_d^2 未知的前提下, 对差异值 d 的单正态总体均值的分析, 可使用前边学过的 T-检验来解决问题, 此时, 检验统计量为

$$t = \frac{\overline{d} - \mu_d}{\dfrac{S_d}{\sqrt{n}}} = \frac{\overline{d}}{\dfrac{S_d}{\sqrt{n}}} \tag{2-36}$$

$$\mathrm{d}f = n - 1 \tag{2-37}$$

其中, $\bar{d}$ 为差值 d 的样本均值; S_d 为差值 d 的样本标准差; n 为配对的组数 (对子数).

例 8 用两种流速生产无水醇, 欲比较其含醇率, 做了配对试验, 方法是取一定量的石灰混合均匀后分成两份, 分别按两种流速进行试验, 其结果列于表 2-2, 若检验水平取 0.05, 试分析两种流速下含醇量是否一致?

表 2-2 两种流速生产无水醇的含醇率

编号	1	2	3	4	5	6	7	8	9	10
甲种流速含醇率/%	95	97	94	96	92	92	95	92	86	92
乙种流速含醇率/%	98	95	98	99	96	96	94	90	89	96
d	3	−2	4	3	4	4	−1	−2	3	4

解 本题为配对设计资料, 以 d 表示数据差值, 则 d 近似服从正态分布, 计算 10 对数据的差值如表 2-2 所示 (乙种流速含醇率减去甲种流速含醇率), 进一步计算, 得到 $\bar{d} = 2.00, S_d = 2.582, n = 10$; 做假设: $H_0 : \mu_d = 0$; $H_1 : \mu_d \neq 0$. 在零假设成立时,

$$t = \frac{\bar{d} - \mu_d}{\frac{S_d}{\sqrt{n}}} = \frac{2.00}{\frac{2.582}{\sqrt{10}}} = 2.449$$

根据给定的显著性水平 $\alpha = 0.05$ 和确定的自由度 $df = n - 1 = 9$, 查表可得 $t_{\alpha/2}(df) = t_{0.05/2}(9) = 2.262$. 比较可知, $|t| > t_{\alpha/2}(df)$, 故拒绝零假设, 接受备择假设, 即两种流速下的含醇率差异显著.

2.2.3 非正态总体参数的假设检验

除了正态总体参数的假设检验, 非正态总体也存在参数的假设检验问题, 例如二项分布、泊松分布以及其他未知分布类型的总体等. 和正态分布的参数检验一样, 对于非正态总体参数的检验, 也分为单一总体和两个总体参数的检验.

1. 非正态单一总体大样本检验

当样本含量很大时, 可借助中心极限定理, 将非正态分布总体转化为正态分布总体, 从而对参数实施假设检验, 这种方法常常使用近似的 U-检验法.

1) 二项分布

设伯努利试验中事件 A 出现的概率为 p, 若进行了 n 次 (大样本) 伯努利试验, 事件 A 出现了 k 次, 试检验总体率 P 和已知定值 P_0 差异的显著性. 假设 $H_0 : P = P_0$; $H_1 : P \neq P_0$; 根据中心极限定理, 确定检验统计量为

$$U = \frac{k/n - P_0}{\sqrt{P_0(1 - P_0)/n}} \sim N(0, 1) \tag{2-38}$$

代入样本数据, 计算出样本统计量值 u, 对于给定的检验水平 α, 计算标准正态分布双侧检验的临界值 $u_{\alpha/2}$, 若 $|u| > u_{\alpha/2}$, 则拒绝零假设 H_0, 否则, 接受零假设 H_0.

2) 泊松分布

泊松分布的参数检验与二项分布类似, 设稀有事件 A 出现了 k 次 (大样本), 则泊松分布参数 λ 与指定值 λ_0 之间的差异显著性, 可同样借助中心极限定理检验. 假设 $H_0 : \lambda = \lambda_0; H_1 : \lambda \neq \lambda_0$, 则检验统计量为

$$U = \frac{k/n - \lambda}{\sqrt{k/n}} \sim N(0,1) \tag{2-39}$$

代入样本, 计算出统计量值 $u = \dfrac{k/n - \lambda}{\sqrt{k/n}}$, 对于给定的检验水平 α, 计算标准正态分布双侧检验的临界值 $u_{\alpha/2}$, 若 $|u| > u_{\alpha/2}$, 则拒绝零假设 H_0, 否则, 接受零假设 H_0.

除了上述格式外, 泊松分布还有一种近似的格式, 即当 λ 充分大时,

$$U = \frac{X - \lambda}{\sqrt{\lambda}} \sim N(0,1) \tag{2-40}$$

需要注意的是, 两种格式中的均值 λ, 其时间 (或空间) 的尺度不同, 例如, 若式 (2-39) 中的 λ 表达的是每毫升水中的细菌数, 则式 (2-40) 中的 λ 表达的可能是每升水中的细菌数等. 读者在使用不同形式的统计量时, 务请注意其尺度的差别.

例 9　建筑规范要求石材的放射性不能超过 0.4/min, 今用 Geiger 计数管测定石材样本, 在 960min 内, 计数 308, 试检验该类型石材放射性是否低于规定标准?

解　设石材的放射性粒子数为 X, 按照稀有事件考虑, 属于泊松分布, 即 $X \sim \pi(\lambda)$. 作假设

$$H_0 : \lambda \geqslant \lambda_0; \quad H_1 : \lambda < \lambda_0$$

可知在以分钟为观测单位时, 有 $n = 960, k = 308, \lambda_0 = 0.4$, 则

$$U = \frac{k/n - \lambda}{\sqrt{k/n}} \leqslant \frac{k/n - \lambda_0}{\sqrt{k/n}} = \frac{\frac{308}{960} - 0.4}{\sqrt{308/960}} = -4.3305$$

它对应的概率为

$$P = 7.4386 \times 10^{-6}$$

故拒绝 H_0, 认为该石材的放射性远低于标准.

上述求解过程中, 先把观测标准设定为每分钟, 然后把 960min 的观测过程转为一分钟的观测, 再进行比较. 还可以把观测时长 960min 设定为观测单位, 在这种情况下, 需把泊松分布每分钟的平均值转换为观测单位时长的平均值, 即

$$\lambda_0 = 0.4 \times 960 = 384$$

在零假设成立时, 有

$$U = \frac{X - \lambda}{\sqrt{\lambda}} \leqslant \frac{X - \lambda_0}{\sqrt{\lambda_0}} = \frac{308 - 384}{\sqrt{384}} = -3.8784$$

它对应的单侧概率为

$$P = 5.2573 \times 10^{-5}$$

出现概率太小, 同样是拒绝 H_0, 与上述结论相同.

2. 非正态两总体检验

两个非正态总体参数的假设检验, 根据样本含量的大小, 可以分为小样本检验方法和大样本检验方法.

1) 基于小样本的检验

在小样本条件下, Fisher 正态近似法是较为成熟的二项分布参数检验方法, 而泊松分布则尚未有简便有效的方法, 因此在小样本条件下, 只学习二项分布的假设检验. 设 $X_1 \sim B(n_1, p_1)$ 和 $X_2 \sim B(n_2, p_2)$ 是两个独立的二项分布总体, $p_1 = \dfrac{k_1}{n_1}$ 和 $p_2 = \dfrac{k_2}{n_2}$ 分别是来自这两个总体的样本率, 试检验两总体率的差异显著性.

Fisher 方法通过 $\phi = 2 \arcsin \sqrt{p}$, 将样本率 p 转换为辅助变量 ϕ, 则 $\phi \sim N\left(\Phi, \dfrac{1}{n}\right)$, 其中, $\Phi = 2 \arcsin \sqrt{P}$, 是总体率 P 转换后的辅助变量. 对于样本率 p_1, p_2, 经 Fisher 变换转化为 ϕ_1, ϕ_2, 它们分别满足,

$$\phi_1 \sim N\left(\Phi_1, \frac{1}{n_1}\right), \quad \phi_2 \sim N\left(\Phi_2, \frac{1}{n_2}\right) \tag{2-41}$$

因为两正态总体的和或差仍然服从正态分布, 可知

$$\phi_1 - \phi_2 \sim N\left(\Phi_1 - \Phi_2, \frac{1}{n_1} + \frac{1}{n_2}\right) \tag{2-42}$$

将普通正态分布 (2-42) 标准化, 即得到总体率比较的统计量 U,

$$U = \frac{(\phi_1 - \phi_2) - (\Phi_1 - \Phi_2)}{\sqrt{\dfrac{1}{n_1} + \dfrac{1}{n_2}}} \sim N(0, 1) \tag{2-43}$$

利用 (2-43) 即可进行假设检验.

例 10 使用两种药物对同一批患者治病, 第一种药物, 13 人中 10 人有效, 第二种药物 11 人中 4 人有效. 能否就此确定第一种药更加有效? 设检验水平取 0.05.

解 两种药物的治愈人数分别服从 $X_1 \sim B(n_1, p_1)$ 和 $X_2 \sim B(n_2, p_2)$. 则实际测定的样本率为 $10/13 = 0.769$ 和 $4/11 = 0.364$. 由题可知 $n_1 = 13, n_2 = 11$, 属于小样本, 则计划使用 Fisher 方法.

设 P_1, P_2 分别对应 Φ_1, Φ_2, 则计算得到: $\phi_1 = 2\arcsin\sqrt{0.769} = 2.139$; $\phi_2 = 2\arcsin\sqrt{0.364} = 1.295$.

作假设 $H_0: \Phi_1 \leqslant \Phi_2$; $H_1: \Phi_1 > \Phi_2$. 在 H_0 成立时, 存在

$$\overline{U} = \frac{(\phi_1 - \phi_2)}{\sqrt{\dfrac{1}{n_1} + \dfrac{1}{n_2}}} \leqslant \frac{(\phi_1 - \phi_2) - (\Phi_1 - \Phi_2)}{\sqrt{\dfrac{1}{n_1} + \dfrac{1}{n_2}}} = U \sim N(0,1)$$

故计算 $\overline{U}$ 的样本值为

$$u = \frac{(\phi_1 - \phi_2)}{\sqrt{\dfrac{1}{n_1} + \dfrac{1}{n_2}}} = \frac{2.139 - 1.295}{\sqrt{\dfrac{1}{13} + \dfrac{1}{11}}} = 2.06$$

查表可知, 单侧检验的临界值为 1.95, 样本统计量 2.06, 超过临界值, 故拒绝 H_0, 接受 H_1, 可知第一种药物明显优于第二种药物.

2) 基于大样本的检验

当涉及两个总体参数差异的显著性比较时, 二项分布和泊松分布都可使用大样本检验方法实现检验.

(A) 两个二项分布总体率的检验

在大样本的条件下, 仍然使用近似 U-检验. 已知两独立样本的样本率为 $p_1 = \dfrac{x_1}{n_1}, p_2 = \dfrac{x_2}{n_2}$; 当 n_1, n_2 足够大时, 存在

$$\frac{p_1 - P_1}{\sqrt{\dfrac{P_1(1-P_1)}{n_1}}} \sim N(0,1), \quad \frac{p_2 - P_2}{\sqrt{\dfrac{P_2(1-P_2)}{n_2}}} \sim N(0,1) \tag{2-44}$$

它们分别是 $p_1 \sim N\left(P_1, \dfrac{P_1(1-P_1)}{n_1}\right)$ 和 $p_2 \sim N\left(P_2, \dfrac{P_2(1-P_2)}{n_2}\right)$ 的标准化变量. 由于两总体相互独立, 根据正态分布总体和或差的计算公式, 可得

$$(p_1 - p_2) \sim N\left[(P_1 - P_2), \frac{P_1(1-P_1)}{n_1} + \frac{P_2(1-P_2)}{n_2}\right] \tag{2-45}$$

将 (2-45) 标准化, 得到

$$U = \frac{(p_1 - p_2) - (P_1 - P_2)}{\sqrt{\dfrac{P_1(1-P_1)}{n_1} + \dfrac{P_2(1-P_2)}{n_2}}} \sim N(0,1) \tag{2-46}$$

在零假设 $H_0: P_1 = P_2$ 条件下, $P_1 = P_2 = P$, 则

$$U = \frac{p_1 - p_2}{\sqrt{P(1-P)\left(\dfrac{1}{n_1} + \dfrac{1}{n_2}\right)}}$$

由于总体率 P 一般是未知的, 以样本率的加权值 p 作为其估值, 得到

$$P \approx p = \frac{n_1}{n_1+n_2}p_1 + \frac{n_2}{n_1+n_2}p_2 = \frac{n_1}{n_1+n_2}\frac{x_1}{n_1} + \frac{n_2}{n_1+n_2}\frac{x_2}{n_2} = \frac{x_1+x_2}{n_1+n_2} \qquad (2\text{-}47)$$

以 p 替代 P, 则得到近似标准正态分布变量 U,

$$U = \frac{p_1 - p_2}{\sqrt{p(1-p)\left(\dfrac{1}{n_1} + \dfrac{1}{n_2}\right)}} \sim N(0,1) \qquad (2\text{-}48)$$

此即为大样本比较总体率的检验统计量.

　　例 11　　随机抽查某厂两个批次的产品, 第一批 134 件, 第二批 110 件, 分别有次品 15 件和 19 件, 试问两个批次的次品率是否相同?

　　解　　设两个批次的次品数分别为 x_1, x_2, 由题意可知, $x_1 \sim N(n_1, P_1)$, $x_2 \sim N(n_2, P_2)$, 实测样本率为

$$p_1 = \frac{x_1}{n_1} = \frac{15}{134} = 0.112; \quad p_2 = \frac{x_2}{n_2} = \frac{19}{110} = 0.173$$

作假设, $H_0 : P_1 = P_2; H_1 : P_1 \neq P_2$. 在零假设成立时,

$$U = \frac{p_1 - p_2}{\sqrt{p(1-p)\left(\dfrac{1}{n_1} + \dfrac{1}{n_2}\right)}} \sim N(0,1)$$

根据零假设, 考虑样本容量 n_1, n_2 较大, 故合并样本率 p 作为总体率 P 的估值, 得到

$$p = \frac{x_1+x_2}{n_1+n_2} = \frac{15+19}{134+110} = 0.139$$

则 U 变量的样本值为

$$u = \frac{0.112 - 0.173}{\sqrt{0.139 \times 0.861 \times \left(\dfrac{1}{134} + \dfrac{1}{110}\right)}} = -1.371$$

按双侧检验, 则该值介于双侧临界值范围内, 故不能拒绝 H_0, 即不能认为两个批次的产品次品率有显著差异.

　　(B) 两个泊松分布均值的比较

　　设 $X_1 \sim \pi(\lambda_1)$ 和 $X_2 \sim \pi(\lambda_2)$ 是两个相互独立的泊松总体, 在相同的观察单位下进行试验, 分别得到样本计数 x_1, x_2, 若该样本取值较大 (在实际中, 一般要求 $x_1, x_2 \geqslant 30$), 试对两泊松分布均值差异的显著性进行检验.

样本观测值较大, 满足大样本处理条件, 按照近似正态分布处理, 可以得到 $X_1 \sim N(\lambda_1, \lambda_1)$ 和 $X_2 \sim N(\lambda_2, \lambda_2)$, 相互独立的两个正态总体, 其和与差仍然服从正态分布, 于是得到

$$X_1 - X_2 \sim N(\lambda_1 - \lambda_2, \lambda_1 + \lambda_2) \tag{2-49}$$

将其根据 $u = \dfrac{x - \mu}{\sigma}$ 进行标准化, 得到

$$U = \frac{(X_1 - X_2) - (\lambda_1 - \lambda_2)}{\sqrt{\lambda_1 + \lambda_2}} \sim N(0, 1) \tag{2-50}$$

考虑到泊松分布可以改变观测单位, 所以在实际应用时, 常常把样本计数看作样本均值来处理, 加上 X_1, X_2 较大, 可用 X_1, X_2 来近似代替 λ_1, λ_2. 当零假设 $H_0 : \lambda_1 = \lambda_2$ 成立时, 则得到近似的统计量 U

$$U = \frac{X_1 - X_2}{\sqrt{X_1 + X_2}} \sim N(0, 1) \tag{2-51}$$

有时候样本数 X_1 和 X_2 的含义会发生改变, 比如它们有可能分别是进行 n_1 次重复的总计数和 n_2 次重复的总计数, 在这种情况下, 就需要计算出平均值 $\overline{X}_1 = \dfrac{X_1}{n_1}$ 和 $\overline{X}_2 = \dfrac{X_2}{n_2}$ 再代入使用, 得到新的标准正态变量, 如下

$$U = \frac{\overline{X}_1 - \overline{X}_2}{\sqrt{\dfrac{\overline{X}_1}{n_1} + \dfrac{\overline{X}_2}{n_2}}} \sim N(0, 1) \tag{2-52}$$

据此进行检验.

例 12   抽测两种品牌的瓶装纯净水, 甲品牌 5 瓶, 乙品牌 4 瓶, 以 1ml 为抽检单位, 培养出的大肠杆菌数分别为 25 和 28 个, 试检验两个品牌纯净水所含菌数的差异显著性.

解   两种水中菌数都服从泊松分布, 分别记为 $X_1 \sim \pi(\lambda_1)$, $X_2 \sim \pi(\lambda_2)$. 根据题意, 可知

$$n_1 = 5, \quad n_2 = 4, \quad x_1 = 25, \quad x_2 = 28,$$

做出零假设和备择假设 $H_0 : \lambda_1 = \lambda_2$; $H_1 : \lambda_1 \neq \lambda_2$. 在零假设成立时, 有

$$U = \frac{\overline{X}_1 - \overline{X}_2}{\sqrt{\dfrac{\overline{X}_1}{n_1} + \dfrac{\overline{X}_2}{n_2}}} = \frac{\dfrac{25}{5} - \dfrac{28}{4}}{\sqrt{\dfrac{5}{5} + \dfrac{7}{4}}} = -1.2060$$

按双侧检验, 则该统计量值介于双侧临界值内部, 故不能拒绝 H_0, 即不能认为两个品牌的纯净水中大肠杆菌数有显著差异.

2.2.4 正态性判断与连续性矫正

1. 正态性判断

在进行假设检验时, 对总体的正态性要求很严格, 尤其是当涉及方差检验的时候, 被检验的总体必须满足正态性. 下面介绍几种判断正态性的方法.

1) 根据参考文献或工作经验

根据相关问题的参考文献, 或者根据以往相关科研工作积累的经验, 可以判断研究对象是否服从正态分布. 这种方法简单有效, 易于实施, 因为长期、大量的研究工作所得到的信息比一次检验得到的结论更可信, 倘若能够得到这方面的信息, 一定要倍加珍惜, 不能轻易舍去.

2) 利用密度曲线与直方图配合

通过绘制直方图, 可以了解数据的大致分布, 当有一批研究对象的样本数据时, 可先将样本数据绘制成直方图, 然后计算出样本数据的均值 $\bar{x}$ 和方差 s^2, 以 $\bar{x}$ 和 s^2 当作相应总体的 μ 和 σ^2, 代入正态分布的概率密度函数中, 绘制出正态分布的密度曲线, 与直方图进行匹配, 查看二者的匹配的效果. 若配合得很好, 则说明符合正态性.

通过这种方法检测满足正态性, 会遇到一个问题, 即怎么评判配合的优劣? 若没有一个严格的量化标准进行评判, 只依靠人的观察, 很难把握. 样本含量的多少也会影响到匹配的优劣, 只有当样本含量足够大时, 才具有较好的准确性.

3) 利用正态概率图

正态概率图是一种散点图, 它是根据正态分布的标准化随机变量得到的. 根据 $U = \dfrac{X - \mu}{\sigma}$, 得到 $X = \sigma U + \mu$, 可见服从正态分布的随机变量 X 与 U 呈线性函数关系. 若取得的样本值与 U 呈现出非线性关系, 那么就可以判断样本来自非正态总体.

对于服从正态分布的总体, 若绘制样本数据的累积曲线, 则不同样本含量的累积曲线下的面积, 可由下式得到

$$P = \frac{i - \dfrac{1}{3}}{n + \dfrac{1}{3}} \tag{2-53}$$

其中, P 是曲线下的累积面积, i 是有序样本的序号, n 是样本含量. 当将样本数据由低到高排序后, 则样本数据的序号也就确定了, $i = 1, 2, \cdots, n$, 将 i 和 n 代入式 (2-53) 中, 得到各值对应的累积概率 P, 再利用正态分布的分位数函数, 即可计算各样本值对应的 U 值.

将得到的 U 和 X 配成对子, 绘制 U-X 散点图, 可以看到散点图的走势: ① 若散点图基本呈现一条直线形状, 如图 2-4(a) 所示, 则可以判断出样本来自正态总体; ② 若散点图呈现的不是直线形状, 开始缓慢上升, 近似直线, 随后右侧有明显的上弯, 如图 2-4(b) 所示, 则说明该数据是右偏的; ③ 若散点图在开始阶段上升很快, 然后变得比较平缓, 如图 2-4(c) 所示, 则说明数据是左偏的.

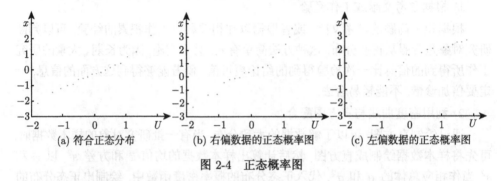

图 2-4   正态概率图

例 13   表 2-3 给出了满足正态分布的伪数据, 试绘制此数据的正态概率图.

解   首先将原始数据进行排序, 并逐一确定数据的序号, 通过式 (2-53), 然后计算到该数据的累积概率 P, 再反向逆计算标准化正态变量 U 的值, 分别列于表 2-3 中, 据此以 U 为横轴, 排序的 X 为纵轴, 绘制散点图 2-4(a).

表 2-3   绘制正态概率图数据的处理过程

原始数据	排序数据	样本序号	累积概率 P	正态尺度 U
0.8257	−2.1321	1	0.0364	−1.7945
−1.0149	−1.4286	2	0.0909	−1.3352
−0.4711	−1.2038	3	0.1455	−1.0561
0.1370	−1.0149	4	0.2000	−0.8416
−0.2919	−0.9300	5	0.2545	−0.6603
0.3018	−0.6291	6	0.3091	−0.4984
0.3999	−0.5607	7	0.3636	−0.3488
−0.9300	−0.4711	8	0.4182	−0.2065
−0.1768	−0.2919	9	0.4727	−0.0684
−2.1321	−0.2539	10	0.5273	0.0684
1.1454	−0.1768	11	0.5818	0.2065
−0.6291	−0.0209	12	0.6364	0.3488
−1.2038	0.1370	13	0.6909	0.4984
−0.2539	0.3018	14	0.7455	0.6603
−1.4286	0.3999	15	0.8000	0.8416
−0.0209	0.8257	16	0.8545	1.0561
−0.5607	1.1454	17	0.9091	1.3352
2.1778	2.1778	18	0.9636	1.7945

4) 拟合优度检验法

除了上述几种判断正态性的方法外, 还可以借助拟合优度检验等方法进行判断, 这在本章稍后的内容中予以介绍. 此外, 如果经判断发现数据不符合正态分布, 则可以采用数据变换方法, 将之转化成服从正态分布的数据, 然后再进行统计分析, 具体转化方法, 将在方差分析一章中进行介绍. 如果采取多种变换方法都不能得到较好的正态性, 则要考虑使用非参数方法进行统计分析, 本章下一节中介绍了部分常用的非参数方法.

2. 连续性矫正

正态分布是使用很广的连续性分布, 不仅可以配合大量的连续性随机变量的分布, 而且还可以配合很多离散型随机变量的分布, 比如二项分布和泊松分布等, 尤其是当样本含量足够大时, 即使是离散型随机变量, 这种配合也会非常好. 这种配合忽略变量的离散性, 虽然不会引起严重的错误, 但为了使计算结果更准确, 在计算正态分布密度曲线下面的面积时, 进行 "连续性矫正", 有助于进一步提高精度.

下面以二项分布的数据为例, 讨论二项分布数据分布与正态分布曲线配合时的差异所在, 以及消除这种差异所在的办法.

表 2-4 是调查每 10 名行人中男性人数的样本数据, 该样本数据服从二项分布, 但是用正态分布也能很好的配合.

表 2-4　每 10 名行人中男性人数的分布

男性人数	频数	频率
0	1	0.0067
1	2	0.0133
2	9	0.0600
3	17	0.1133
4	27	0.1800
5	46	0.3067
6	29	0.1933
7	12	0.0800
8	4	0.0267
9	3	0.0200
10	0	0.0000
合计	150	1.000

计算样本的均值和方差, 得到

$$\overline{x} = \frac{1}{N}\sum_{i=1}^{n} fx = 4.84, \quad s^2 = \frac{\sum_{i=1}^{n} fx^2 - \dfrac{\left(\sum_{i=1}^{n} fx\right)^2}{N}}{N-1} = 2.6185, \quad s = 1.6182$$

以 $\overline{x}$ 和 s 当作正态分布密度曲线的参数, 则绘制出二项分布数据和正态分布曲线的匹配情形如图 2-5 所示.

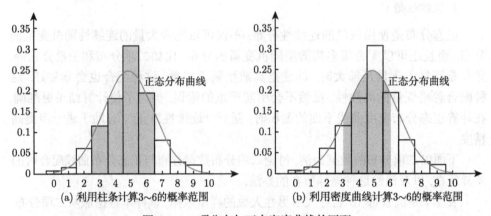

图 2-5　二项分布与正态密度曲线的匹配

下面将实际数据计算得到的概率和根据正态分布曲线得到的概率做一个对比. 以行人中男性人数在 3~6 人为例, 按照直方图计算, 则实际的概率应该为直方图中 3, 4, 5, 6 对应的四个柱条面积之和图 2-5(a), 也即 $0.1133 + 0.1800 + 0.3067 + 0.1933 = 0.7933$, 以 X 表示出现的男性人数, 则 $P(3 \leqslant X \leqslant 6) = 0.7933$, 通过正态分布的密度计算, 可知

$$P(3 \leqslant X \leqslant 6) = P\left(\frac{3-\mu}{\sigma} \leqslant \frac{X-\mu}{\sigma} \leqslant \frac{6-\mu}{\sigma}\right) = P\left(\frac{3-\overline{x}}{s} \leqslant \frac{X-\overline{x}}{s} \leqslant \frac{6-\overline{x}}{s}\right)$$
$$= P\left(\frac{3-4.84}{1.6182} \leqslant U \leqslant \frac{6-4.84}{1.6182}\right) = P(-1.1371 < U < 0.7168) = 0.6355$$

对比可知, 通过柱条实际计算得到概率 0.7933 和通过密度曲线得到的概率 0.6355 不一致, 这主要源于在使用密度曲线计算时, 计算的精确范围是 3~6, 也就是图 2-5(b) 中的阴影面积, 而在利用柱条面积计算实际概率时, 虽然名义上计算范围是 3~6, 但本质上计算的范围是 2.5~6.5, 如图 2-5(a) 所示中的阴影所示. 从计算范围看, 图 2-5(a) 阴影的左侧比图 2-5(b) 左移了半个柱条单位, 而右侧比图 2-5(b) 右移了半个柱条单位, 这使得计算的概率不一致.

为了弥补上述的不一致, 在使用密度曲线进行概率计算时, 还需把阴影中左移和右移的半个柱条面积计算进来, 才能匹配柱条的面积. 例如, 对于上述的 3~6, 补上两侧的半个柱条后, 得到

$$P(3 \leqslant X \leqslant 6)$$
$$= P\left(\frac{2.5 - 4.84}{1.6182} \leqslant U \leqslant \frac{6.5 - 4.84}{1.6182}\right) = P(-1.4461 < U < 1.0258)$$
$$= 0.7735$$

和未补相比, 补完后的概率 0.7735, 要比补前的 0.6355 更靠近二项分布的概率 0.7933.

在计算上尾的面积时也应如此考虑, 例如, 计算 $P(X \geqslant 8)$ 的概率时, 如图 2-6 所示, 按照柱条实际计算, 需要将 8, 9, 10 三个柱条的面积相加, 实际计算范围是 7.5~10.5; 但若使用概率密度曲线, 则计算的是精确的 8~10 这个范围, 为了匹配柱条计算的结果, 概率密度曲线的计算下限应该降到 7.5, 也就是 8 减去了半个柱条宽度 0.5, 目的是扩大上尾区的面积. 同样地, 要计算下尾区的面积, 则需要增加半个柱条的宽度, 比如计算 $P(X \leqslant 2)$ 的概率, 则需要计算到 2.5, 也就是 2 加上半个柱条宽度单位 0.5.

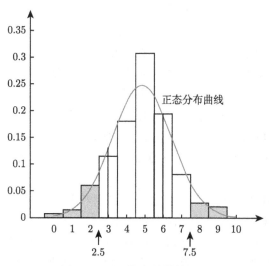

图 2-6 尾区概率计算的匹配

在大多数情况下, 直方图的宽度都是以 "1" 为单位, 所以用 ±0.5 为矫正单位, 若直方图的宽度是 "10", 则以 ±5 为矫正单位, 由此可知, 矫正单位是直方图柱条宽度的一半.

当用正态分布曲线配合离散型分布来预报样本值的频率时, 经过连续性矫正后的结果, 要比未进行连续性矫正的结果更加准确. 当变量可能值之间的间距与标准差相比很小时, 则连续性矫正的效果不明显, 可以不做矫正, 反之则有必要做矫正. 例如, 变量可能值之间的间距为 "1", 标准差为 "1.58", 这时矫正的效果很明显, 若标准差为 15 或者 20 及以上, 则矫正的效果就不太明显了.

2.3 非参数检验

2.3.1 非参数检验概况

在前边的各种检验中, 几乎都是先假定总体服从正态分布, 然后再根据样本数据对总体分布参数进行检验, 这是一种理想状态的假设检验. 在实际问题中, 很多时候是不能预知总体服从何种分布的, 这就需要根据样本对总体分布属于哪一种类型进行检验, 这是关于分布类型的假设检验问题, 它不再关注于总体参数. 在数理统计中, 不依赖于分布的统计方法称为非参数统计方法, 主要包括拟合优度检验、独立性检验、符号检验、秩和检验、秩相关检验、游程检验等.

拟合优度检验是一种验证总体分布类型的检验方法, 它通常用来对实测数据和理论假设的一致性进行检验, 比如, 每天下班到幼儿园接孩子的家长中, 对女同志人数进行了统计, 检验该人数是不是符合二项分布? 将这个概念表达成一般形式的检验问题, 则有 $H_0 : F(x) = F_0(x); H_1 : F(x) \neq F_0(x)$; 这里 $F(x)$ 为总体 X 的未知分布函数, $F_0(x)$ 为某已知的分布函数, $F_0(x)$ 中可以含有未知参数, 也可以不含有未知参数, 其具体形式可根据总体的意义、样本的经验分布函数、直方图等确定. 对这种问题常用卡方来处理 (也可以使用柯尔莫戈罗夫方法).

独立性检验类似于拟合优度检验, 通常用来处理列联表形式的调查数据, 比如对某种药物的效果与用药方式进行调查, 又比如某种学习方法对成绩提高的影响等的研究, 这种问题常常将数据以列表的形式出现, 使用卡方进行检验, 步骤和拟合优度检验一样.

符号检验是根据成对数据差值的正负号进行检验的一种方法, 常常用于医学、药学研究中, 可根据配对资料检验两个连续型总体分布的差异. 其基本思路是先确定每对数据差的正负号, 将数据信息转化为 "+" "−" 两种符号的序列分布. 如果两个总体的分布相同, 那么这两种符号出现的概率应该相同, 即使考虑试验观察的误差, 正负号出现次数也不应该相差太大, 否则就可以考虑拒绝 "两个总体服从相同分布", 即总体分布和用户所确定的分布不一致, 总体是不能使用用户给出的分布来描述.

秩和检验的基本思想是, 如果两个总体分布相同, 那么从两个总体中分别抽取样本, 将样本数据 "混" 在一起, 则两个样本的数据应该 "混合" 的比较均匀. 若将混合数据大小排序, 则两个样本的数据应该均匀的交错出现. 如果一个样本的数据在排序中集体过分靠前或者过分靠后, 则说明原来的总体分布并不一样. 秩和检验的具体实施, 以威尔科克森 (Wilcoxon) 方法为主.

秩相关检验是指将相关系数作为处理工具, 应用到秩数据的具体处理中. 这种方法常常应用在医学中, 设随机变量 X 和 Y, 将数据自小到大排序后, 分别确定其秩, 则 X 的秩和 Y 的秩可能相同或不同, 二秩的差值也度量了 X 和 Y 取值秩次的一致性.

游程检验针对的是具有两点分布结果的变量, 将观察序列按顺序排好, 以中位数为参考, 小于中位数的记为 0, 大于等于中位数的记作 1, 这样得到的观测序列中就只包含 0, 1 两个元素, 且元素的出现次序与连续出现的次数就可作为被考察的对象. 直观地讲, 若给定的样本是随机的, 则对应于样本的 0-1 序列中, 游程的总数不会太大, 也不会太小, 假如出现太大或者太小的情况, 则说明有问题, 不符合假设.

2.3.2 拟合优度检验

1. 拟合优度检验的基本原理

细分起来, 拟合优度检验可划分为两种不同问题的检验, 一种是检验总体是否服从某种已知分布, 比如做放射性观测试验, 每隔一段时间, 观察放射性物质到达计数器的粒子数目, 得到一批数据, 问这是否符合泊松分布. 另一种则是检验实际观测频数与理论频数的吻合度, 最典型的例子是孟德尔豌豆杂交试验中, 四种豌豆数 (圆形黄色豆、圆形绿色豆、皱皮黄色豆、皱皮绿色豆) 与理论比例 9 : 3 : 3 : 1 的吻合程度. 两种形式本质上还是一个问题, 即理论和实践的一致性检验问题.

对于第一种形式, 检验问题常常描述为: 设总体 X 的分布未知, $x_1, x_2, \cdots, x_n$ 是来自样本的观察值, 检验假设,

$$H_0 : 总体X的分布函数为F(x); \quad H_1 : 总体X的分布函数不是F(x).$$

这里, 要求 $F(x)$ 中没有未知参数, 具体情况下, $F(x)$ 可以是分布律或者概率密度.

这类问题通常采用如下的思想进行解决: 在 H_0 假设下, 首先, 将 X 的全体 Ω 划分为互不相交的 k 个子集 $A_1, A_2, \cdots, A_k$, 则样本观察值 $x_1, x_2, \cdots, x_n$ 中落在子集 A_i 中的个数 O_i 可以通过试验确定; 其次, 由于分布函数已知 (假设 H_0 成立), 则理论上对应于子集 A_i 的理论观测值 T_i, 也可以通过计算得到, 设 $x_1 + x_2 + \cdots + x_n = n$, 设子集 A_i 对应的概率为 p_i, 则 $T_i = np_i$; 最后, 若 H_0 为真, 则对于每一个子集 A_i, 在其上的理论值 T_i 与观测值 O_i 之间的差异 $|O_i - T_i|$ 不应太大, 各子集的差异和 $\sum |O_i - T_i|$ 也不应太大, 否则说明观测值和理论值之间差异不是由于偶然因素造成的, 而是由于某些必然因素造成的, 从而认为总体 X 的分布函数不是 $F(x)$.

在具体操作时, 常常按照如下的步骤进行: ① 将总体分成 k 组. 例如, 对于正态分布数据, 划分为几个不同的区间, 以每组的组限界定该组的范围. ② 确定分组概率. 根据分布函数、密度函数等, 计算每个理论划分组对应的概率, 设为 p_i. ③ 检数. 将样本观察值分配到对应的分组中, 记录每组中的观察值个数, 记为 O_i, 总数 $n = \sum\limits_{i=1}^{k} O_i$. ④ 确定理论数. 根据理论分组对应的概率 p_i, 计算每组中和观察值 O_i 对应的理论值 T_i, $T_i = np_i$. ⑤ 判断观测值 O_i 和理论值 T_i 之间的总的差异程度. 常用的统计量为

$$\chi^2 = \sum_{i=1}^{k} \frac{(O_i - T_i)^2}{T_i} \sim \chi^2(k-1) \tag{2-54}$$

在进行拟合优度检验时, 还需要注意以下事项: ① O_i, T_i 是分组中第 i 个分组的实际频数和理论频数, 其使用条件是 $n \to \infty$, 在实际中, 一般取 $n \geqslant 50$. ② 当自由度 $\mathrm{d}f = 1$ 时, 若检验的结果是接受 H_0, 则不必进行连续性矫正; 若恰好是拒绝 H_0, 此时建议做连续性矫正, 即使用下式进行检验,

$$\chi^2 = \sum_{i=1}^{k} \frac{(|O_i - T_i| - 0.5)^2}{T_i} \sim \chi^2(1) \tag{2-55}$$

③ 计算得到的理论值 T_i 不能太小, 在实际应用中, 应该满足 $T_i \geqslant 5$, 若经过计算出现了某个 $T_i < 5$, 则需要将该分组与邻组进行合并, 直到满足 $T_i \geqslant 5$, 合并分组后, 以新的分组数 k 作为最终分组数. ④ 在检验计算前, 有时为了计算分组概率, 若需首先进行参数估计, 以 a 记录估计参数的个数, 则检验中的 $\mathrm{d}f = k - a - 1$.

例 14 在某次测定铀放射性试验中, 观察到达计数器上的 α 粒子, 在总共 100 次观测中, 粒子数 X 的记录结果如表 2-5 所示. 问粒子数 X 是否在理论上服从泊松分布 $P\{X = i\} = \dfrac{\lambda^i \mathrm{e}^{-\lambda}}{i!}, i = 0, 1, 2, \cdots$? 检验水平取 $\alpha = 0.05$.

表 2-5   铀放射性观测记录表

粒子数	0	1	2	3	4	5	6	7	8	9	10	11	$\geqslant 12$
出现次数	1	5	16	17	26	11	9	9	2	1	2	1	0

解   根据题意, 假设检验具体描述为

$$H_0 : 粒子数总体 X 服从泊松分布 P\{X = i\} = \frac{\lambda^i \mathrm{e}^{-\lambda}}{i!}, \quad i = 0, 1, 2, \cdots$$

因为拟合优度检验主要是检验观测值是否服从某一规律, 并不针对总体参数进行检验, 其结果只有服从或者不服从两种情形, 所以在构造假设时, 常常不需要提供具体参数值, 而只写出 H_0 标明是否符合即可. 有时为了简便, 以 O 代表观测值、

试验值, 以 T 代表理论值, 仍以 $H_0: O = T$ 形象化的表示零假设, 而以 $H_1: O \neq T$ 表示备择假设.

在 H_0 中, 参数 λ 并未具体给出, 需要首先进行估计, 由最大似然法, 估计出 $\widehat{\lambda} = \overline{x} = 4.2$, 本例中只估计了一个参数, 故记录被估计的参数个数 $a = 1$, 以便修订自由度. 在 H_0 假设下, X 的所有可能值为 $S = \{0, 1, 2, \cdots\}$, 将 S 进行分组, 分成互不相交的多组 $A_1, A_2, \cdots, A_{12}$, 则每个分组对应的概率值也可计算出来,

$$\hat{p}_i = \hat{P}\{X = i\} = \frac{4.2^i \mathrm{e}^{-4.2}}{i!}, \quad i = 0, 1, 2, \cdots$$

得到如表 2-6 所示中的值.

表2-6 χ^2拟合优度检验计算表

分组	观测值O_i	组概率p_i	理论值T_i	对χ^2的贡献
A_0	1 } 6	0.015 } 0.078	1.5 } 7.8	0.4154
A_1	5	0.063	6.3	
A_2	16	0.132	13.2	0.5939
A_3	17	0.185	18.5	0.1216
A_4	26	0.194	19.4	2.2454
A_5	11	0.163	16.3	1.7233
A_6	9	0.114	11.4	0.5053
A_7	9	0.069	6.9	0.6391
A_8	2	0.036	3.6	
A_9	1	0.017	1.7	
A_{10}	2 } 6	0.007 } 0.065	0.7 } 6.5	0.0385
A_{11}	1	0.003	0.3	
A_{12}	0	0.002	0.2	

得到各组概率后, 通过 $T_i = np_i$ 得到各组的理论数, 在这里, 需要对初始分组的各个理论数进行检查, 要确保其值不小于 5, 本例在首尾都出现了理论数小于 5 的情形, 对组进行合并, 使之不小于 5, 表中最后分组数实际为 8 组, 即 $k = 8$, 即 $T = [7.8, 13.2, 18.5, 19.4, 16.3, 11.4, 6.9, 6.5]$; 当对理论值进行合并后, 相应的观测值与组概率等也随之进行合并, 得到新的观测值分组, 即 $O = [6, 16, 17, 26, 11, 9, 9, 6]$; 计算各组的 χ^2 贡献率, 求之和得到总的 $\chi^2 = 6.283$. 根据 $\mathrm{d}f = k - a - 1 = 6$, 查表得到临界值为 $\chi^2_{0.05}(6) = 12.592$, 可知未超界, 故接受 H_0.

例 15 在研究果蝇杂交的试验中, 正常翅野生果蝇与残翅果蝇杂交一代表现正常, 一代自交得到的二代中, 正常翅与残翅的个数为 311:81, 试检验该分离比符合孟德尔 3:1 的理论比.

解 根据题意, 做出假设 H_0: 正常翅与残翅分离比符合 3:1 孟德尔理论; 给定检验水平 $\alpha = 0.05$. 由于题目中已经给出了各组的理论的分类标准, 故按照正常与残翅分为 2 组, 具体的计算列于表 2-7.

表 2-7 果蝇杂交遗传理论的拟合优度检验

算项	正常翅膀	残翅	总数
观测值 O	311	81	392
分组概率 p_i	0.75	0.25	1
理论值 T	294	98	392
χ^2 贡献	0.983	2.949	3.932

根据分组数, 可知 $k = 2$, 由于本次计算未进行参数估计, 故记录参数估计个数的变量 $a = 0$, 检查计算表中的各个理论值, 均未发现 $T_i < 5$, 故不需要进行分组合并, 最终确定 $\mathrm{d}f = k - a - 1 = 1$. 计算得到 $\chi^2 = 3.932$, 查对应临界值表得到临界值 $\chi^2_{0.05}(1) = 3.841$, 可知 $\chi^2 > \chi^2_{0.05}(1)$, 此时拒绝 H_0.

前文已经讲明, 当自由度 $\mathrm{d}f = 1$ 且计算结论为拒绝 H_0 时, 需要进行连续性矫正. 因此, 其 χ^2 计算需要利用矫正公式计算, 即

$$\chi^2 = \frac{(|O_i - T_i| - 0.5)^2}{T_i} = 0.926 + 2.778 = 3.704 < \chi^2_{0.05}(1)$$

可知, 检验结论是接受 H_0.

由上可知, 若未进行连续性矫正时, 检验结论是接受 H_0, 则不必再进行连续性矫正, 因为连续性矫正的结果只能是使得 χ^2 变小, 继续进行矫正的结论仍然是接受 H_0; 但当检验结论是拒绝 H_0 时, 则需要进行矫正, 尤其是 χ^2 刚刚超越临界值达到拒绝域时, 此时矫正与否的结论可能完全相反.

2.3.3 独立性检验

1. 独立性检验原理与步骤

列联表是用于多重分类的一种频数数据表, 是展现离散型数据的常用表格形式, 在列联表中, 行和列各表示不同的属性, 一般地, 对于具有 r 行 c 列的表格, 称之为 $r \times c$ 列联表. 当行列数都是 2 时, 称之为四格表. 例如, 为了调查吸烟与慢性支气管炎的关系, 对 339 名 50 岁以上公民进行了调查, 结果如表 2-8 所示.

表 2-8 吸烟与慢性气管炎患病关系数据调查

	慢性气管炎患者 A	未患慢性气管炎者 $\overline{A}$	合计
吸烟 B	43 (AB)	162 $(\overline{A}B)$	205
不吸烟 $\overline{B}$	13 $(A\overline{B})$	121 $(\overline{A}\overline{B})$	134
合计	56	283	339

那么, 通过调查数据表, 如何才能确定吸烟与慢性气管炎有无影响呢?

像这类问题, 可通过独立性检验来确定 "因" 与 "果" 之间的关系. 列联表的独立性检验, 其检验原理依据随机事件的独立性, 更确切地讲, 通过检验列联表中行

指标属性与列指标属性之间的独立性, 根据独立与否, 推出一些有意义的结论. 仍以上边的列联表为例, 具体说明如下.

要想确定吸烟状况与慢性气管炎之间是否存在因果 (或者其他) 关系, 可以把吸烟看作 "因", 把慢性气管炎看作 "果", 到目前为止, 并没有可以直接使用的理论确定 "因" 与 "果" 之间的关系. 在实际工作中, 像这样没有明确理论支持的检验还有很多. 要想利用 χ^2 进行检验解决问题, 至少要有与观测值 O_i 相对应的理论数 T_i, 而要得到理论数 T_i, 就需要通过 $T_i = np_i$ 计算得到, 这里的 n 是观察值总和, 可通过合计得到, 如表中的 339. 若把每一个观察值看作一组 (即表中每一格), 比如表中观测数据 43 就是一组, 则 p_i 就是该组的对应的概率. 但因为观测数据之间可用于计算概率的理论尚不清楚, 故无法计算该组对应的概率 p_i. 但我们知道, 若设定如下的概率事件,

$A = \{$慢性气管炎患者$\}$; $\quad \overline{A} = \{$未患慢性气管炎者$\}$. $\quad B = \{$吸烟$\}$; $\overline{B} = \{$不吸烟$\}$

则表中的观察值及其对应的事件标注如表 2-8 所示.

要确定数据组 43 对应的概率, 从对应表可以看出, 实际就是确定积事件 AB 对应的概率. 我们知道, 积事件 AB 的概率 $P(AB) = P(A)P(B|A)$, 或者 $P(AB) = P(B)P(A|B)$, 若按照尚无法确定的理论去考虑, 其中的条件值 $P(A|B)$ 或 $P(B|A)$ 将无法计算. 若做这样的假设: 假设事件 A 和事件 B 相互独立, 则根据独立性的定义 $P(AB) = P(A)P(B)$ 计算得到 $P(AB)$, 因为 $P(A)$ 与 $P(B)$ 可以通过频率计算得到. 例如表中的 $P(A) = \dfrac{56}{339}$, $P(B) = \dfrac{205}{339}$, 则

$$P(AB) = P(A)P(B) = \frac{56}{339} \times \frac{205}{339} = \frac{56 \times 205}{339^2} = 0.0999$$

需要注意的是, 这样计算积事件 AB 的概率 $P(AB)$, 是需要 "事件 A 和事件 B 相互独立" 这个条件的, 因此需要做出 AB 独立的假设.

那么, "事件 A 和事件 B 相互独立" 蕴含的本质意义是什么?

事件 A 和事件 B 相互独立, 在本例中即指吸烟与慢性气管炎患病无关, 换言之, 即吸烟与否对患慢性气管炎没有影响, 吸烟与否对患慢性气管炎不起作用, 而这本就是调查这组数据的初衷: 希望借助调查数据弄清楚两者之间的关系. 若经过检验, 结论是否定 "事件 A 和事件 B 相互独立" 这个假设, 则说明事件 A 和事件 B 之间相关, 即抽烟与患慢性气管炎有关, 这也回答了调查这组数据的目的. 因此, 从本质上讲, 独立性检验, 更应该叫做 "检验独立性", 即通过检验 "因" 与 "果" 的独立性, 通过分析 "因" 与 "果" 之间处于独立或相关蕴含着的本质, 来得到所需的结论.

根据以上分析, 则进行检验的方法原理与步骤也就明确了, 一般来说, 按照如下步骤进行:

(1) 做出假设: 认为事件 A 和 B 相互独立. 如上述例中, 若 AB 之间相互独立, 则认为观测值与理论推测值之间无差异, 为了符合检验的步骤, 这里仍然以 $O = T$ 表示. 即 $H_0: O = T$; $H_1: O \neq T$.

(2) 确定分组概率: 根据零假设, 则积事件 AB 的概率, 可通过 A 和 B 的概率计算得到, 这里每一组数据, 本质上都对应着一个积事件, 上例中, 第一组数据 43 对应的是 A 事件 (慢性气管炎患者) 与 B 事件 (抽烟) 同时发生的情形. 根据独立性的几个公式, 可分别确定各组对应积事件的概率.

(3) 计算各组观测值对应的理论数 T_i: 根据观测值总和, 按照独立性公式, 计算各组的理论数, 如下

$$T_1 = nP(A)P(B) = 339 \times \frac{56}{339} \times \frac{205}{339} = \frac{56 \times 205}{339} = 33.86$$

$$T_2 = nP(\overline{A})P(B) = 171.14; \quad T_3 = nP(A)P(\overline{B}) = 22.14;$$
$$T_4 = nP(\overline{A})P(\overline{B}) = 111.86$$

归纳上述计算可知, 列联表中各组的理论数, 实际上等于该组事件数据所在行之和与所在列之和的积, 再除以总数即可. 如 T_3 对应的事件是 A 和 $\overline{B}$ 的积事件 $A\overline{B}$, 则其理论数应该等于 $A\overline{B}$ 事件所在的列之和 56 与其行之和 134 相乘, 再除以总数 339 即可.

(4) 统计量: 一般来说, 各组的观测值 O_i 与本组的理论值 T_i 之间的差异不应太大, 各组差异之总和也不应太大, 否则认为零假设不成立, 从而拒绝 H_0, 即 A 和 B 之间有关联, 两者之间有影响.

$$\chi^2 = \sum_{i=1}^{k} \frac{(O_i - T_i)^2}{T_i} \sim \chi^2(\mathrm{d}f), \quad \mathrm{d}f = (r-1) \times (c-1) \tag{2-56}$$

(5) 自由度: 若列联表的行数为 r, 列数为 c, 则该表进行 χ^2 检验时对应的自由度为 $\mathrm{d}f = (r-1) \times (c-1)$, 即行列数各自减 1 后相乘, 之所以行列数都减 1, 是因为每一行和每一列中各组的理论数都受到该行或列的总数的约束. 和拟合优度检验一样, 当自由度 $\mathrm{d}f = 1$ 时, 若检验的结论是拒绝 H_0, 则需要进行连续性矫正, 反之若检验结论是接受 H_0, 则不必进行矫正.

(6) 列联表的独立性检验和拟合优度检验一样, 对每一组对应的理论数都有要求, 即理论数不得小于 5. 当理论数小于 5 时, 因为无法按照拟合优度检验那样进行合并组计算, 所以必须采用其他的方法实现检验计算. 一般来说, 都是采用精确计算概率进行检验.

例 16 对于上述样例数据进行独立性检验.

解 (1) 作假设: 假设吸烟与患慢性气管炎相互独立, 为了与一般假设检验的书写表达一致, 也以观测值和理论值之间的相等与否形象地表示. 即 $H_0 : O = T$.

(2) 设定检验水平: 给定 $\alpha = 0.05$.

(3) 确定自由度: $df = (r-1)(c-1) = 1$.

(4) 列表 (表 2-9) 计算理论数.

表 2-9 例 16 独立性检验计算列表

	慢性气管炎患者 A	未患慢性气管炎者 $\overline{A}$	合计
吸烟 B	$O_1 = 43$ $T_1 = \dfrac{56 \times 205}{339} = 33.86$	$O_2 = 162$ $T_2 = \dfrac{283 \times 205}{339} = 171.14$	205
不吸烟 $\overline{B}$	$O_3 = 13$ $T_3 = \dfrac{56 \times 134}{339} = 22.14$	$O_4 = 121$ $T_4 = \dfrac{283 \times 134}{339} = 111.86$	134
合计	56	283	339

(5) 计算 χ^2 值

$$
\chi^2 = \sum_{i=1}^{4} \frac{(O_i - T_i)^2}{T_i} = \frac{(43 - 33.86)^2}{33.86} + \frac{(162 - 171.14)^2}{171.14}
$$
$$
+ \frac{(13 - 22.14)^2}{22.14} + \frac{(121 - 118.86)^2}{118.86}
$$
$$
= 2.4672 + 0.4881 + 3.7732 + 0.0385 = 6.7671
$$

(6) 查表临界值: $\chi_\alpha^2 = 3.841$.

(7) 结论: 因为 $\chi^2 > \chi_\alpha^2$, 故拒绝 H_0, 认为吸烟与患慢性气管炎之间不相互独立, 即吸烟与患慢性气管炎之间有关联, 吸烟能促进患慢性气管炎.

实际上, 若取检验水平为 $\alpha = 0.01$, 则临界值为 $\chi_{0.01}^2 = 6.6349$, 仍然存在 $\chi^2 > \chi_\alpha^2$, 也就是说, 在 $\alpha = 0.05$ 检验水平上, 相关性显著, 在 $\alpha = 0.01$ 检验水平上, 达到了极显著, 也即吸烟显著影响着患慢性气管炎.

2. 列联表的精确检验

在实际应用中, 列联表表格中的数据常常是分类变量, 进行独立性检验时, 这些数据都被看做了离散型随机变量, 但检验统计量所属的 χ^2 分布并不是离散型分布, 而是一种连续型分布, 由此计算得到的 χ^2 值和 χ^2 统计量的连续型分布就存在一些偏离. 为此, 当 $n \geqslant 40$, 且 $1 \leqslant T < 5$ 时, 对于形如表 2-10 格式的 2×2 的列联表, 建议使用连续性矫正的 χ^2 值, 其具体计算如下

表 2-10　2×2 列联表

	Y_1	Y_2	$O_{i.}$
X_1	a	b	$a+b$
X_2	c	d	$c+d$
$O_{.j}$	$a+c$	$b+d$	$n = a+b+c+d$

$$\chi^2 = \frac{n\left(|ad-bc|-0.5n\right)^2}{(a+b)\,(c+d)\,(a+c)\,(b+d)} \sim \chi^2(1) \tag{2-57}$$

当 $n < 40$ 时, 或者 $T \leqslant 1$ 时, 不宜采用 χ^2 检验, 而要使用更为精确的计算方法, 即 Fisher 精确检验法. 其具体计算为

$$P = \frac{(a+b)!\,(c+d)!\,(a+c)!\,(b+d)!}{n!a!b!c!d!} \tag{2-58}$$

之所以称之为 Fisher 精确检验法, 是因为按照检验的基本思想, 当一次采样计算得到的概率 P 小于给定的检验水平 α 时, 则按照小概率原理会拒绝 H_0, 这种判断直接使用具体计算得到的概率 P 与检验水平作比较, 所以称为精确检验.

当 H_0 假设成立时, 列联表的行、列属性相互独立, n 个元素中的每一个元素, 都有相同的机会被分配到 a, b, c, d 位置上, 或者说, 都有相同的机会被分到表中行总数或者列总数的位置上. 按照等可能的分配原则, 根据排列组合, 可知,

将 n 拆成行和 $a+b$ 与 $c+d$ 的所有可能的方式个数为

$$\mathrm{C}_n^{a+b} = \mathrm{C}_n^{c+d} = \frac{n!}{(a+b)!\,(c+d)!} = A \tag{2-59}$$

将 n 拆成列和 $a+c$ 与 $b+d$ 的所有可能的方式个数为

$$\mathrm{C}_n^{a+c} = \mathrm{C}_n^{b+d} = \frac{n!}{(a+c)!\,(b+d)!} = B \tag{2-60}$$

类似地, 将 n 拆成 a, b, c, d 的所有可能的方式个数为

$$\frac{n!}{a! \cdot b! \cdot c! \cdot d!} = C \tag{2-61}$$

则根据条件概率公式, 在固定行和与列和的条件下, 列联表中元素出现当前布置状态的概率为

$$P = \frac{C}{AB} = \frac{(a+b)!\,(c+d)!\,(a+c)!\,(b+d)!}{n! \cdot a! \cdot b! \cdot c! \cdot d!}$$

当计算得到的 $P > \alpha$ 时, 认为该取样为大概率事件, 接受 H_0 假设. 若 $P < \alpha$ 时, 还需要查看一下 a, b, c, d 中的值有没有 0 值, 若有, 则直接使用 $P < \alpha$ 进行判

断; 若 a,b,c,d 中任何一个都没有 0 值出现, 还需要进一步计算组合概率, 即从最接近 0 的那个观测值到 0 的各种变换后组合的概率都计入, 才能算是一个小概率事件对应的尾区概率. 因为当我们利用小概率原理进行检验时, 小概率对应的是某个连续型随机变量分布的尾区, 以上尾检验为例, 如图 2-7(b) 所示, 小概率 α 的值是阴影面积, 其精确计算为

$$\alpha = \int_{u_\alpha}^{+\infty} f(x)\mathrm{d}x \tag{2-62}$$

若考虑对应的离散型分布, 如图 2-7(a) 所示, 则小概率 α 应该对应着图中方框内各个离散概率值的和, 所以, 要与小概率 α 进行比较, 必须将方框内各个离散概率值计算出来, 如离散点 1, 2, 3, 4 等的概率, 然后叠加到一起后, 才能与小概率 α 作比较.

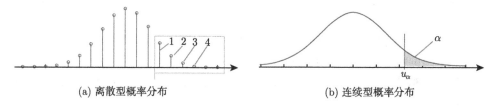

(a) 离散型概率分布　　　　　　(b) 连续型概率分布

图 2-7　精确检验中小概率匹配范围

当 a,b,c,d 中的有 0 值出现时, 此时该种排列组合对应的离散概率值, 应该位于图 2-7(a) 中的尾区最外端, 因此计算其结果后可直接进行判断; 当 a,b,c,d 中的没有 0 值出现时, 则说明该组合并不对应于离散概率尾区的最外端, 而有可能对应于靠近外端的一个离散点, 比如对应于第 2 个离散点, 在这种情况下, 若只计算第 2 个离散点的概率, 然后与小概率 α 作比较, 显然不匹配, 还需要计算 3, 4 等离散点的概率, 才构成完整的小概率匹配区, 故需要将各种组合的概率计入.

例 17　使用两种不同药物治疗疾病, 测定数据如表 2-11 所示, 试分析两种药物有无显著性差异 ($\alpha = 0.05$).

表 2-11　药物疗效对比观测数据

	痊愈	未治愈	合计
甲药	3	2	5
乙药	1	5	6
合计	4	7	11

解　(1) 作假设 H_0: 两种药物疗效相同 (即治疗效果与药物无关).

(2) 计算各个观测值对应的理论数 T, 如表 2-12 所示, 可知 $T < 5$, 需要进行精确计算.

表 2-12   独立性检验的理论数列表计算

	痊愈	未治愈	合计
甲药	$O_1 = 3$ $T_1 = \dfrac{4 \times 5}{11} = 1.818$	$O_2 = 2$ $T_2 = \dfrac{5 \times 7}{11} = 3.182$	5
乙药	$O_3 = 1$ $T_3 = \dfrac{4 \times 6}{11} = 2.182$	$O_4 = 5$ $T_3 = \dfrac{6 \times 7}{11} = 3.818$	6
合计	4	7	11

(3) 精确计算

$$P = \frac{5!6!4!7!}{11!3!2!1!5!} = 0.182$$

(4) 判断: 和检验水平 α 相比, $P > \alpha$, 故不能拒绝 H_0, 也就说明两种药效的疗效差异不显著.

例 18   使用两种饲料喂养小鼠, 一周后测定增重, 数据如表 2-13 所示, 试检验两种不同饲料增重效果是否显著? 给定 $\alpha = 0.05$.

解   作假设 H_0: 设小鼠增重与饲料种类无关. 经计算, 各组对应理论值 $T < 5$, 按照精确检验.

表 2-13   不同饲料喂养小鼠增重测定数据

饲料	未增重	增重	合计
甲	$O_1 = 5$ $T_1 = \dfrac{6 \times 7}{15} = 2.80$	$O_2 = 1$ $T_2 = \dfrac{6 \times 8}{15} = 3.20$	6
乙	$O_3 = 2$ $T_3 = \dfrac{7 \times 9}{15} = 4.20$	$O_4 = 7$ $T_3 = \dfrac{8 \times 9}{15} = 4.80$	9
合计	7	8	15

$$P_1 = \frac{6!9!7!8!}{15!5!1!2!7!} = 0.0336$$

因为 $P_1 < \alpha$, 且排列组合 a, b, c, d 中的没有 0 值出现, 故需要在保证行和与列和不变的条件下, 将组合中最小值减 1, 并调整其他各值, 然后作为新组合继续计算概率 P_2, 表 2-14 为调整后的组合值.

表 2-14   独立性检验的精确计算

饲料	未增重	增重	合计
甲	6	0	6
乙	1	8	9
合计	7	8	15

继续计算, 得到

$$P_2 = \frac{6!9!7!8!}{15!6!0!1!8!} = 0.0014$$

由于调整后的表中出现了 0 值, 故计算其概率后将不再继续调整, $P_1 + P_2$ 构成了与检验水平 α 相对应的离散概率尾区.

$$P = P_1 + P_2 = 0.0336 + 0.0014 = 0.035$$

$P < \alpha$, 根据小概率原理, 拒绝 H_0, 即小鼠的增重与饲料种类有关, 即不同饲料之间的差异显著.

在上述的计算中, 若计算得到的 $P_1 > \alpha$, 则不再需要调整组合继续计算, 因为即使继续计算, 其最终结果也是增加 P 值, 不会改变 $P > \alpha$ 的结论. 但当 $P_1 < \alpha$ 时, 则需要计算调整后的组合概率 $P_2, P_3, \cdots$, 直到组合值中出现 0 为止.

对于列联表, 还有一点需要注意, 当 $r > 3$ 或者 $c > 3$ 时, 行列属性的等级常常有明显序列性, 比如质量的一级、二级和三级; 效果的优、良、中、差等, 此时使用统计量 χ^2 进行列联表检验并不合适, 因为按照独立性假设, 更改行列属性顺序并不影响 χ^2 值, 但改变属性顺序很有可能会丧失属性的可比性. 因此, 当遇到这种情况时, 需要考虑其他检验方法, 一般地, 当资料属性单项有序时, 可使用秩转换的非参数检验; 当资料属性双向有序时, 可进行等级相关分析、皮尔逊积差分析; 当分析两有序分类变量之间线性趋势的有无时, 可考虑线性趋势分析.

2.3.4 符号检验

1. 符号检验的基本原理

符号检验是常见的非参数检验方法之一, 它可以根据配对资料检验两个连续型总体的差异性, 且无需知道总体的分布类型.

符号检验根据成对数据差值的正负号进行假设检验, 其基本思路是先确定每对数据差值的正负号, 将原始数据转化成 "+" "–" 两种符号序列, 若两总体的分布相同, 那么理论上正负号出现的概率也相同, 即使实际中存在误差, 使得正负号的出现有些偏差, 但正负号出现的次数不应该相差太大, 否则就认为存在着某个必然的因素影响, 致使 "两个总体分布相同" 这一假设不可接受.

设有两个连续型总体 X 和 Y, 共有 N 对数据 (x_i, y_i), 对这 N 对数据进行比较, 若 $x_i > y_i$, 则记录其为 "+"; 若 $x_i < y_i$, 则记录其为 "–"; 若 $x_i = y_i$, 则记录其为 "0". 一般地, 其计算表格形如表 2-15 所示.

统计正负号的个数, 以 n_+ 表示 "+" 的个数, 以 n_- 表示 "–" 的个数, 并记 $n = n_+ + n_-$. 在 H_0(假设两个总体分布相同) 成立时, n_+ 和 n_- 应该不会相差太大. 考虑到 X 和 Y 为连续型的两个独立同分布, 那么就应该有 $P(X > Y) = P(Y > X) = 0.5$, 也就是说, n_+ 服从二项分布 $B(n, p) = B(n, 0.5)$.

表 2-15   符号检验成对数据符号表

序号	1	2	$\cdots$	$n-1$	n
X	x_1	x_2	$\cdots$	x_{n-1}	x_n
Y	y_1	y_2	$\cdots$	y_{n-1}	y_n
符号	+	−	$\cdots$	0	+

对于给定的显著性水平 α, 如果 n_+ 过小, 以至于小到使得不等式

$$P(n_+ \leqslant s_1) = \sum_{k=0}^{s_1} C_n^k 0.5^n \leqslant \frac{\alpha}{2} \tag{2-63}$$

成立, 则此式中的 s_1 就是该式成立的上限 s_1. 同样地, 如果 n_+ 过大, 以至于大到使得不等式

$$P(n_+ \geqslant s_2) = \sum_{k=s_2}^{n} C_n^k 0.5^n \leqslant \frac{\alpha}{2} \tag{2-64}$$

成立, 则此式中的 s_2 就是该式成立的下限 s_2. 对于二项分布 $B(n, 0.5)$, 由于存在 $p = 0.5$, 且排列组合满足 $C_n^k = C_n^{n-k}$, 所以上述 s_1 和 s_2 可以统一起来表达为

$$P(n_+ \leqslant s) = \sum_{k=0}^{s} C_n^k 0.5^n \leqslant \frac{\alpha}{2} \tag{2-65}$$

$$P(n_+ \geqslant n-s) = \sum_{k=n-s}^{n} C_n^k 0.5^n \leqslant \frac{\alpha}{2} \tag{2-66}$$

这样, 通过 s 就可确定 n_+ 的上限和下限.

由于 $n_+ \leqslant s$ 或者 $n_+ \geqslant n-s$ 等价于 $\min\{n_+, n_-\} \leqslant s$, 所以检验统计量可取 $S = \min\{n_+, n_-\}$, 在给定显著性水平 α 后, 根据观测数据个数 n 的大小, 可分为两种计算方式:

(1) 若 n 较小时, 可利用上述计算公式, 具体计算临界值 s_α, 根据 S 是否小于 s_α, 做出拒绝 H_0 与否的选择. 读者也可查询临界值表得到 s_α.

(2) 当样本含量 n 较大时, 具体地, 若 $n > 25$, 则根据中心极限定理, 此时二项分布更接近于正态分布, 故在具体计算时, 宜采用正态分布的检验方法. 根据 $n_+ \sim B(n, 0.5)$, $E(n_+) = \frac{n}{2}$, $D(n_+) = \frac{n}{4}$, 则 $n_+ \sim N\left(\frac{n}{2}, \frac{n}{4}\right)$, 有

$$U = \frac{n_+ - \dfrac{n}{2}}{\sqrt{\dfrac{n}{2}}} \sim N(0, 1) \tag{2-67}$$

当样本计算值 $|u| > u_{\alpha/2}$ 时, 则拒绝 H_0. 反之则接受 H_0.

归纳起来, 符号检验的一般步骤如下:

(1) 作出假设 H_0: 假设两个总体分布相同; H_1: 假设两个总体分布不相同.

(2) 列表对比两组数据 (x_i, y_i), 统计 n_+ 和 n_-, 计算 $n = n_+ + n_-$.

(3) 根据计算得到的 n 选择检验方法, 当为小样本时 $(n < 25)$, 根据 n 和给定的 α, 计算临界值 s_α, 并进行比较确定; 当为大样本时, 根据计算得到的 u 值, 按正态分布方法检验.

(4) 作出判断与解释.

需要注意的是:

(1) 符号检验不依赖于总体的分布类型, 简明易懂, 应用方便, 适用于非准确测定的以等级轻重、顺序先后等形式给出的资料, 这是其优点, 也是其他非参数检验方法的共同优点.

(2) 符号检验只考虑符号, 不考查差数的大小, 因而没有充分利用样本提供的信息, 对于那些适用参数检验的问题, 这样做会降低检验效能, 增大犯 II 类错误的可能性. 对于同一样本数据, 采用符号检验的精确度, 只相当于卡方检验的 60%, 因此除了小样本, 一般不使用符号检验.

(3) 虽然零假设中设定的是两组数据的 "总体分布" 相同, 但这个 "总体分布" 主要是指总体的均值、中位数等位置参数, 因为从本质上讲, 符号检验只能检验总体的分布位置, 并不能检验分布的形状.

(4) 二项分布的随机变量, 当 n 较大时, 虽然可近似地认为在零假设下服从正态 $N(0, 1)$ 分布, 但由于正态分布是连续分布, 所以如有必要, 还需进行连续矫正

$$U = \frac{n_+ - 0.5n \pm 0.5}{0.5\sqrt{n}} \tag{2-68}$$

其中, 当 $n_+ < n/2$ 时取正号, 反之取负号.

例 19 某药厂生产无水醇, 取两组试验样本, 进行含醇率的检验, 设数据为 x 和 y(表 2-16), 试检验数据的一致性.

表 2-16 两批次无水醇含醇率检测数据

检次	1	2	3	4	5	6	7	8	9	10
x	95	97	94	96	92	92	95	92	86	92
y	98	95	98	99	96	96	94	90	89	96

解 根据题意, 做出假设:

H_0: 两总体分布相同; H_1: 两总体分布不同.

设定 $\alpha = 0.05$, 则原始数据转换为正负号表示如表 2-17 所示.

由表可知: $n_+ = 3, n_- = 7$, 则 $S = \min\{3, 7\} = 3$, 查表得到 $S_\alpha = 1$, 可知 $S > S_\alpha$, 故不能拒绝 H_0.

表 2-17　原始数据的正负号表示

对子号	1	2	3	4	5	6	7	8	9	10
正负号	−	+	−	−	−	−	+	+	−	−

2.3.5　Wilcoxon 符号秩检验

Wilcoxon 符号秩检验原理

Wilcoxon 符号秩检验是另一种符号检验方法, 之所以引入这种检验方法, 是因为普通的符号检验虽然简便易行, 但毕竟只是使用了数据的符号信息, 并未考虑数据本身的大小, 这就造成了信息浪费, 致使检验效率低下.

Wilcoxon 方法根据数据量的大小, 分为两种使用情形: 当数据量较小时, 可以采用精确的概率计算, 确定和临界值进行比较的统计量值; 当数据量较大时, 则结合中心极限定理的思想, 采用近似正态分布的原理进行检验. 其具体处理方法, 分述如下.

(1) 构建假设. H_0: 两个总体的分布相同; H_1: 两个总体的分布不同.

(2) 秩号确定. 列表计算各对数据的差值, 忽略差值为零的数据, 对非零差值数据, 按照差值的绝对值, 从小到大排队, 令排列序号为该对数据的秩号, 当出现差值相同的数据时, 其秩号取为该数据对应编号的平均值, 具体举例如下.

例 20　有两种方案可完成同一目的的生物试验, 为比较两种方案的综合费用, 选取了 11 组试验人员, 每一组都采用两种规定的方案进行试验, 参加试验的各组均自由掌握首先采用何种方案, 核算结果如表 2-18 所示.

表 2-18　两种不同试验方法耗费资金对比/万元

组编号 n	耗费值		差值	绝对差值	秩次 R	秩符号	
	方法 1	方法 2				−	+
1	10.1	9.8	0.3	0.3	4		4
2	9.7	9.8	−0.1	0.1	1.5	1.5	
3	9.2	8.8	0.4	0.4	5.5		5.5
4	10.3	10.1	0.2	0.2	3		3
5	9.9	10.3	−0.4	0.4	5.5	5.5	
6	10.2	9.3	0.9	0.9	10		10
7	10.6	10.5	0.1	0.1	1.5		1.5
8	10.0	10.0	0	0	—	—	—
9	11.1	10.6	0.5	0.5	7.5		7.5
10	10.3	10.8	−0.5	0.5	7.5	7.5	
11	10.5	9.8	0.7	0.7	9		9
合计						14.5	40.5

在表 2-18 中, 具体计算了每对数据的差值, 并根据差值绝对值进行秩号分配,

绝对值相同的差值, 也称为结值, 按照其序号均值赋予秩号. 例如, 绝对差值中出现了两个 0.1, 按照顺序, 这两个 0.1 分别编号 1, 2, 则其秩号取为 $(1+2)/2=1.5$, 同样的, 绝对差值中有两个 0.4, 按照顺序编号为 5 和 6, 则其秩号取为 $(5+6)/2=5.5$, 再将秩号赋予差值的正负号, 即得到秩编秩结果.

(3) 根据差值的正负, 分别统计对应正负秩号之和, 以 T_+ 记录差值为正的各数据秩号之和, 以 T_- 记录差值为负的各数据秩号之和, 差值为零的数据对不予考虑. 对于 n 个非零数据对, 其秩号之和等于 $n(n+1)/2$, 其中 T_+ 和 T_- 的最小值为 0(没有出现正差值或负差值), 而最大值则可能为 $n(n+1)/2$, 且有

$$T_+ + T_- = \frac{n(n+1)}{2} \tag{2-69}$$

(4) 统计量的临界值.

因为 $T_+ + T_- = n(n+1)/2$, 所以符号秩的平均值应取 (其半) 为 $n(n+1)/4$, 取 Wilcoxon 符号秩统计量为

$$S = T_+ - \frac{n(n+1)}{4} \tag{2-70}$$

当零假设成立时, 两组数据分布相同, 则 T_+ 和 T_- 应有相同的值 $n(n+1)/4$, 因此 S 太大或者太小都被认为不合适而予以拒绝. 在实际应用时, 常选取 T_+ 和 T_- 中的较小者作为统计量, 即 $T = \min\{T_+, T_-\}$.

在表 2-18 中, $T_+ = 40.5, T_- = 14.5$, 则 $T = \min\{T_+, T_-\} = \min\{40.5, 14.5\} = 14.5$. 根据给定的 n 和检验水平 α, 确定检验临界值 T_α, 若 $T \leqslant T_\alpha$, 则拒绝 H_0, 反之则不拒绝 H_0.

(5) T_α 的确定.

当 $n \leqslant 20$ 时, 可以通过计算精确确定 T_α, 具体原理如下: 对于任意 n 对非零数据, 编制秩号, 则正负秩号的总和 $T_+ + T_- = n(n+1)/2$. 如果零假设成立, 则每对数据差值的正负、大小都应该以相同机会出现, 根据排列组合, 在正负秩中, 所有可能的秩号组合共有 2^n 种, 且每种搭配出现的概率为 2^{-n}.

具体地, 若取 $n = 10$, 则在 $T = 3$ 时, 意味着 $(T_+, T_-) = (3, 52)$ 或者 $(T_+, T_-) = (52, 3)$, 而 $(T_+, T_-) = (3, 52)$ 包括 2 种搭配, 即: ① 正秩号取 3, 负秩号取为 $1, 2, 4, 5, \cdots, 10$; 或者② 正秩号取 1, 2, 负秩号取为 $3, 4, 5, \cdots, 10$.

同样, 当 $(T_+, T_-) = (52, 3)$ 时, 也存在两种搭配, 即 $T = 3$ 共包括 4 种搭配, 其概率可按照古典概型进行计算, 得到 $P(T = 3) = 4 \times 2^{-10}$.

类似地, 得到

$$P(T = 0) = P(T_+ = 0) + P(T_- = 0) = 2 \times 2^{-10}; \quad P(T = 1) = P(T = 2) = 2 \times 2^{-10}$$

$$P(T = 3) = P(T = 4) = 4 \times 2^{-10}; \quad P(T = 5) = 6 \times 2^{-10}; \quad P(T = 6) = 8 \times 2^{-10}$$

$$P(T = 7) = 10 \times 2^{-10}; \quad P(T = 8) = 12 \times 2^{-10}; \cdots$$

于是

$$
\begin{aligned}
P(T \leqslant 3) =& P(T = 0) + P(T = 1) + P(T = 2) + P(T = 3) \\
=& 10 \times 2^{-10} \approx 0.01 \\
P(T \leqslant 8) =& 50 \times 2^{-10} \approx 0.05
\end{aligned}
$$

这里的 $T \leqslant 3$ 和 $T \leqslant 8$ 就是 $n = 10$ 时, 对应于显著性水平 0.01 和 0.05 的双侧检验临界值 T_α, 临界值可通过查表得到.

(6) 大样本情形. 对于大样本 $(n > 20)$, 可以按照近似正态分布的原理进行处理, 即

$$T \sim N\left(\frac{n(n+1)}{4}, \frac{n(n+1)(2n+1)}{24}\right) \tag{2-71}$$

进行标准化处理,

$$U = \frac{T - \dfrac{n(n+1)}{4}}{\sqrt{\dfrac{n(n+1)(2n+1)}{24}}} \sim N(0,1) \tag{2-72}$$

做 U-检验, 当 U 的样本值 $|u| > u_{\alpha/2}$ 时拒绝 H_0.

例 21   利用例题 18 数据, 进行 Wilcoxon 符号秩检验.

解   根据题意做出假设: H_0: 两总体分布相同; H_1: 两总体分布不同. 设定 $\alpha = 0.10$, 计算两组数据的差异值以及对应的正负号标志位如表 2-19 所示.

表 2-19   数据的差异值以及其正负号标志位

对子号	1	2	3	4	5	6	7	8	9	10
差异值	-3	2	-4	-3	-4	-4	1	2	-3	-4
正负标志	-1	$+1$	-1	-1	-1	-1	$+1$	$+1$	-1	-1

按差异值的绝对值大小排序, 则差异值与秩如表 2-20 所示.

表 2-20   差异值的绝对值与秩

差异值	1	2	2	3	3	3	4	4	4	4
秩	1	2.5	2.5	-5	-5	-5	-8.5	-8.5	-8.5	-8.5

计算统计量 T 与配对数 n, 得到 $T = \min\{T_+, T_-\} = 6, n = 10$. 根据 $n \leqslant 15$, 在显著性水平下, 可精确计算双侧检验的概率 $p = 0.0273$, 也可查表直接比较, 同样可判断拒绝 H_0, 接受 H_1.

2.3.6 秩和检验

符号检验和符号秩检验都需要计算数据的差异值, 因此适用于配对资料的比较. 当两组数据个数不一致时, 例如成组设计的资料, 则可以采用秩和检验方法. 秩和检验方法包括三个不同层次的问题, 一是两个独立样本的总体 Wilcoxon 秩和检验; 二是多个独立样本的总体秩和检验; 第三个是多个独立样本的总体之间两两比较的秩和检验.

1. Wilcoxon 秩和检验

1) 基本原理

设有两个相互独立的连续性总体, 其分布分别为 $F_1(x)$ 和 $F_2(x)$, 从中分别抽取容量为 n_1 和 n_2 的样本 $x_1, x_2, \cdots, x_{n_1}$ 和 $y_1, y_2, \cdots, y_{n_2}$, 不影响讨论的前提下, 设定 $n_1 \leqslant n_2$. 若将这 $n_1 + n_2$ 个观察值混在一起, 然后按照从小到大的顺序排列, 求出每个观察值的秩, 将属于第 1 个总体的样本观察值秩号相加, 其和记作 R_1; 将属于第 2 个总体的样本观察值秩号相加, 其和记作 R_2; 显然, R_1 和 R_2 是离散型随机变量, 且有

$$R_1 + R_2 = \frac{1}{2}(n_1 + n_2)(n_1 + n_2 + 1) \tag{2-73}$$

由 (2-73) 可知, R_1 和 R_2 中的一个确定后, 另一个也就随之确定, 故只需考虑其中之一即可, 例如只考虑统计量 R_1. 作假设,

$$H_0: \text{两个总体分布相同}; \quad H_1: \text{两个总体分布不相同}.$$

若 H_0 为真, 则两个独立样本本质上来自于同一个总体, 因而样本 1 的各元素的秩应该随机地分散在 $1 \sim n_1 + n_2$ 中, 一般来说, 这些秩值不应该过分集中取较小的值或较大的值. 在 $n_1 + n_2$ 个数据中, 若样本 1 的数据排序为 $1 \sim n_1$, 即占据了前 n_1 个排序位置, 此时 R_1 取最小值为 $\frac{1}{2}n_1(n_1 + 1)$. 同样的, 若在 $n_1 + n_2$ 个数据中样本 1 的数据排序为 $n_2 + 1 \sim n_1 + n_2$, 即占据了后 n_1 个排序位置, 此时 R_1 取最大值为 $\frac{1}{2}n_1(n_1 + 2n_2 + 1)$, 即 R_1 满足如下的变动范围,

$$\frac{1}{2}n_1(n_1 + 1) \leqslant R_1 \leqslant \frac{1}{2}n_1(n_1 + 2n_2 + 1) \tag{2-74}$$

前已讲明, 若 H_0 为真, 则 R_1 不应靠近上述的极小值 $\frac{1}{2}n_1(n_1 + 1)$ 和极大值 $\frac{1}{2}n_1(n_1 + 2n_2 + 1)$, 因此当 R_1 的取值过分大或者过分小时, 都应该拒绝 H_0, 下面以具体数据样例 $n_1 = 3$ 和 $n_2 = 4$ 来说明这个道理.

当 $n_1 = 3, n_2 = 4$ 时, 则两组数据经过混合后排序, 由小到大分别为 $1, 2, 3, \cdots, 7$, 无论样本 1 数据排在何处, 总共只有 $C_7^3 = 35$ 种, 在这 35 种中, 最极端的是排在前 3 位的情况和后 3 位的情况, 排在前 3 位时, 样本 1 数据的秩号和为 $1 + 2 + 3 = 6$, 也即

$$\frac{1}{2}n_1(n_1 + 1) = \frac{1}{2} \times 3 \times (3 + 1) = 6;$$

排在后 3 位时, 样本 1 数据的秩号和为 $5 + 6 + 7 = 18$, 也即

$$\frac{1}{2}n_1(n_1 + 2n_2 + 1) = \frac{1}{2} \times 3 \times (3 + 2 \times 4 + 1) = 18.$$

由上可知, 样本 1 的秩和 R_1 应该介于 6~18, 但很显然, 当 R_1 取极端值 6 或者极端值 18 时, 实际上两个样本是截然分开的, 因为取 6 时, 样本 1 排在前 3 位, 样本 2 排在后 4 位, 两样本只是并排而已; 取 18 时也是如此, 只不过先排样本 2 后排样本 1. 所以, 若两个总体分布相同 (H_0 为真), 则秩和 R_1 不应该太靠近这两个极端值, 太靠近了则说明分布不相同.

为了更加准确的确定出多么近才算是靠近极端值 (从而否定零假设), 可以计算靠近这两个极端值的概率, 即统计 R_1 取得 6~18 各值的概率. 表 2-21 给出了 R_1 取各值的秩号分布, 表 2-22 给出了 R_1 的取值概率与累积概率.

表 2-21　R_1 各秩号分布

秩			R_1	秩			R_1
1	2	3	6	2	3	7	12
1	2	4	7	2	4	5	11
1	2	5	8	2	4	6	12
1	2	6	9	2	4	7	13
1	2	7	10	2	5	6	13
1	3	4	8	2	5	7	14
1	3	5	9	2	6	7	15
1	3	6	10	3	4	5	12
1	3	7	11	3	4	6	13
1	4	5	10	3	4	7	14
1	4	6	11	3	5	6	14
1	4	7	12	3	5	7	15
1	5	6	12	3	6	7	16
1	5	7	13	4	5	6	15
1	6	7	14	4	5	7	16
2	3	4	9	4	6	7	17
2	3	5	10	5	6	7	18
2	3	6	11				

表 2-22 R_1 的取值概率与累积概率

R_1	6	7	8	9	10	11	12	13	14	15	16	17	18
f_i	1	1	2	3	4	4	5	4	4	3	2	1	1
$P(R_1 = r_i)$	1/35	1/35	2/35	3/35	4/35	4/35	5/35	4/35	4/35	3/35	2/35	1/35	1/35
$P(R_1 \leqslant r_i)$	1/35	2/35	4/35	7/35	11/35	15/35	20/35	24/35	28/35	31/35	33/35	34/35	1

若给定检验水平 $\alpha = 0.2$, 则按照双侧检验可知, 对于左侧拒绝域, 当 $R_1 \leqslant 7$ 时满足 $P(R_1 \leqslant 7) = \dfrac{2}{35} < 0.1 = \dfrac{\alpha}{2}$; 对于右侧拒绝域, 当 $R_1 \geqslant 17$ 时满足 $P(R_1 \geqslant 17) = \dfrac{2}{35} < 0.1 = \dfrac{\alpha}{2}$, 则可界定 R_1 的拒绝范围, 以 C_U 表示左侧的上限, 以 C_L 表示右侧的下限, 则拒绝 H_0 可表达为

$$P\left(R_1 \leqslant C_U\left(\frac{\alpha}{2}\right)\right) + P\left(R_1 \geqslant C_L\left(\frac{\alpha}{2}\right)\right) \leqslant \frac{\alpha}{2} + \frac{\alpha}{2} = \alpha \tag{2-75}$$

例 22 为查明某种血清是否会抑制白血病, 选取患白血病晚期的小鼠 9 只进行试验, 按照 5 只接受治疗、4 只不治疗的试验方案分成两组, 从试验开始至小鼠死亡, 记录存活时间列于表 2-23(单位: 月), 若治疗与否的存活时间在概率密度上至多差一个平移, 取检验水平 0.05, 检验该血清对白血病的抑制显著性.

表 2-23 血清抑制白血病试验观测数据

重复	1	2	3	4	5
对照	1.9	0.5	0.9	2.1	
治疗	3.1	5.3	1.4	4.6	2.8

解 设接受治疗小鼠的存活期平均为 μ_1, 对照组的存活期平均为 μ_2, 则做出如下的假设:

$$H_0 : \mu_1 = \mu_2; \quad H_0 : \mu_1 < \mu_2$$

由题意可知, $n_1 = 4, n_2 = 5$, 秩号编制如表 2-24 所示.

表 2-24 混合数据编秩

数据	<u>0.5</u>	<u>0.9</u>	1.4	<u>1.9</u>	<u>2.1</u>	2.8	3.1	4.6	5.3
秩	<u>1</u>	<u>2</u>	3	<u>4</u>	<u>5</u>	6	7	8	9

在表 2-24 中, 带底划线的数据为对照组数据, 相应的秩号也绘制了底划线, 则 R_1 的观察值,

$$r_1 = 1 + 2 + 4 + 5 = 12$$

查表可知 $C_u(0.05) = 12$, 即拒绝域为 $r_1 \leqslant 12$, 当前结果是 $r_1 = 12$, 处于拒绝域, 故拒绝 H_0, 说明血清对白血病有抑制作用.

2) 大样本情形

利用排列组合计算准确概率, 当 n 较小时, 计算还比较容易, 但当 n 较大时, 则一般考虑采用中心极限定理的处理方法. 可以证明, 当 H_0 为真时, 尤其是当 $n_1, n_2 \geqslant 10$ 时, 统计量 R_1 有如下近似,

$$R_1 \sim N\left(\mu_{R_1}, \sigma_{R_1}^2\right) \tag{2-76}$$

其中

$$\mu_{R_1} = E(R_1) = \frac{n_1(n_1 + n_2 + 1)}{2}, \quad \sigma_{R_1}^2 = D(R_1) = \frac{n_1 n_2(n_1 + n_2 + 1)}{12} \tag{2-77}$$

将 (2-76) 进行标准化,

$$U = \frac{R_1 - \mu_{R_1}}{\sigma_{R_1}} \sim N(0,1) \tag{2-78}$$

则 U 可作为检验统计量, 在给定的检验水平下进行检验即可.

例 23 为了确定某同学是否改变玩电脑游戏的习惯, 在前后两个月中, 跟踪调查了多天 (单位: h), 数据列于表 2-25, 若生活习惯没有太多变化, 至多差一个平移, 取显著性水平为 0.05, 试判断生活习惯有无显著差异.

表 2-25   每天沉迷电脑游戏时间   (单位: h)

第 1 个月	7.0	3.5	9.6	8.1	6.2	5.1	10.4	4.0	2.0	10.5		
第 2 个月	5.7	3.2	4.2	11.0	9.7	6.9	3.6	4.8	5.6	8.4	10.1	5.5	12.3

解 分别以 μ_1, μ_2 表示前后两个月内平均每天玩游戏时长, 则作假设为

$$H_0: \mu_1 = \mu_2; \quad H_1: \mu_1 \neq \mu_2$$

对数据进行混合, 编秩, 列于表 2-26.

表 2-26   混合数据编秩

数据	2.0	3.2	3.5	3.6	4.0	4.2	4.8	5.1	5.5	5.6	5.7	6.2
秩号	1	2	3	4	5	6	7	8	9	10	11	12
数据	6.9	7.0	8.1	8.4	9.6	9.7	10.1	10.4	10.5	11.0	12.3	
秩号	13	14	15	16	17	18	19	20	21	22	23	

由此得到第一个月数据的秩和 R_1 的具体值 r,

$$r_1 = 1 + 3 + 5 + 8 + 12 + 14 + 15 + 17 + 20 + 21 = 116$$

当 H_0 为真时,

$$E(R_1) = \frac{1}{2}n_1(n_1 + n_2 + 1) = \frac{1}{2} \times 10 \times (10 + 13 + 1) = 120$$

$$D(R_1) = \frac{1}{12} n_1 n_2 (n_1 + n_2 + 1) = \frac{1}{12} \times 10 \times 13 \times (10 + 13 + 1) = 260$$

可知当 H_0 为真时, 近似存在 $R_1 \sim N[E(R_1), D(R_1)] = N(120, 260)$, 则拒绝域为 $u = \dfrac{|R_1 - 120|}{\sqrt{260}} \geqslant u_{\alpha/2} = 1.96$, 将实际观测数据代入, 计算得到

$$u = \frac{|R_1 - 120|}{\sqrt{260}} = \frac{|116 - 120|}{\sqrt{260}} = 0.25 < 1.96 = u_{\alpha/2}$$

故接受 H_0, 说明玩游戏的习惯前后两个月没有什么差别.

3) 具有相同观察值的情形

实际上, 对于被检验的两组数据, 其中出现相同观察值的情况不可避免, 对于这种同值数据, 其秩的编定需要按照排列序号的均值取定, 例如混合后的两组数据排序为 $0, 1, 2, 2, 2, 3, 4, 4, 5, 6$, 则三个 2 的秩为 $(3 + 4 + 5)/3 = 4$, 而两个 4 的编号分别为 7 和 8, 则秩取定为 $(7 + 8)/2 = 7.5$.

将两个样本数据混合排序后, 若出现了 k 个秩相同的组, 设其中有 t_i 个数的秩为 a_i, $i = 1, 2, \cdots, k$, $a_1 < \cdots < a_k$, 则当 H_0 成立时, R_1 的均值仍使用 (2-77) 式计算, 但 R_1 的方差修订为

$$\sigma_{R_1}^2 = \frac{n_1 n_2 \left[n(n^2 - 1) - \sum_{i=1}^{k} t_i (t_i^2 - 1) \right]}{12 n (n - 1)} \tag{2-79}$$

在 k 较小时, 仍然可采用精确计算的形式实现检验, 也可以借助临界值表, 但此时应注意表载值是否近似可用. 当 $n_1, n_2 \geqslant 10$, H_0 为真, 且 k 不大时, 仍近似存在

$$R_1 \sim N\left(\mu_{R_1}, \sigma_{R_1}^2\right) \tag{2-80}$$

其中 μ_{R_1} 仍按照 (2-77) 式计算, 而 $\sigma_{R_1}^2$ 则按照 (2-79) 式计算, 则仍然采用 Z 作为检验统计量.

例 24 手机的操作系统对待机时间有很大影响, 即使电池容量相同、电量相同, 系统不同则待机时间也各不相同. 表 2-27 是测试两种手机快速充电相同时间后的待机时间 (单位: h). 设两样本相互独立, 两种型号手机所属总体至多差一个平移, 试检验第一种手机是否比第二种手机更省电 ($\alpha = 0.01$)?

表 2-27　两种型号手机的快充待机时间　　　　　　　　(单位: h)

型号 A	5.5	5.6	6.3	4.6	5.3	5.0	6.2	5.8	5.1	5.2	5.9	
型号 B	3.8	4.3	4.2	4.0	4.9	4.5	5.2	4.8	4.5	3.9	3.7	4.6

解　利用秩和检验法对两组数据在显著性水平 $\alpha = 0.01$ 下检验

$$H_0 : \mu_A = \mu_B; \quad H_1 : \mu_A > \mu_B$$

将数据混合、排队、编秩, 结果列于表 2-28, 其中型号 A 的数据与秩号以底画线标记.

表 2-28　混合数据的编秩

数据	3.7	3.8	3.9	4.0	4.2	4.3	4.5	4.5	4.6	<u>4.6</u>	4.8	4.9
秩号	1	2	3	4	5	6	7.5	7.5	9.5	<u>9.5</u>	11	12
数据	<u>5.0</u>	<u>5.1</u>	<u>5.2</u>	5.2	<u>5.3</u>	<u>5.5</u>	<u>5.6</u>	<u>5.8</u>	<u>5.9</u>	<u>6.2</u>	<u>6.3</u>	
秩号	<u>13</u>	<u>14</u>	<u>15.5</u>	15.5	<u>17</u>	<u>18</u>	<u>19</u>	<u>20</u>	<u>21</u>	<u>22</u>	<u>23</u>	

由题已知,

$$n_1 = 11, \quad n_2 = 12, \quad n = n_1 + n_2 = 23$$

$$r_1 = 9.5 + 13 + 14 + 15.5 + 17 + 18 + 19 + 20 + 21 + 22 + 23 = 192$$

$$\mu_{R_1} = \frac{1}{2} n_1 (n_1 + n_2 + 1) = 0.5 \times 11 \times (11 + 12 + 1) = 132$$

混合数据中, 秩相同的组包括 $\{4.5, 4.6, 5.2\}$, 共 3 组, 故 $k = 3$, R_1 的方差应该加以修订, 其中, 秩相同数据的个数为 2, 即 $t_1 = t_2 = t_3 = 2$, 则

$$\sum_{i=1}^{k} t_i \left(t_i^2 - 1 \right) = 3 \times 2 \times \left(2^2 - 1 \right) = 18$$

可知, 修正方差 R_1 为

$$\sigma_{R_1}^2 = \frac{11 \times 12 \times \left[23 \times \left(23^2 - 1 \right) - 18 \right]}{12 \times 23 \times (23 - 1)} = 16.236^2$$

当 H_0 为真时, 近似有

$$R_1 \sim N \left(\mu_{R_1}, \sigma_{R_1}^2 \right) = N \left(132, 16.236^2 \right)$$

则拒绝域为

$$u = \frac{r_1 - \mu_{R_1}}{\sigma_{R_1}} = \frac{192 - 132}{16.236} = 3.695 > 2.327$$

落在拒绝域内, 故接受 H_1, 认为第一种手机的待机时间较第二种手机要明显偏长.

2. 多样本 Kruskal-Wallis 秩和检验的基本原理

在上节讨论了两个总体分布的秩和检验问题, 对于多个总体的秩和检验, 常用的方法是 Kruskal-Wallis 方法.

Kruskal-Wallis 检验简称克氏检验 (KW), 它将两个独立样本 Wilcoxon 检验方法推广到了三组及更多组数据的比较上. KW 检验的基本原理与两样本 Wilcoxon 方法类似, 首先将 k 组数据混合, 并从小到大排列, 确定秩号, 当有相同数据时, 取编号平均为秩即可. 考虑到各组的数据量有所不同, 具体使用时不再比较秩和, 而是比较各组数据的秩和均值. 若做出的零假设 "H_0: k 个总体的分布相同" 为真, 则各组数据的秩和均值应该相差不大, 若它们相差太大, 则说明零假设有问题, 不被接受.

这样, 检验问题就可描述为: 设有 k 个连续型总体, 除位置参数不同外, 分布是相似的, 其分布函数分别为 $F_1(x), F_2(x), \cdots, F_k(x)$, 若从中抽取容量为 $n_j(j = 1, 2, \cdots, k)$ 的 k 个独立随机样本, 试检验各总体的分布是否相同.

在具体计算时, 借助了方差分析的解决思路, 考虑到目前尚未学习方差分析, 故先做简单介绍: 方差分析的基本原理是将不同因素影响下的试验结果进行分解, 分解为因素差异引起的作用 (记作 A) 和其他不明因素引起的随机误差 (记为 B), 然后将这两种作用进行比较, 若 A 远远大于 B, 则说明因素之间的差异对试验结果产生了显著不同的影响; 反之, 若 A 和 B 相差不大, 则说明因素之间的差异对试验结果产生的影响, 在效果上和随机误差属于同一个水平, 在这种情况下, 就不再把因素水平差异单独取出来进行考察, 而是统一看作随机误差, 从而认为没有本质差别.

具体计算时, 可以按照方差分析的线性模型格式书写, 对于上述问题, 则有: 假设有 k 个总体, 各取其样本, 含量为 n_j, 观察值的线性模型表达式为

$$x_{ij} = \mu + \alpha_i + \varepsilon_{ij}, \quad i = 1, 2, \cdots, n_j, j = 1, 2, \cdots, k \tag{2-81}$$

其中 x_{ij} 表示表 2-29 中多组观察数据的观察值. 则具体的检验可写为

$$H_0: \alpha_1 = \alpha_2 = \cdots = \alpha_k; \quad H_1: 至少有两个 \alpha_i \neq \alpha_j 不相等$$

表 2-29 多组数据的布置安排

观测	样本 1	样本 2	$\cdots$	样本 k
1	$x_{1,1}$	$x_{1,2}$	$\cdots$	$x_{1,k}$
2	$x_{2,1}$	$x_{2,2}$	$\cdots$	$x_{2,k}$
$\vdots$	$\vdots$	$\vdots$		$\vdots$
n_j	$x_{n_1,1}$	$x_{n_2,2}$	$\cdots$	$x_{n_k,k}$

令 x_{ij} 表示抽自第 j 个总体的样本的第 i 次观测, 各总体的样本观测重复数为 n_j, 对表 2-29 中所有数据进行排序, 并按照定秩规则, 分别赋予秩号, 则最小秩号为 1, 最大秩号 (在无相同数据的情况下) 为 $n = \sum_{j=1}^{k} n_j$. 记 $R_{i,j}$ 为观测值 x_{ij} 的秩, 则其秩号表 2-30 如下.

表 2-30　各样本观测值的秩号

观测	样本 1	样本 2	$\cdots$	样本 k
1	$R_{1,1}$	$R_{1,2}$	$\cdots$	$R_{1,k}$
2	$R_{2,1}$	$R_{2,2}$	$\cdots$	$R_{2,k}$
$\vdots$	$\vdots$	$\vdots$		$\vdots$
n_j	$R_{n_1,1}$	$R_{n_2,2}$	$\cdots$	$R_{n_k,k}$
秩和	$R_{\cdot 1}$	$R_{\cdot 2}$	$\cdots$	$R_{\cdot k}$
秩均值	$\overline{R}_{\cdot 1}$	$\overline{R}_{\cdot 2}$	$\cdots$	$\overline{R}_{\cdot k}$

为了表述方便, 给出如下的约定: 对每一个总体的样本, 其观测值秩和记为 $R_{\cdot j} = \sum\limits_{i=1}^{n_j} R_{ij}, j = 1, 2, \cdots, k$, 其秩均值 $\overline{R}_{\cdot j} = \dfrac{1}{n_j} \sum\limits_{i=1}^{n_j} R_{ij} = \dfrac{R_{\cdot j}}{n_j}$, 分别列于表 2-30 中的最后两行. 由上可知观察值的秩分别为 $1, 2, \cdots, n$, 所有数据的总秩和记为

$$R_{\cdot\cdot} = 1 + 2 + \cdots + n = \frac{1}{2} n (n+1) \tag{2-82}$$

按照方差分析的基本思想, 混合数据各秩的总离差平方和为

$$\mathrm{SS}_T = \sum_{j=1}^{k} \sum_{i=1}^{n_j} \left(R_{ij} - \overline{R}_{\cdot\cdot} \right)^2 = \sum\sum R_{ij}^2 - \frac{\overline{R}_{\cdot\cdot}^2}{n} = \frac{n(n+1)(n-1)}{12} \tag{2-83}$$

其中 $\sum\limits_{j=1}^{k} \sum\limits_{i=1}^{n_j} R_{ij}^2 = 1^2 + 2^2 + \cdots + n^2 = \dfrac{n(n+1)(2n+1)}{6}$ 是混合数据各秩的平方和. 为方便比较, 计算得到其总均方为 $\mathrm{MS}_T = \dfrac{\mathrm{SS}_T}{(n-1)} = \dfrac{n(n+1)}{12}$; 将上述总离差分解, 得到各样本处理间平方和为

$$\mathrm{SS}_A = \sum_{j=1}^{k} n_j \left(\overline{R}_{\cdot j} - \overline{R}_{\cdot\cdot} \right)^2 = \sum_{j=1}^{k} \frac{R_{\cdot j}^2}{n_j} - \frac{R_{\cdot\cdot}^2}{n} = \sum_{j=1}^{k} \frac{R_{\cdot j}^2}{n_j} - \frac{n(n+1)^2}{4} \tag{2-84}$$

用处理间平方和除以总均方, 就得到了 KW 检验统计量

$$H = \frac{\mathrm{SS}_A}{\mathrm{MS}_T} = \frac{\sum\limits_{j=1}^{k} \dfrac{R_{\cdot j}^2}{n_j} - \dfrac{n(n+1)^2}{4}}{\dfrac{n(n+1)}{12}} = \frac{12}{n(n+1)} \sum_{j=1}^{k} \frac{R_{\cdot j}^2}{n_j} - 3(n+1) \tag{2-85}$$

在零假设下, H 近似服从 $\mathrm{d}f = k-1$ 的 $\chi^2 (k-1)$ 分布.

为了更加深入地理解检验的本质, 对于上述得到的 KW 检验统计量, 分析如下: 事实上, KW 统计量 $H = \dfrac{12}{n(n+1)} \sum\limits_{j=1}^{k} n_j \left(\overline{R}_{\cdot j} - \overline{R}_{\cdot\cdot} \right)^2$ 也可以写成 $H = $

$$\frac{12}{n(n+1)} \sum_{j=1}^{k} \left\{ \frac{1}{n_j} \left(R_{\cdot j} - \frac{n_j(n+1)}{2} \right)^2 \right\},$$ 对其中的 $R_{\cdot j}$, 当零假设为真时, **概率**
$P\left(R_{ij} = r_{ij}\right)$ 可按照排列组合加以确定, 这相当于在 N 个研究对象和 k 种处理方法中, 把 N 个研究对象分配给第 i 种处理, 若分配的秩为 $R_{1,j}, R_{2,j}, \cdots, R_{n_j,j}$, 则所有可能的分法有 $\dfrac{N!}{\prod\limits_{i=1}^{k} n_i!}$ 种, 按等可能计算, 得到

$$P\left(R_{ij} = r_{ij}, j = 1, 2, \cdots, k, i = 1, 2, \cdots, n_j\right) = \frac{1}{n!} \prod_{j=1}^{k} n_j! \tag{2-86}$$

此外, 还可以计算得到 $E\left(\overline{R}_{\cdot j}\right) = \dfrac{n+1}{2}$, $D\left(\overline{R}_{\cdot j}\right) = \dfrac{(n-n_j)(n+1)}{12 n_j}$, $\mathrm{Cov}\left(\overline{R}_{\cdot i}, \overline{R}_{\cdot j}\right) = -\dfrac{n+1}{12}$.

这样改写的意义在于: 将所有数据按照从小到大的顺序合并成单一样本, 则样本含量为 n, 对于 n 个观察值来说, 平均秩是

$$\frac{1 + 2 + \cdots + n}{n} = \frac{n(n+1)}{2n} = \frac{n+1}{2} \tag{2-87}$$

对于含有 n_j 个观察值的第 j 个样本来说, 秩和的期望值是 $\dfrac{n_j(n+1)}{2}$. 若以 $R_{\cdot j}$ 表示第 j 个样本 (总体) 的实际秩和, 则 $R_{\cdot j} - \dfrac{n_j(n+1)}{2}$ 就表示 k 个样本 (总体) 中第 j 个样本的秩和与其均值的偏差. 在 H_0 为真的条件下, 所有样本的混合数据构成的单一随机样本, 其秩号应该在 k 个样本之间均匀地分布, 即各样本实际秩和与期望秩和之间的偏差 $R_{\cdot j} - \dfrac{n_j(n+1)}{2}$ 不应太大. KW 检验定义的统计量就是建立在偏差 $R_{\cdot j} - \dfrac{n_j(n+1)}{2}$ 基础之上的, 如果某些 $R_{\cdot j}$ 与 $\dfrac{n_j(n+1)}{2}$ 相差很大, 则可以考虑零假设不成立. 更严格地讲, H 实质上是

$$H = \frac{1}{S^2} \sum_{j=1}^{k} \left\{ \frac{1}{n_j} \left[R_{\cdot j} - \frac{n_j(n+1)}{2} \right]^2 \right\} \tag{2-88}$$

其中 $S^2 = \dfrac{1}{n-1} \sum\limits_{j=1}^{k} \sum\limits_{i=1}^{n_j} (R_{ij} - \overline{R}_{\cdot\cdot})^2 = \dfrac{1}{n-1} \sum\limits_{j=1}^{k} \sum\limits_{i=1}^{n_j} R_{ij}^2 - n\overline{R}_{\cdot\cdot}^2$, 如果没有相同观测值 (打结) 出现, 则有

$$S^2 = \frac{1}{n-1} \left[\frac{n(n+1)(2n+1)}{6} - \frac{n(n+1)^2}{4} \right] = \frac{n(n+1)}{12} \tag{2-89}$$

在实际应用时, 当 n_j 数值较小时, 和两样本秩和检验一样, 可以采用古典概型计算准确的概率, 从而完成检验. 当 $n = \sum\limits_{j=1}^{k} n_j$ 不太大时, 更具体地, 当 $k = 3$, $n_j > 5$ 时或者 $k > 3$ 时, 可采用近似计算. 当 n 较大时, 使用 H 统计量即可. 当样本数据中重复较多致使许多秩相同时, 特别是以等级表达的资料, 计算得到的 H 值有偏小的趋势, 这时需要按照如下修订,

$$H_C = \frac{H}{C} \tag{2-90}$$

其中, $C = 1 - \dfrac{1}{n^3 - n} \sum (t_j^3 - t_j)$, t_j 是第 j 个相同秩的个数.

一般来说, 对于 k 个总体, 其秩和检验的一般步骤如下: ① 作假设 H_0: 各总体分布相同; H_1: 各总体分布不完全相同; ② 将各样本混合后统一编秩, 相同数据的秩号按序号和取平均; ③ 计算各样本的秩和 $R_{.j}$, 计算统计量 H 值; ④ 在给定检验水平 α 自由度 $k - 1$ 后, 计算临界值 $\chi_\alpha^2 (k-1)$, 若 $H > \chi_\alpha^2 (k-1)$, 则拒绝 H_0, 反之则接受 H_0.

例 25   表 2-31 是三种不同人群的血浆总皮质醇测定数据, 在 $\alpha = 0.05$ 水平下, 检验它们有无显著性差异?

表 2-31   三种不同人群血浆总皮质醇测定值/$10^2 \mu$mol/L

观测重复	1	2	3	4	5	6	7	8	9	10
正常人	0.11	0.52	0.61	0.69	0.77	0.86	1.02	1.08	1.27	1.92
单纯性肥胖	0.17	0.33	0.55	0.66	0.86	1.13	1.38	1.63	2.04	3.75
皮质醇增多症	2.70	2.81	2.92	3.59	3.86	4.08	4.30	4.30	5.96	6.62

解   作零假设与备择假设, H_0: 各总体分布相同; H_1: 各总体分不完全不同; 将全部数据混合后统一编秩, 列于表 2-32.

表 2-32   混合数据与编秩

数据	0.11	0.17	0.33	0.52	0.55	0.61	0.66	0.69	0.77	0.86
秩号	1	2	3	4	5	6	7	8	9	10.5
数据	0.86	1.02	1.08	1.13	1.27	1.38	1.63	1.92	2.04	2.70
秩号	10.5	12	13	14	15	16	17	18	19	20
数据	2.81	2.92	3.59	3.75	3.86	4.08	4.30	4.30	5.96	6.62
秩号	21	22	23	24	25	26	27.5	27.5	29	30

记录各组数据的秩, 分列于表 2-33, 计算各组数据的秩和 R_i, 统计各组数据的容量 n_i,

表 2-33 分类标记各组数据的秩

观测重复		1	2	3	4	5	6	7	8	9	10
正常人	值	0.11	0.52	0.61	0.69	0.77	0.86	1.02	1.08	1.27	1.92
	秩	1	4	6	8	9	10.5	12	13	15	18
单纯性肥胖	值	0.17	0.33	0.55	0.66	0.86	1.13	1.38	1.63	2.04	3.75
	秩	2	3	5	7	10.5	14	16	17	19	24
皮质醇增多症	值	2.70	2.81	2.92	3.59	3.86	4.08	4.30	4.30	5.96	6.62
	秩	20	21	22	23	25	26	27.5	27.5	29	30

则

$$R_1 = 1 + 4 + 6 + 8 + 9 + 10.5 + 12 + 13 + 15 + 18 = 96.5;$$

$$R_2 = 117.5; \quad R_3 = 251; \quad n = \sum_{i=1}^{3} n_i = 30$$

计算 H 值,

$$H = \frac{12}{30 \times (30+1)} \left(\frac{96.5^2}{10} + \frac{117.5^2}{10} + \frac{251^2}{10} \right) - 3 \times (30+1) = 18.12$$

根据 $\alpha = 0.05, \mathrm{d}f = k-1 = 2$, 计算 $\chi_\alpha^2(\mathrm{d}f) = \chi_{0.05}^2(2) = 5.9915$, 因为 $H > \chi_{0.05}^2(2)$, 故拒绝 H_0, 即认为三种人群的血浆总皮质醇含量不同.

3. 多重比较秩和检验

当 KW 检验拒绝零假设后, 说明各总体分布不相同, 为此还需要进一步判别各总体之间的差别, 即比较哪两组样本之间有差异. 一种是使用 Nemenyi 方法, 它利用卡方分布进行检验; 另一种是 1964 年 Dunn 建议使用的检验方法, 将两样本差异的检验转化为类似于两正态总体均值差异的检验, 借助正态分布进行检验. 这两种方法分述如下.

1) Nemenyi 检验

Nemenyi 检验的具体步骤如下:

(1) 作假设 $H_0 : F(x_i) = F(x_j)(i, j = 1, 2, \cdots, k; i \neq j)$, $H_1 : H_0$ 不成立.

(2) 当各组样本数较大时, 下述的统计量服从自由度 $\mathrm{d}f = k-1$ 的 χ^2 分布, 其中 k 为组数

$$\chi_{i,j}^2 = \frac{\left(\overline{R}_{.i} - \overline{R}_{.j} \right)^2}{\frac{n(n+1)}{12} \left(\frac{1}{n_i} + \frac{1}{n_j} \right)} \sim \chi^2(k-1) \tag{2-91}$$

(3) 根据显著性水平 α 和自由度 $\mathrm{d}f = k-1$, 计算或查询 χ^2 的临界值 χ_α^2, 若 $\chi_{i,j}^2 > \chi_\alpha^2$, 则拒绝 H_0, 认为第 i 个总体与第 j 个总体的分布不同; 反之则不能拒绝 H_0.

2) Dunn 统计量

Dunn 在 1964 年提出了另一个检验统计量, 对于两样本之间的差异 d_{ij}, 其计算公式为

$$d_{ij} = \frac{|\overline{R}_{\cdot i} - \overline{R}_{\cdot j}|}{\mathrm{SE}} = \frac{1}{\mathrm{SE}} \left(\frac{R_{\cdot i}}{n_i} - \frac{R_{\cdot j}}{n_j} \right) \tag{2-92}$$

其中, SE 为两平均秩差的标准误, 其计算如下,

$$\mathrm{SE} = \sqrt{\mathrm{MS}_T \left(\frac{1}{n_i} + \frac{1}{n_j} \right)} = \sqrt{\frac{1}{12} n \left(n + 1 \right) \left(\frac{1}{n_i} + \frac{1}{n_j} \right)} \tag{2-93}$$

$$(i, j = 1, 2, \cdots, k; i \neq j)$$

当 $n_i = n_j$ 时, 简化为

$$\mathrm{SE} = \sqrt{\frac{1}{6} k \left(n + 1 \right)} \tag{2-94}$$

根据样本数据计算 d_{ij}, 在给定的检验水平 α 下, 若 $|d_{ij}| \geqslant U_{1-\alpha^*}$, 则表示第 i 和第 j 处理之间有显著差异; 反之则表示差异不显著. 其中, $\alpha^* = \dfrac{\alpha}{k\left(k-1\right)}$, U 是标准正态分布的分位点.

就上述两种检验方法而言, Nemenyi 方法中的 χ^2 统计量, 与 Dunn 中的统计量的关系是 $\chi^2 = d^2$, 一般来说 Nemenyi 法要更保守一些.

2.3.7 游程检验

1. 游程检验的基本原理

假如有一个观察值序列 $aabbabaaabb$, 其中相同元素的连续部分称为一个游程, 游程中包含的元素个数称为该游程的长度, 记作 L; 整个序列中包含的游程的个数称为游程总数, 记作 R. 以该序列为例, 其结构如图 2-8 所示.

$$\underbrace{\underbrace{aa}_{2}\underbrace{bb}_{2}\underbrace{a}_{1}\underbrace{b}_{1}\underbrace{aaa}_{3}\underbrace{bb}_{2}}_{6}$$

图 2-8 游程的结构说明

在这个序列中, 将相同元素归为一个游程, 则共有 6 个游程, 即 $R = 6$; 其中各游程长度分别为 $2, 2, 1, 1, 3, 2$. 所谓游程检验, 就是根据游程的总数 R 或者游程的长度进行假设检验.

游程检验常常用来检验样本的随机性或两个总体分布是否相同, 在判断一个数据序列的随机性时, 通过将数据转为 0-1 游程数据, 根据 1- 游程及 0- 游程数目是否与理想随机序列期望值相一致来判别, 本质上, 则是判定数据在 0 和 1 子块之间是否振荡太快或太慢.

在判断两个总体分布是否相同时, 先将两个样本数据 x 和 y 混在一起, 自小到大排序后, 凡是原来属于 x 样本的数据, 全部置为 0, 凡是全部属于原来 y 样本的数据, 全部转为 1, 这样得到 0-1 游程. 一般来说, 若 x 和 y 的总体分布相同, 则两个样本能充分的混合, 此时的 R 不应该太大和太小, 据此可进行检验.

1) 样本随机性检验

设有来自总体 X 的样本观察值序列 $x_1, x_2, \cdots, x_n$, 以观察值中位数为分类标准, 将观察值中小于中位数的数据, 全部以 0 标记, 将大于或等于中位数的观察值, 以 1 标记, 则样本观察值转化为由 0 和 1 组成的游程序列. 由 "0" 构成的游程称为 0- 游程, 由 "1" 构成的序列称为 1- 游程, 统计整个序列中的 0- 游程个数和 1- 游程个数, 分别以 n_1, n_2 记录.

一般而言, 当样本为随机样本时, 则由样本数据转化成的 0-1 序列, 其游程总数 R 不应太大或太小. 或者说, 序列中每个游程的长度, 都不应该太大. 将这种思想转化为检验样本随机性的逻辑, 则得到假设检验的零假设和备择假设. 即

$$H_0 : \text{样本是随机性的}; \quad H_1 : \text{样本不是随机性的}$$

根据上述的逻辑, 可以以游程总数 R 作为解决检验问题的切入点, 也可以以游程长度 L 作为解决问题的切入点, 这里只介绍以游程总数 R 进行检验的方法, 以游程长度 L 进行检验的方法, 请参考相关的参考书.

当把样本序列 $x_1, x_2, \cdots, x_n$ 转为 0-1 序列后, 则游程总数 R 的范围为

$$2 \leqslant R \leqslant 2 \min\{n_1, n_2\} + 1 \tag{2-95}$$

其中 $R = 2$ 对应着极端的分布序列 $00 \cdots 011 \cdots 1$ 或 $11 \cdots 100 \cdots 0$, 而 $R = 2\min\{n_1, n_2\} + 1$ 则对应着极端的分布序列 $010101 \cdots 010$ 或 $101010 \cdots 101$.

由于 0-1 序列只有 "0" 和 "1" 这两个不同的标识符号, 因此, 实际观察后会发现, 序列中的 0-游程和 1-游程只能是相间排列 (否则就构成同一个游程), 即 0-游程个数 n_1 与 1- 游程个数 n_2 只能是相等或者仅仅差 1. 由此, 应用排列组合即可确定游程总数 R 的概率分布.

当 $R = 2k$ 为偶数时,

$$P(R = 2k) = \frac{2C_{n_1-1}^{k-1} \cdot C_{n_2-1}^{k-1}}{C_{n_1+n_2}^{n_1}} \quad (k = 1, 2, \cdots, n_2) \tag{2-96}$$

当 $R = 2k + 1$ 为偶数时,

$$P(R = 2k+1) = \frac{C_{n_1-1}^{k-1} \cdot C_{n_2-1}^{k} + C_{n_1-1}^{k} \cdot C_{n_2-1}^{k-1}}{C_{n_1+n_2}^{n_1}} \quad k = 1, 2, \cdots, \min\{n_1, n_2\}$$

$$\tag{2-97}$$

根据这两个计算公式, 对于给定的检验水平 α, 可计算出 R 的临界值 R_L, R_U, 使之满足

$$P(R \leqslant R_L) \leqslant \frac{\alpha}{2}, \quad P(R \geqslant R_U) \leqslant \frac{\alpha}{2} \tag{2-98}$$

从而满足

$$P(R \leqslant R_L) + P(R \geqslant R_U) \leqslant \alpha \tag{2-99}$$

这样 (R_L, R_U) 就界定了 R 的接受域, 即 $(1 - \alpha) \times 100\%$ 置信区间.

在实际使用时, 多数都是根据给定的 α 和序列的 n_1, n_2, 查取游程检验临界值表. 此外, 当 n_1, n_2 较大时, 还可根据中心极限定理, 考虑使用近似正态分布来实现游程总数 R 的检验, 即将检验问题转化为 U 检验, 使用的统计量为

$$U = \frac{R - \left(1 + \dfrac{2n_1 n_2}{n_1 + n_2}\right)}{\sqrt{\dfrac{2n_1 n_2 (2n_1 n_2 - n_1 - n_2)}{(n_1 + n_2)^2 (n_1 + n_2 - 1)}}} \dot{\sim} N(0, 1) \tag{2-100}$$

一般的, 当 n_1, n_2 都大于 10 的情况下, (2-100) 式的计算精度已经满足需要.

2) 两个总体的分布检验

利用游程总数 R 可以检验样本的随机性, 还可以检验两个总体分布的一致性. 对于两个总体的比较, 做出假设:

H_0: 两个总体的分布相同; $\quad H_1$: 两个总体的分布不同.

设 $x_1, x_2, \cdots, x_{n_1}$ 是取自总体 X 的样本观察值, 设 $y_1, y_2, \cdots, y_{n_2}$ 是取自总体 Y 的样本观察值. 将它们混合在一起后, 按照从小到大排序. 在混合序列中, 凡是来自 X 样本的数据, 均记为 0, 凡是来自 Y 样本的数据, 均记为 1, 记它的游程总数为 R.

一般地, 当 H_0 成立时, 两个样本观察值可看作是来自同一总体的数据, 它们能够很好地混合在一起, 在这种情况下, 游程总数 R 将不会太小, 否则就认为不正常, 就有理由拒绝 H_0.

具体实施时, 根据给定的显著性水平 α, 以及 0-游程数 n_1 和 1-游程数 n_2, 查取游程总数检验表, 得到满足 $P(R \leqslant C) \leqslant \alpha$ 的最大 C 值, 记作 C_α, 当混合样本观察值对应的 0-1 序列中游程数 $R \leqslant C_\alpha$ 时, 就拒绝 H_0.

当两组数据中出现相同观察值时, 游程总数 R 按折中计算如下,

$$R = \frac{r_1 + r_2}{2} \tag{2-101}$$

其中, r_1 是对混合序列中的相同观察值进行布置, 然后计算得到的最小总游程数; r_2 则是计算得到的最大总游程数.

当 n_1, n_2 较大时, 比如都超过 10 个时, 仍然可以使用前述 (2-100) 式计算, 除此之外, 还有一个更加简单的 U-检验公式

$$U = \frac{R - 2n\alpha\beta}{2\alpha\beta\sqrt{n}} \sim N(0,1) \tag{2-102}$$

其中, $n = n_1 + n_2$, $\alpha = \dfrac{n_1}{n}$, $\beta = \dfrac{n_2}{n}$, 当 $n_1, n_2 > 10$ 时, 可给出很好的近似结果.

例 26 某次测定数据如下: 98, 67, 84, 109, 99, 82, 89, 103, 84, 115, 89, 128, 82, 103, 75, 88, 90, 106, 115, 104, 94, 113, 112, 101, 109, 试进行游程检验.

解 根据题意, 做出假设:

H_0: 本次测定数据具有随机性; H_1: 本次测定数据不具有随机性

样本含量 $n = 25$, 计算得到样本数据的中位数 $x_{\text{mid}} = 99$.

统计数据形成 0-1 游程, 其中含有 12 个 0 值, 13 个 1 值, 原始数据按照中位数转为游程如下: 0001100101010100011101111.

统计 0-游程, 有 7 个, 每个 0-游程的长度为: 3, 2, 1, 1, 1, 3, 1;

统计 1-游程, 有 7 个, 每个 1-游程的长度为: 2, 1, 1, 1, 1, 3, 4;

则数据的 14 个游程长度排列为 3, 2, 2, 1, 1, 1, 1, 1, 1, 1, 3, 3, 1, 4.

计算得到临界值满足 $8 < R < 19$, 故接受 H_0.

第3章 参 数 估 计

3.1 点 估 计

利用样本对总体参数进行估计, 可以分为两类, 一类是对总体参数的值进行估计, 即点估计; 另一类是对总体参数的合理变动范围进行估计, 即区间估计. 在点估计中, 常用的方法包括数字特征法、顺序统计量法、矩估计法、最大似然法等, 本章介绍其中的矩估计法和最大似然法. 区间估计包括正态总体和非正态总体参数的区间估计, 正态总体参数区间估计包括单一正态总体和两个正态总体参数的区间估计, 非正态总体参数的区间估计包括二项分布和泊松分布的参数的区间估计等. 区间估计的方法有最大似然法、枢轴量法, 以及针对二项分布等非正态分布的精确估计等.

3.1.1　矩估计法

矩估计的总体思路是: 若总体 X 的 k 阶矩存在 $(E(X^k) = \mu_k)$, 则当阶数 k->∞ 时, 样本的 k 阶矩会以概率 P 收敛到总体的 k 阶矩, 即 $A_k \xrightarrow{P} \mu_k$, 更进一步, 若函数 g 为连续函数, 则 $g(A_1, A_2, \cdots, A_k) \xrightarrow{P} g(\mu_1, \mu_2, \cdots, \mu_k)$. 这样, 对于总体的各阶矩, 都可写成一个含待估参数的方程, 求解总体各阶矩表达式构成的方程组, 可得到各待估参数的解 (以总体各阶矩表达), 将总体矩以样本矩代换, 则可得到各估计参数的表达式, 代入样本数据, 可得到其值, 即点估计.

具体地, 根据随机变量的类型, 矩估计方法的叙述稍有不同, 当 X 为连续型随机变量时, 则设概率密度为 $f(x, \theta_1, \theta_2, \cdots, \theta_k)$, 若为离散型随机变量, 则设分布律为 $P\{X = x\} = p(x, \theta_1, \theta_2, \cdots, \theta_k)$, 其中 $\theta_1, \theta_2, \cdots, \theta_k$ 是需要估计的参数, $X_1, X_2, \cdots, X_n$ 是源于总体 X 的样本.

根据矩估计的思路, 若总体的前 k 阶矩存在, 则表达为

$$\mu_k = E(X^k) = \begin{cases} \displaystyle\int_{-\infty}^{\infty} x^k f(x, \theta_1, \theta_2, \cdots, \theta_k)\mathrm{d}x, & X\text{连续型} \\ \displaystyle\sum_{x \in R_x} x^k p(x, \theta_1, \theta_2, \cdots, \theta_k), & X\text{离散型} \\ k = 1, 2, \cdots \end{cases} \tag{3-1}$$

式中, R_x 是离散随机变量 X 的可能取值范围. 从上述的表达式可以看出, 无论是连续型随机变量的前 k 阶矩, 还是离散型随机变量的前 k 阶矩, 积分或求和的最终

结果, 都可以看作是参数 $\theta_1, \theta_2, \cdots, \theta_k$ 的函数, 以连续型为例,

$$\mu_k = \int_{-\infty}^{\infty} x^k f(x, \theta_1, \theta_2, \cdots, \theta_k) \mathrm{d}x = \mu_k(\theta_1, \theta_2, \cdots, \theta_k), \quad k = 1, 2, \cdots \quad (3\text{-}2)$$

具体到 k 的每一个值, 则有

$$\begin{cases} \mu_1 = \mu_1(\theta_1, \theta_2, \cdots, \theta_k) \\ \mu_2 = \mu_2(\theta_1, \theta_2, \cdots, \theta_k) \\ \quad \vdots \\ \mu_k = \mu_k(\theta_1, \theta_2, \cdots, \theta_k) \end{cases} \quad (3\text{-}3)$$

这个方程组包含 k 个方程, 含 k 个未知参数, 则联立求解, 可得到各个 θ 值, 即

$$\begin{cases} \theta_1 = \theta_1(\mu_1, \mu_2, \cdots, \mu_k) \\ \theta_2 = \theta_2(\mu_1, \mu_2, \cdots, \mu_k) \\ \quad \vdots \\ \theta_k = \theta_k(\mu_1, \mu_2, \cdots, \mu_k) \end{cases} \quad (3\text{-}4)$$

在上述解中, 实际上各个均值 $\mu_i (i = 1, 2, \cdots, k)$ 是未知的, 但根据依概率收敛的定义, 存在

$$\begin{cases} A_1 \xrightarrow{P} \mu_1 \\ A_2 \xrightarrow{P} \mu_2 \\ \quad \vdots \\ A_k \xrightarrow{P} \mu_k \end{cases} \quad (3\text{-}5)$$

这样, 将上述解中的各个 μ_i 用样本矩 $A_i (i = 1, 2, \cdots, k)$ 替换, 则得到各个参数的估计值, 即

$$\hat{\theta}_i = \theta_i(A_1, A_2, \cdots, A_k), \quad i = 1, 2, \cdots, k \quad (3\text{-}6)$$

其中 $A_k = \dfrac{1}{n} \sum\limits_{i=1}^{n} X_i^k$, 因为 $\hat{\theta}_i$ 是通过样本的矩估算得到, 称为矩估计量, 将样本各观察值代入到计算式中, 可得到参数的矩估计值.

例 1 设总体的均值为 μ, 方差为 σ^2, 但它们的具体值未知, 若从该总体抽取了样本 $X_1, X_2, \cdots, X_n$, 试求解参数 μ, σ^2 的矩估计量.

解 (1) 写出各阶矩的表达式. 本题有 2 个参数, 则只需写出前 2 阶矩即可,

$$\begin{cases} \mu_1 = E(X) = \mu \\ \mu_2 = E(X^2) = D(X) + [E(X)]^2 = \sigma^2 + \mu^2 \end{cases}$$

(2) 求解关于两参数的方程组 (形参与实际参数的对应关系为: $\theta_1 \leftrightarrow \mu, \theta_2 \leftrightarrow \sigma^2$), 得到参数 μ, σ^2 关于矩的解,

$$\begin{cases} \mu = \mu_1 \\ \sigma^2 = \mu_2 - \mu_1^2 \end{cases}$$

(3) 将上述的总体矩 μ_1, μ_2, 由样本矩 A_1, A_2 代换, 并具体化其表达式, 则有

$$\begin{cases} \hat{\mu} = A_1 = \dfrac{1}{n}\sum_{i=1}^{n} X_i^1 = \overline{X} \\ \hat{\sigma}^2 = A_2 - A_1^2 = \dfrac{1}{n}\sum_{i=1}^{n} X_i^2 - \left(\overline{X}\right)^2 = \dfrac{1}{n}\sum_{i=1}^{n}\left(X_i - \overline{X}\right)^2 \end{cases}$$

整理得到

$$\begin{cases} \hat{\mu} = \overline{X} \\ \hat{\sigma}^2 = \dfrac{1}{n}\sum_{i=1}^{n}\left(X_i - \overline{X}\right)^2 \end{cases} \tag{3-7}$$

在本题中, 并未就总体 X 的分布做出假设, 但结果已表明: 总体均值与方差的矩估计量, 并不因为总体分布的不同而不同.

3.1.2   最大似然估计法

最大似然法和矩估计法相类似, 首先将来自同一总体各样本的联合分布函数表达成含有待估参数的似然函数, 这个似然函数实质上是多维随机变量的联合分布函数, 但它含有未知参数, 因此可以认为联合分布函数的值是由未知参数控制的, 也即参数的变化会引起似然函数变化, 也就是联合分布概率的变化.

之所以称之为最大似然法, 是基于这样的考虑: 在正常情况下得到了一批样本, 既然正常情况下已经取得了这些样本, 我们就认为, 在当前未知参数的控制下, 这批样本出现的概率就比较大, 我们当然不会再去考虑那些使样本点出现较少的参数值. 基于此, 若找到使得联合概率达到极大的参数值, 自然更符合实情. 这样, 通过求解函数的极大值, 得到待估计的参数.

具体地, 若总体 X 为离散型随机变量, 则分布律 $P\{X = x\} = p(x; \theta)$; 其中的 θ 为未知参数, 其取值范围 Θ; 设 $X_1, X_2, \cdots, X_n$ 是抽取自总体 X 的样本, 则它们的联合分布为 $\prod\limits_{i=1}^{n} p(x_i; \theta)$, 对于已经取得的样本, 其观察值 $x_1, x_2, \cdots, x_n$ 已经出现, 可知样本 $X_1, X_2, \cdots, X_n$ 取得这些观察值得概率为

$$\begin{aligned} & P\{X_1 = x_1, X_2 = x_2, \cdots, X_n = x_n\} \\ &= \prod_{i=1}^{n} p(x_i; \theta) = L(x_1, x_2, \cdots, x_n, \theta) = L(\theta) \end{aligned} \tag{3-8}$$

由此可知, 样本 $X_1, X_2, \cdots, X_n$ 取得观察值 $x_1, x_2, \cdots, x_n$ 的概率随参数 θ 而改变, 称上述 $L(\theta)$ 为样本的似然函数.

根据似然法的思想, 既然样本 $X_1, X_2, \cdots, X_n$ 已经取得了观察值 $x_1, x_2, \cdots, x_n$, 我们自然会认为样本取这些观察值的概率是一个较大的概率, 在观察值已经确定的条件下 (样本已经抽取完成), 这个概率随着参数 θ 变化, 此时的观察值, 虽然已经确定是一个大概率事件, 但并一定是最大的概率事件, 我们希望让联合分布概率达到最大的那个 θ 作为参数的估计值. 即

$$L(x_1, x_2, \cdots, x_n, \hat{\theta}) = \max[L(x_1, x_2, \cdots, x_n, \theta)] \tag{3-9}$$

通过求解极值问题, 得到与样本观察值 $x_1, x_2, \cdots, x_n$ 有关的 $\hat{\theta}$, 称之为最大似然估计量 (值).

以上是离散型随机变量的最大似然法, 若总体 X 为连续型随机变量, 则其概率密度为 $f(x; \theta)$, 此时, 样本取得观察值的联合概率密度为 $\prod\limits_{i=1}^{n} f(x_i; \theta)$, 仍然设 $x_1, x_2, \cdots, x_n$ 为对应样本的观察值, 则随机点 $X_1, X_2, \cdots, X_n$ 落在点 $(x_1, x_2, \cdots, x_n)$ 的邻域内的概率, 可近似的写为 $\prod\limits_{i=1}^{n} f(x_i; \theta)\mathrm{d}x_i$, 这里 $\prod\limits_{i=1}^{n} \mathrm{d}x_i$ 可看作是边长分别为 $\mathrm{d}x_1, \mathrm{d}x_2, \cdots, \mathrm{d}x_n$ 的 n 维的立方体, 它构成了点 $(x_1, x_2, \cdots, x_n)$ 的多维空间邻域. 这个概率在样本点取定后, 仍然只是参数 θ 的函数, 邻域 $\prod\limits_{i=1}^{n} \mathrm{d}x_i$ 不会随参数 θ 改变, 故实际上不予考虑 $\prod\limits_{i=1}^{n} \mathrm{d}x_i$ 的影响.

$$L(\theta) = L(x_1, x_2, \cdots, x_n; \theta) = \prod_{i=1}^{n} f(x; \theta) \tag{3-10}$$

和离散型一样, 只取使联合分布概率取得最大值的那个 θ, 作为参数 θ 的估计值 $\hat{\theta}$. 得到

$$L(x_1, x_2, \cdots, x_n, \hat{\theta}) = \max[L(x_1, x_2, \cdots, x_n, \theta)]$$

无论是离散型随机变量还是连续型随机变量, 最大似然估计问题, 最终都转化为求极大值问题, 在实际的应用中, $p(x; \theta), f(x; \theta)$ 关于参数 θ 都是可微的, 通过求解 $\dfrac{\mathrm{d}}{\mathrm{d}\theta}L(\theta) = 0$ 得到参数 θ 的估计值 $\hat{\theta}$. 但在实际的求解过程中, 由于函数 $L(\theta)$ 与 $\ln L(\theta)$ 具有相同的变化趋势, 它们在同一个 θ 值上取得极值, 故常常转化为求方程 $\dfrac{\mathrm{d}}{\mathrm{d}\theta}\ln(L(\theta)) = 0$ 的解. 其中的对数运算, 是把联合分布中的 $\prod\limits_{i=1}^{n} p(x_i; \theta)$ 或者 $\prod\limits_{i=1}^{n} f(x_i; \theta)$ 转为求和计算, 以方便求解, 此时这一方程称为对数似然方程.

例 2　设总体 $X \sim N(\mu, \sigma^2)$, 其中 μ, σ^2 未知, 若取得 X 的一个样本观察值为 $x_1, x_2, \cdots, x_n$, 求 μ, σ^2 的最大似然估计.

解　(1) 首先写出正态分布的概率密度,

$$f(x; \mu, \sigma^2) = \frac{1}{\sqrt{2\pi}\sigma} \exp\left(-\frac{(x-\mu)^2}{2\sigma^2}\right)$$

(2) 写出似然函数, 得到

$$L(\mu, \sigma^2) = \prod_{i=1}^{n} \frac{1}{\sqrt{2\pi}\sigma} \exp\left(-\frac{(x_i-\mu)^2}{2\sigma^2}\right) = (2\pi)^{-\frac{n}{2}} \left(\sigma^2\right)^{-\frac{n}{2}} \exp\left[-\frac{1}{2\sigma^2}\sum_{i=1}^{n}(x_i-\mu)^2\right]$$

(3) 转化为对数似然函数, 则有

$$\ln L = -\frac{n}{2}\ln(2\pi) - \frac{n}{2}\ln\sigma^2 - \frac{1}{2\sigma^2}\sum_{i=1}^{n}(x_i-\mu)^2$$

(4) 根据求极值的微分法, 得到

$$\frac{\partial \ln L}{\partial \mu} = \frac{\sum\limits_{i=1}^{n} x_i - n\mu}{\sigma^2} = 0, \quad \frac{\partial \ln L}{\partial(\sigma^2)} = -\frac{n}{2\sigma^2} + \frac{\sum\limits_{i=1}^{n}(x_i-\mu)^2}{2(\sigma^2)^2} = 0$$

解得

$$\hat{\mu} = \frac{1}{n}\sum_{i=1}^{n} x_i = \overline{x}, \quad \hat{\sigma}^2 = \frac{1}{n}\sum_{i=1}^{n}(x_i - \overline{x})^2$$

至此, 我们学习了两种主要的参数估计方法, 相对而言, 最大似然法的理论基础优良, 应用广泛, 但它要求分布类型必须已知; 另外, 在求解方程组时有可能比较困难. 矩估计法与总体的分布无关, 估计参数时, 不需要首先给出总体的分布类型, 使用起来比较方便, 但有时其估算精度不及最大似然法.

3.2　评选估计量

在对总体参数进行估计时, 可以使用不同的方法, 从而得到不同的估计值. 但是, 从本质上讲, 某一总体的参数是一个客观存在, 它不因估计方法的不同而改变, 是具有唯一性的一个值, 虽然采用不同方法, 借助样本数据对其进行了估计, 但这些估计结果之间不可能完全相同, 也即存在优劣之分, 那么, 怎么判断一个估计结果的优劣呢?

要考察一个事物的优劣, 首先应该结合事物本身的属性或特点来考虑, 也就是常说的因地制宜, 不管使用哪种方法进行估计, 最终都是让样本数据参与到实际计算中. 以样本作为评选估计量优劣的突破口, 无非从样本含量的大小、样本均值的变化趋势、样本方差的离散程度等方面进行考虑. 从这三个方面展开讨论, 就得到了估计参数时的三个评选标准: 无偏性、有效性、相容性. 这一节, 我们探讨从这三个角度考察一个估计量的优劣问题.

1. 无偏性

设 $\hat{\theta}$ 是未知参数 θ 的估计量, 若 $\hat{\theta}$ 的期望等于被估计参数 θ, 即存在 $E(\hat{\theta}) = \theta$, 则称 $\hat{\theta}$ 是参数 θ 的无偏估计量.

对无偏估计量的理解, 可以从两个方面进行讨论, 一是评价标准的着眼点, 二是如何理解无偏性. 从定义可以看出, 无偏估计是站在期望的角度看待估计的好坏. 所谓估计量的无偏性, 是说对于某些样本值, 由这个估计量得到的估计值, 和客观存在的唯一真值相比, 有的偏大, 有的偏小, 若多次使用这一估计量进行估算, 就 "平均" 来说, 该估计量的偏差为零, 这个偏差为零, 是总的来看为零, 若具体到某次个别的估计计算, 则不一定偏差为零, 也可以说从系统的角度看是无系统误差的. 常见的无偏估计量包括:

样本平均数 $\overline{X} = \dfrac{1}{n} \sum\limits_{i=1}^{n} X_i$ 是总体均值 μ 的无偏估计, 即 $E(\overline{X}) = \mu$.

样本方差 $S^2 = \dfrac{1}{n-1} \sum\limits_{i=1}^{n} (X_i - \overline{X})^2$ 是总体方差 σ^2 的无偏估计, 即 $E(S^2) = \sigma^2$.

在第 4 章, 我们还会学到更多的无偏估计量, 如 MS_A, MS_B 等均方期望, 在特定的条件下 (方差分析零假设) 它们就成为随机误差的无偏估计.

2. 有效性

设 $\hat{\theta}_1, \hat{\theta}_2$ 是未知参数 θ 的两个无偏估计量, 若样本容量相同, 且 $D(\hat{\theta}_1) < D(\hat{\theta}_2)$, 则称 $\hat{\theta}_1$ 比 $\hat{\theta}_2$ 有效.

从上述定义可以看出, 有效性是具有相对性的概念, 它从方差的角度来考察估计量的优劣. 方差表达的是平均的偏离程度, 方差越小, 偏离越小. 当 $\hat{\theta}_1$ 比 $\hat{\theta}_2$ 的方差小时, 说明在样本含量相同的条件下, $\hat{\theta}_1$ 的观察值比 $\hat{\theta}_2$ 更密集地出现在真值 θ 的附近, 自然认为 $\hat{\theta}_1$ 比 $\hat{\theta}_2$ 有效.

例如, 从一个正态总体中, 抽取样本含量为 n 的样本, 样本平均数的方差为 $\sigma_{\overline{x}}^2 = \dfrac{\sigma^2}{n}$, 当 n 充分大时, 中位数的方差为 $\sigma_m^2 = \dfrac{\pi}{2} \dfrac{\sigma^2}{n}$, 对比可知, 中位数的方差是样本平均数的方差的 $\dfrac{\pi}{2}$ 倍, 当使用它们作为总体均值 μ 的估计量时, 样本平均数要比中位数更具有效性.

3. 相容性

相容性又称相合性、一致性, 这一评价标准从样本容量的角度评判了估计量的优劣. 设 $\hat{\theta}$ 为未知参数 θ 的估计量, 若样本容量 n 充分大时, $\hat{\theta}$ 以概率 1 充分接近 θ, 即对于任意给定的 $\varepsilon > 0$, 总有 $\lim\limits_{n \to x} p(|\hat{\theta} - \theta| < \varepsilon) = 1$, 则称 $\hat{\theta}$ 为参数 θ 的相容估计量、一致估计量.

相容性是对估计量的基本要求, 若统计量不具有相容性, 那么不管样本容量多大, 估计量的值都不能稳定在待估参数的真值上, 都不能将 θ 估计得足够准确, 当然, 这样的估计量也是不可取的.

上述的这三条评价标准, 是评价估计量的基本标准, 满足这些标准的估计量, 可以看作是一个不错的估计量. 除此之外, 还有其他的一些标准, 本书不再讨论了.

3.3   区 间 估 计

3.3.1   区间估计的一般原理

由于样本具有随机性、不恒定性, 若在同一整体中进行反复抽样, 然后利用这些样本值进行估计, 对同一个估计量来说, 不同的样本值将计算出不同的点估计, 每个点估计都只能给出总体参数的一个近似值, 却不能给出该近似值的精确程度, 也无法对该精确程度进行说明.

例如, 设有一个包含 10 个数字的整体, 更具体地, 比如从 1~10 中随机抽取出 5 个数字作为样本, 来估计总体的方差, 则得到的样本点有可能是 (1, 2, 3, 4, 5), 也有可能是 (3, 4, 5, 7, 8), 当将这些样本值代入方差计算公式中, 以期获得总体方差的估计值时, 得到的是不一样的估计值. 实际上, 若遍历 252 个样本点 (10 个数据中随机抽取 5 个, 共 252 种取法), 并计算其方差, 对得到的 252 个方差值进行统计分析, 可知 252 个方差的分布状况如图 3-1 所示.

这个实例说明, 当取遍所有样本时, 使用样本计算得到的估计值不唯一, 它会在一个范围内取值. 为了弥补点估计产生的缺陷, 通常在估计出总体参数 θ 所在的范围后, 还要给出这个范围包含参数 θ 真值的可靠程度. 用样本值估计出总体参数 θ 的区间范围, 并给出该区间包含参数 θ 的可靠程度 (以概率表达), 这种形式的估计称为区间估计.

具体地, 设 θ 为总体未知参数, 设有统计量 $\hat{\theta}_1$ 和 $\hat{\theta}_2$, 且 $\hat{\theta}_1 < \hat{\theta}_2$, 对于预先给定的 $\alpha(0 < \alpha < 1)$ 值, 若满足 $P(\hat{\theta}_1 < \theta < \hat{\theta}_2) = 1 - \alpha$, 则称随机区间 $(\hat{\theta}_1, \hat{\theta}_2)$ 为未知参数 θ 的 $1 - \alpha$ 或者 $100(1 - \alpha)\%$ 置信区间, 称 $\hat{\theta}_1$ 和 $\hat{\theta}_2$ 分别为置信下限和置信上限, $1 - \alpha$ 称为置信水平. 在区间估计中, 置信水平反映了区间估计的可靠程度, 置信水平越高, 估计的可靠性越大, 一般而言, α 通常取一些常用的特定值, 比如 0.10,

0.05, 0.025, 0.01, 0.001 等.

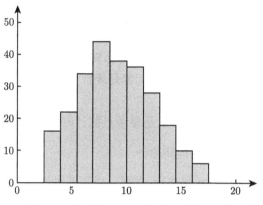

图 3-1 全部 252 个样本点方差值的分布

置信区间的长度反映了估计的精度, 区间长度越小, 说明估计的精度越高; 但置信区间依赖于样本, 若反复在总体中抽取容量为 n 的样本, 对于同一个置信水平, 每个样本值确定的置信区间也不相同. 对于某些样本值来说, 由它们确定的置信区间可能包含了未知参数 θ 的真值, 但对于另一些样本而言, 由它们确定的置信区间却不一定包含 θ 的真值. 如图 3-2 所示.

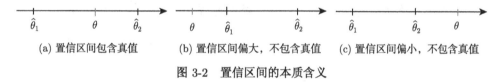

图 3-2 置信区间的本质含义

所以, 置信区间的本质含义如下: 若反复在总体中抽取容量为 n 的样本, 当 α 确定后, 根据每个样本都确定一个区间 $(\hat{\theta}_1, \hat{\theta}_2)$, 在这些区间中, 包含未知参数 θ 真值的区间大约占 $100(1-\alpha)\%$, 不包含 θ 真值的区间大约占 $100\alpha\%$. 若给定的 $\alpha = 0.05$, 则反复抽样 100 次, 则得到的 100 个区间中, 包含 θ 真值的约有 95 个.

根据其基本原理, 归纳出确定置信区间的具体步骤, 如下:

(1) 选定一个函数 W, 设该函数以样本 $X_1, X_2, \cdots, X_n$ 和总体未知参数 θ 为自变量, 即 $W = W(X_1, X_2, \cdots, X_n; \theta)$, 除了 θ 之外, W 不再有其他未知参数, 若 W 的分布已知且不依赖于其他未知参数, 则称函数 W 为枢轴量.

(2) 对于给定的置信水平 $1 - \alpha$, 确定两个常数 a 和 b, 使得

$$P(a < W < b) = 1 - \alpha \tag{3-11}$$

(3) 对不等式 $a < W < b$ 进行等价变形, 分离出参数 θ, 使不等式化为 $\hat{\theta}_1 < \theta <$

$\hat{\theta}_2$ 形式, 则上述的概率表达式转为

$$P(\hat{\theta}_1 < \theta < \hat{\theta}_2) = 1 - \alpha \tag{3-12}$$

在具体的等价变形时, $\hat{\theta}_1$ 和 $\hat{\theta}_2$ 都具体转化为样本的表达式, 即有 $\hat{\theta}_1(X_1,$ $X_2, \cdots, X_n)$ 和 $\hat{\theta}_2(X_1, X_2, \cdots, X_n)$, 它们都是统计量, 且区间 $(\hat{\theta}_1, \hat{\theta}_2)$ 是未知参数 θ 的 $1 - \alpha$ 置信区间.

(4) 枢轴量 W 函数的选定, 一般是参考点估计时得到的表达式.

3.3.2　正态总体均值与方差的区间估计

对于正态总体与方差的区间估计, 主要分以下几种情形, 一是单个总体的情形, 包括均值的置信区间、方差的置信区间; 二是两个正态总体的情形, 包括两个总体均值差的区间估计、两总体方差比的区间估计等.

1. 单一正态总体均值的区间估计

1) 已知总体标准差 σ 的估计

设总体 $X \sim N(\mu, \sigma^2)$, 其中的 σ 已知, μ 未知, 置信水平 $1 - \alpha$, 已经抽得样本 $X_1, X_2, \cdots, X_n$, 且计算得到样本的均值为 $\overline{X}$, 方差为 S^2. 在点估计时已经知道, 样本的平均数是总体均值的无偏估计, 且已经得到 $\overline{X} \sim N\left(\mu, \dfrac{\sigma^2}{n}\right)$, 由此知道其标准化变量 $\dfrac{\overline{X} - \mu}{\sigma/\sqrt{n}} \sim N(0, 1)$, 取 $U = \dfrac{\overline{X} - \mu}{\sigma/\sqrt{n}}$ 为枢轴量, 则对于给定的 α, 存在

$$P\left(\left|\frac{\overline{X} - \mu}{\sigma/\sqrt{n}}\right| < u_{\alpha/2}\right) = 1 - \alpha \tag{3-13}$$

示意如图 3-3 所示.

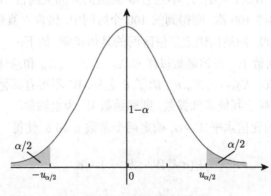

图 3-3　置信区间示意

将上述等价变形, 得到

$$P\left(\overline{X} - u_{\alpha/2} \cdot \frac{\sigma}{\sqrt{n}} < \mu < \overline{X} + u_{\alpha/2} \cdot \frac{\sigma}{\sqrt{n}}\right) = 1 - \alpha \tag{3-14}$$

即总体 μ 的 $1 - \alpha$ 置信区间为

$$\left(\overline{X} - u_{\alpha/2} \cdot \frac{\sigma}{\sqrt{n}}, \overline{X} + u_{\alpha/2} \cdot \frac{\sigma}{\sqrt{n}}\right) \tag{3-15}$$

简记为

$$\overline{X} \pm u_{\alpha/2} \cdot \frac{\sigma}{\sqrt{n}} \tag{3-16}$$

其中的临界值 $u_{\alpha/2}$ 可查表得到.

例 3 某满意度测评, 9 个评测结果分别为 6.0, 5.7, 7.0, 5.8, 5.6, 6.5, 6.3, 6.1, 5.0, 若测评总体服从正态分布 $N\left(\mu, \sigma^2\right)$, 根据以往经验, 可知 $\sigma = 0.6$, 试求 μ 的置信水平为 0.95 的置信区间.

解 根据题意, 可知,

$$n = 9, \sigma = 0.6, \quad 1 - \alpha = 0.95, \quad u_{\alpha/2} = u_{0.025} = 1.96$$

据样本数据, 得到 $\overline{x} = 6.0$, 则 0.95 的置信区间为

$$6.0 \pm \frac{0.6}{3} u_{0.025} = 6.0 \pm 0.2 \times 1.96 = (5.608, 6.392)$$

2) 当标准差未知时

在实际的应用中, 总体的标准差常常是不知道的, 在这种情况下, 使用样本方差 S^2 来代替总体方差 σ^2, 从而将标准差已知情形下的枢轴量 $\frac{\overline{X} - \mu}{\sigma/\sqrt{n}}$ 改写为 $\frac{\overline{X} - \mu}{S/\sqrt{n}}$, 在第 1 章中已经知道, $\frac{\overline{X} - \mu}{S/\sqrt{n}} \sim t(n-1)$, 因此, 选用 $t = \frac{\overline{X} - \mu}{S/\sqrt{n}}$ 作为总体均值区间估计的枢轴量. 则当 α 给定后, 确定 $t_{\alpha/2}(n-1)$, 使得下式成立,

$$P\left(\left|\frac{\overline{X} - \mu}{S/\sqrt{n}}\right| < t_{\alpha/2}(n-1)\right) = 1 - \alpha \tag{3-17}$$

则得到

$$P\left(\overline{X} - t_{\alpha/2}(n-1) \cdot \frac{S}{\sqrt{n}} < \mu < \overline{X} + t_{\alpha/2}(n-1) \cdot \frac{S}{\sqrt{n}}\right) = 1 - \alpha \tag{3-18}$$

也即总体参数 μ 的 $1 - \alpha$ 置信区间为

$$\left(\overline{X} - t_{\alpha/2}(n-1) \cdot \frac{S}{\sqrt{n}} \overline{X} + t_{\alpha/2}(n-1) \cdot \frac{S}{\sqrt{n}}\right) \tag{3-19}$$

简记为

$$\overline{X} \pm t_{\alpha/2}(n-1) \cdot \frac{S}{\sqrt{n}} \tag{3-20}$$

例 4 在例 3 中, 若标准差 σ 未知, 试估计 0.95 的置信区间.

解 因为标准差 σ 未知, 故需要使用样本的标准差 s 来估计区间, 根据样本数据, 可得

$$\overline{x} = 6.0, \quad s = 0.5745$$

临界值 $t_{\alpha/2}(\mathrm{d}f) = t_{0.025}(8) = 2.306$, 则置信区间,

$$\overline{x} \pm t_{\alpha/2}(n-1) \cdot \frac{s}{\sqrt{n}} = 6.0 \pm 2.306 \times \frac{0.5745}{3} = (5.558, 6.442)$$

3) 单侧置信区间估计

当谈到区间估计时, 多数都是给出一个具有上、下限的区间, 但实际应用中, 有时会碰到只对其中的上限或者下限感兴趣的情况, 比如对某种药物发挥药效规定的剂量, 要不低于某个下限; 或者对于某种药物的持续服用时间, 不要超过某个上限等. 像这种只关心上、下限中的一个方向, 而对另一个方向不关心的情形, 则需要进行单侧置信区间的估计.

设 θ 为总体未知参数, 对于样本统计量 $\hat{\theta}_1$ 及预先给定的 $\alpha(0 < \alpha < 1)$, 若存在 $P(\theta > \hat{\theta}_1) = 1 - \alpha$, 则称 $(\hat{\theta}_1, \infty)$ 为参数 θ 的 $1 - \alpha$ 单侧置信区间, 称 $\hat{\theta}_1$ 为单侧置信区间下限. 类似地, 可定义单侧置信区间的上限, 即对于样本统计量 $\hat{\theta}_2$ 及预先给定的 $\alpha(0 < \alpha < 1)$, 若存在 $P(\theta < \hat{\theta}_2) = 1 - \alpha$, 则称 $(-\infty, \hat{\theta}_2)$ 为参数 θ 的 $1 - \alpha$ 单侧置信区间, 称 $\hat{\theta}_2$ 为单侧置信区间上限.

对于单侧置信区间的上下限的估计, 同样可使用前述的枢轴量. 例如, 当标准差 σ 未知时, 可借助枢轴量 $\dfrac{\overline{X} - \mu}{\frac{S}{\sqrt{n}}} \sim t_{\alpha/2}(n-1)$ 来实现单侧置信区间的估计. 对于给定的 α 值, 当满足 $P[t > -t_\alpha(n-1)] = 1 - \alpha$ 时, 则有

$$P\left(\frac{\overline{X} - \mu}{\frac{S}{\sqrt{n}}} > -t_\alpha(n-1)\right) = 1 - \alpha \tag{3-21}$$

简化得到总体均值 μ 的单侧置信上限,

$$\overline{X} + t_\alpha(n-1) \cdot \frac{S}{\sqrt{n}} \tag{3-22}$$

单侧置信区间为

$$\left(-\infty, \overline{X} + t_\alpha(n-1) \cdot \frac{S}{\sqrt{n}}\right) \tag{3-23}$$

类似地, 可得到单侧置信区间的下限,

$$\overline{X} - t_\alpha(n-1) \cdot \frac{S}{\sqrt{n}} \tag{3-24}$$

以及单侧置信区间

$$\left(\overline{X} - t_\alpha(n-1) \cdot \frac{S}{\sqrt{n}}, +\infty\right) \tag{3-25}$$

例 5 为研究轮胎的磨损性, 随机选择了 16 只轮胎, 每只轮胎行驶到磨坏为止, 记录行驶的里程 (单位: km), 如下: 41250, 40187, 43175, 41010, 39265, 41872, 42654, 41287, 38970, 40200, 42550, 41095, 40680, 43500, 39775, 40400, 若这些数据来自正态总体 $N(\mu, \sigma^2)$, 其中参数未知, 试求 μ 的 0.95 置信水平的单侧置信下限.

解 根据题意, 可知

$$n = 16, \quad \overline{X} = 41116.875, \quad s = 1346.842, \alpha = 0.05$$

则临界值为

$$t_\alpha(\mathrm{d}f) = t_\alpha(n-1) = t_{0.05}(15) = 1.7531$$

由式 (3-25) 计算得到

$$\mu_L = \overline{X} - t_\alpha(n-1) \cdot \frac{s}{\sqrt{n}} = 41116.875 - 1.7531 \times \frac{1346.842}{4} = 40527$$

4) 置信区间的影响因素

以总体均值 μ 的 0.95 置信区间为例, 当总体的标准差 σ 已知时, 可以使用 U 枢轴量估计置信区间. 即双边估计 $\overline{X} \pm u_{\alpha/2} \cdot \frac{\sigma}{\sqrt{n}}$.

在计算式 $\overline{X} \pm u_{\alpha/2} \cdot \frac{\sigma}{\sqrt{n}}$ 中, 包含的影响因素有 $\overline{X}, u_{\alpha/2}, \sigma, n$, 将总体参数置信区间看作是上述 4 个影响因素的函数, 则可以写为

$$\mu = \mu(\overline{X}, u_{\alpha/2}, \sigma, n) \tag{3-26}$$

其中 $u_{\alpha/2}$ 本质上体现的是参数 α 的影响, 故上述进一步具体化为

$$\mu = \mu(\overline{X}, \alpha, \sigma, n) \tag{3-27}$$

下面对这 4 个影响因素进行分析.

(A) 样本均值

当估计总体均值参数 μ 时, 样本的均值 $\overline{X}$ 起着决定性的作用, 这要求在取样时, 要严格按照取样的基本原则进行抽样. 一般的

$$\mu \in \left(\overline{X} \pm u_{\alpha/2} \cdot \frac{\sigma}{\sqrt{n}}\right) \tag{3-28}$$

表明 μ 置信区间的中心点与 $\overline{X}$ 构成线性关系. 需要指明: 虽然写出了 (3-28) 表达式, 但不能说 "总体均值 μ 落在区间 $\left(\overline{X} \pm u_{\alpha/2} \cdot \dfrac{\sigma}{\sqrt{n}}\right)$ 的概率是 95%", 因为总体均值 μ 是一个客观存在, 它不是一个随机变量, 也不会落在哪个区间, 对于式 (3-28), 更严格说法应该是, 区间 $\left(\overline{X} \pm u_{\alpha/2} \cdot \dfrac{\sigma}{\sqrt{n}}\right)$ 包含总体均值 μ 的概率是 95%.

(B) 置信水平

均值参数 μ 是 α 的函数, 当其他参数不变时, 有

$$\mu = \mu(\overline{X}, \alpha, \sigma, n) = \mu(\alpha) \tag{3-29}$$

置信区间与置信水平有着密切的关系, 当样本固定时, 置信区间的下限随着 α 的增加而变大, 上限则随着 α 的增加而变小, 这说明随着 α 的增加, 则置信区间的范围变得越来越窄. 因此, 当样本容量一定时, 为了提高区间估计的可靠性, 应该取较大的置信水平, 但此时置信区间范围变宽, 精度有所降低. 反之, 要提高估计的精度, 则应当缩小置信区间的范围, 使之变窄, 但相应的置信水平也将减小, 可靠性降低. 由此可知, 可靠性与精度之间互相制约, 构成了矛盾的两个方面, 具体应用时, 是要保证精度, 还是要保证可靠性? 读者要根据实际情况做出取舍.

需要指出, 置信水平为 $1-\alpha$ 的置信区间有多个, 不具唯一性, 因为只要保证满足式 $P\left(a < \dfrac{\overline{X}-\mu}{\frac{\sigma}{\sqrt{n}}} < b\right) = 1-\alpha$ 即可, 并未规定 a 和 b 必须对称于置信区间的中心点, 例如 $P\left(u_{0.08/2} < \dfrac{\overline{X}-\mu}{\frac{\sigma}{\sqrt{n}}} < u_{0.02/2}\right) = 0.95$ 也是总体均值的置信区间. 但是可以证明, 当概率密度函数是对称的标准正态分布、t 分布等, 在样本点取定的前提下, 具有对称分位点的置信区间的宽度最窄, 因此在实际应用中, 常常取对称的分位点.

(C) 样本含量

样本含量的影响主要体现在 $\dfrac{1}{\sqrt{n}}$ 上, 随着样本容量的增大, 置信区间的下限增大, 上限变小, 则置信区间的宽度变窄. 实际上, 当 σ 已知时, 总体均值 μ 的 $1-\alpha$ 置信区间的宽度 W 可计算出来, 即

$$W = 2u_{\alpha/2} \cdot \frac{\sigma}{\sqrt{n}} \tag{3-30}$$

据此, 可在已经确定宽度的基础上, 求出样本含量 n, 即

$$n = \left(u_{\alpha/2} \cdot \frac{2\sigma}{W}\right)^2 \tag{3-31}$$

(D) 标准差

从 $\overline{X} \pm u_{\alpha/2} \cdot \dfrac{\sigma}{\sqrt{n}}$ 可以看出, 当其他参数保持不变时, 置信区间的上、下限, 与标准差为线性关系. 例如, 设 L_m 为置信区间的下限, 则有

$$L_m = \overline{X} - u_{\alpha/2} \cdot \frac{\sigma}{\sqrt{n}} \tag{3-32}$$

改写为

$$L_m = -\frac{u_{\alpha/2}}{\sqrt{n}}\sigma + \overline{X} = k\sigma + \overline{X} \tag{3-33}$$

其中 $k = -\dfrac{u_{\alpha/2}}{\sqrt{n}}$, 即可考查标准差的影响.

2. 单一正态总体方差的区间估计

有时候, 需要考虑观测值的稳定性或者精度, 这就涉及对总体方差 σ^2 或标准差 σ 的区间估计. 设 $X_1, X_2, \cdots, X_n$ 是来自正态总体 $N(\mu, \sigma^2)$ 的样本, 参数 μ, σ^2 未知, 则在给定的 α 值下, 根据样本值对总体的 σ^2 进行 $1 - \alpha$ 的置信区间估计.

已知样本方差 S^2 是总体方差 σ^2 的无偏估计, 且存在 $\dfrac{(n-1)S^2}{\sigma^2} \sim \chi^2(n-1)$, 将 $\chi^2 = \dfrac{(n-1)S^2}{\sigma^2}$ 选作枢轴量, 对于给定的 $1 - \alpha$ 以及自由度 $\mathrm{d}f = n-1$, 计算得到 $\chi^2_{\alpha/2}(n-1)$ 与 $\chi^2_{1-\alpha/2}(n-1)$, 使得

$$P\left(\chi^2_{1-\alpha/2}(n-1) < \frac{(n-1)S^2}{\sigma^2} < \chi^2_{\alpha/2}(n-1)\right) = 1 - \alpha \tag{3-34}$$

成立. 化简得到总体方差 σ^2 的置信区间,

$$\left(\frac{(n-1)S^2}{\chi^2_{\alpha/2}(n-1)}, \frac{(n-1)S^2}{\chi^2_{1-\alpha/2}(n-1)}\right) \tag{3-35}$$

同样可得到总体标准差 σ 的置信区间,

$$\left(\sqrt{\frac{(n-1)}{\chi^2_{\alpha/2}(n-1)}}S, \sqrt{\frac{(n-1)}{\chi^2_{1-\alpha/2}(n-1)}}S\right) \tag{3-36}$$

一般情况下, 估计方差 σ^2 时, 常常取 $\alpha = 0.10$.

例 6 随机取 9 发炮弹测炮口速度, 计算得到样本标准差 $s = 11\text{m/s}$, 若炮口速度服从正态分布, 求这种炮弹的炮口速度标准差 σ 的置信水平, 取 $\alpha = 0.05$.

解 由题可知 $n = 9, s = 11, \alpha = 0.05$, 则 χ^2 临界值为

$$\chi^2_{\alpha/2}(\mathrm{d}f) = \chi^2_{\alpha/2}(n-1) = \chi^2_{0.025}(8) = 17.5345$$
$$\chi^2_{1-\alpha/2}(\mathrm{d}f) = \chi^2_{1-\alpha/2}(n-1) = \chi^2_{0.975}(8) = 2.1797$$

需要说明的是, 上述临界值可通过查表得到. 代入计算式 (3-36), 得到

$$\left(\sqrt{\frac{(n-1)}{\chi^2_{\alpha/2}(n-1)}}S, \sqrt{\frac{(n-1)}{\chi^2_{1-\alpha/2}(n-1)}}S\right) = \left(\frac{\sqrt{8}\times 11}{\sqrt{17.5345}}, \frac{\sqrt{8}\times 11}{\sqrt{2.1797}}\right) = (7.4, 21.1)$$

3. 两正态总体方差比的区间估计

对于两个正态总体, 常常使用 F 分布来估计它们方差比的置信区间, 已知包含方差比的表达式有 $\dfrac{S_1^2/\sigma_1^2}{S_2^2/\sigma_2^2} \sim F(n_1-1, n_2-1)$, 可取 $F = \dfrac{S_1^2/\sigma_1^2}{S_2^2/\sigma_2^2}$ 作为枢轴量, 分别计算 F 分布的上、下分位点 $F_{1-\alpha/2}(n_1-1, n_2-1), F_{\alpha/2}(n_1-1, n_2-1)$ 后, 使得

$$P\left(F_{1-\alpha/2}(n_1-1, n_2-1) < \frac{S_1^2/\sigma_1^2}{S_2^2/\sigma_2^2} < F_{\alpha/2}(n_1-1, n_2-1)\right) = 1-\alpha \qquad (3\text{-}37)$$

成立, 即

$$P\left(\frac{1}{F_{\alpha/2}(n_1-1, n_2-1)} \cdot \frac{S_1^2}{S_2^2} < \frac{\sigma_1^2}{\sigma_2^2} < \frac{1}{F_{1-\alpha/2}(n_1-1, n_2-1)} \cdot \frac{S_1^2}{S_2^2}\right) = 1-\alpha \quad (3\text{-}38)$$

则 $\dfrac{\sigma_1^2}{\sigma_2^2}$ 的 $1-\alpha$ 置信区间为

$$\left(\frac{1}{F_{\alpha/2}(n_1-1, n_2-1)} \cdot \frac{S_1^2}{S_2^2}, \frac{1}{F_{1-\alpha/2}(n_1-1, n_2-1)} \cdot \frac{S_1^2}{S_2^2}\right) \qquad (3\text{-}39)$$

考虑 F 分布的定义与自由度的先后有关, 则上述也可以表达为

$$\left(\frac{1}{F_{\alpha/2}(n_1-1, n_2-1)} \cdot \frac{S_1^2}{S_2^2}, F_{\alpha/2}(n_2-1, n_1-1) \cdot \frac{S_1^2}{S_2^2}\right) \qquad (3\text{-}40)$$

在上述方差比的区间估计中, 只涉及了样本的含量与方差, 未涉及样本的均值. 其中分位点的计算, 可通过查表得到.

例 7　两位化验员 A 和 B 独立地对某种药物中含氯量用相同的方法各测 10 次, 测定值的样本方差分别为 $S_A^2 = 0.5419, S_B^2 = 0.6065$, 设 σ_A^2, σ_B^2 分别为 A, B 测定值总体的方差, 设总体均为正态分布, 且样本独立, 求 $\dfrac{\sigma_A^2}{\sigma_B^2}$ 的置信区间, 设置信水平为 0.95.

解　本题中, 总体均值未知, 求两总体方差比的置信区间, 可知

$$n_1 = n_2 = 10, \quad S_A^2 = 0.5419, \quad S_B^2 = 0.6065, \quad 1-\alpha = 0.95, \quad \frac{\alpha}{2} = 0.025,$$

查表得到 $F_{0.025}(9,9) = 4.03, F_{0.975}(9,9) = 0.2481$, 则代入计算得到

$$\left(\frac{S_A^2}{S_B^2} \frac{1}{F_{0.025}(9,9)}, \frac{S_A^2}{S_B^2} \frac{1}{F_{0.975}(9,9)}\right) = (0.222, 3.601)$$

4. 两个正态总体均值差的区间估计

对两个正态总体均值差的比较, 也是日常科研工作中常常遇到的, 比如估计两组人群 (不同国籍) 的身高均值的差异, 两个不同药厂产量的差异等. 要得到两个正态总体均值差异的区间估计, 和单一正态总体均值置信区间估计类似, 也要考虑两正态总体的标准差是否未知等情形. 具体地, 分为以下三种情形: ① 两个总体方差 (标准差) 已知; ② 两个总体方差 (标准差) 未知但相等; ③ 两个总体方差 (标准差) 未知且不等.

1) 总体方差 σ_1^2 和 σ_2^2 已知

设 σ_1^2, σ_2^2 已知, 样本均值 $\overline{X}_1, \overline{X}_2$ 分别是正态总体均值 μ_1, μ_2 的无偏估计, 也即满足

$$\overline{X}_1 \sim \left(\mu_1, \frac{\sigma_1^2}{n_1}\right), \quad \overline{X}_2, \sim \left(\mu_2, \frac{\sigma_2^2}{n_2}\right)$$

又已知

$$\overline{X}_1 - \overline{X}_2 \sim N\left(\mu_1 - \mu_2, \frac{\sigma_1^2}{n_1} + \frac{\sigma_2^2}{n_2}\right)$$

则对其进行标准化处理, 得到

$$\frac{(\overline{X}_1 - \overline{X}_2) - (\mu_1 - \mu_2)}{\sqrt{\frac{\sigma_1^2}{n_1} + \frac{\sigma_2^2}{n_2}}} \sim N(0,1) \tag{3-41}$$

取 $U = \dfrac{(\overline{X}_1 - \overline{X}_2) - (\mu_1 - \mu_2)}{\sqrt{\frac{\sigma_1^2}{n_1} + \frac{\sigma_2^2}{n_2}}}$ 为枢轴量, 则均值差 $\mu_1 - \mu_2$ 的 $1 - \alpha$ 置信区间估计为

$$(\overline{X}_1 - \overline{X}_2) \pm u_{\alpha/2} \cdot \sqrt{\frac{\sigma_1^2}{n_1} + \frac{\sigma_2^2}{n_2}} \tag{3-42}$$

2) 总体方差 σ_1^2 和 σ_2^2 未知但相等

当总体方差 σ_1^2 和 σ_2^2 未知但相等时, 设 $\sigma_1^2 = \sigma_2^2 = \sigma^2$, σ^2 未知, 则考虑使用样本的加权方差来替换它们, 已知

$$\frac{(\overline{X}_1 - \overline{X}_2) - (\mu_1 - \mu_2)}{\sqrt{\frac{(n_1-1)S_1^2 + (n_2-1)S_2^2}{n_1 + n_2 - 2}}\sqrt{\frac{1}{n_1} + \frac{1}{n_2}}} \sim t(n_1 + n_2 - 2)$$

则选取

$$t = \frac{(\overline{X}_1 - \overline{X}_2) - (\mu_1 - \mu_2)}{\sqrt{\frac{(n_1-1)S_1^2 + (n_2-1)S_2^2}{n_1 + n_2 - 2}}\sqrt{\frac{1}{n_1} + \frac{1}{n_2}}}$$

作为枢轴量, 令

$$S_w^2 = \frac{(n_1 - 1)S_1^2 + (n_2 - 1)S_2^2}{n_1 + n_2 - 2}$$

则均值差 $\mu_1 - \mu_2$ 的 $1 - \alpha$ 置信区间估计为

$$(\overline{X}_1 - \overline{X}_2) \pm t_{\alpha/2}(n_1 + n_2 - 2) \cdot S_w \sqrt{\frac{1}{n_1} + \frac{1}{n_2}} \tag{3-43}$$

3) 总体方差 σ_1^2 和 σ_2^2 未知且不等

当总体方差 σ_1^2 和 σ_2^2 未知且不相等时, 则考虑使用样本的加权方差来替换它们, Aspin-Welch 提出了一种实用的方法, 其本质是修订自由度后, 仍然使用 t 统计量, 它可看作是修订版的 t 统计量.

设 k 为样本的单位方差占比, 即 $k = \dfrac{S_1^2/n_1}{S_1^2/n_1 + S_2^2/n_2}$, 则自由度的修订为 $\mathrm{d}f = \dfrac{1}{k^2/\mathrm{d}f_1 + (1-k)^2/\mathrm{d}f_2}$, 则使用统计量

$$t = \frac{(\overline{X}_1 - \overline{X}_2) - (\mu_1 - \mu_2)}{\sqrt{\dfrac{S_1^2}{n_1} + \dfrac{S_2^2}{n_2}}}$$

则 $\mu_1 - \mu_2$ 的 $1 - \alpha$ 置信区间为

$$(\overline{X}_1 - \overline{X}_2) \pm t_{\alpha/2}(\mathrm{d}f) \sqrt{\frac{S_1^2}{n_1} + \frac{S_2^2}{n_2}} \tag{3-44}$$

3.4　非正态总体参数的区间估计

除正态总体外, 还有许多非正态总体参数的区间估计问题, 最典型的是二项分布和泊松分布, 下面讨论这两个分布总体参数的区间估计, 对于其他类型的非正态总体, 在切比雪夫不等式及中心极限定理的基础上, 讨论它们均值的区间估计.

3.4.1　二项分布参数的区间估计

1. 小样本精确估算法

假设从总体中随机抽取含量为 n 的样本, 其中包含 k 个具有某种特征的个体, 则称 $p = k/n$ 为具该特征个体的样本率. 通过样本率可估算出总体率 P, 总体率是和样本率相对应的参数, 即若某总体的容量为 N, 其中含有某种特征的个体有 M 个, 则总体率 $P = M/N$.

二项分布参数的置信区间估计和正态分布参数的置信区间相类似, 在小样本 ($n \leqslant 30$) 的情况下, 通过精确计算概率确定 $1 - \alpha$ 的置信区间.

根据确定置信区间的基本步骤, 凡满足式 (3-11) 的 a, b, 都可以看作是参数 θ 的上、下限, 至于如何取得的上、下限, 并不拘泥于前述之方法. 下面以 $n=30$, $p=0.2, 0.5, 0.8$ 时的二项分布为例, 具体说明思路方法, 如图 3-4 所示.

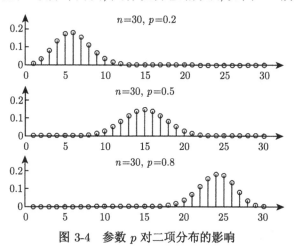

图 3-4 参数 p 对二项分布的影响

观察图 3-4 可以看出, 当 p 由小 (0.2) 变大时 (0.8), 二项分布的外轮廓线最高点逐渐由左向右移动, 这说明, 对于固定的 n, 当 p 较小时 (0.2), 在较大的 k 值 (例如 $k = 25$) 处取得的概率会很小; 若 p 取值较大 (0.8), 则在较小的 k 值 (例如 $k = 5$) 处取得的概率很小.

在图 3-5 中, 给出了标准正态分布的上、下分位点示意图, 若保持上分位点 2 不动, 当正态分布密度曲线逐渐左移时, 该分位点右侧阴影区域的面积会逐渐变小, 与正态分布分位点 2 相对应, 在图 3-4 中, 也存在一个固定的界值, 当 p 逐渐变小时 (相当于外轮廓线逐渐左移), 该界值右侧的概率之和会逐渐变小, 当这个概率和 (对应于正态分布分位点 2 右侧的阴影区域) 小到一定程度, 比如恰好小于等于 $\alpha/2$, 则此刻该界值就是要找的上分位点. 故此, 计算某个 k 值以上的所有概率的和, 使之小于等于 $\alpha/2$, 则得到上分位点 k 对应的 p 值, 此时, 该 p 值是逐渐由大变小得到的, 因此是参数 p 的下限. 即通过下式确定了 p 的下限 p_L

$$P(X \geqslant k) = \sum_{i=k}^{n} \mathrm{C}_n^i p_L^i (1-p_L^i)^{n-i} = \frac{\alpha}{2} \tag{3-45}$$

同样地, 对于正态分布的下分位点 -2, 固定 -2 不变, 其左侧的阴影面积, 会随着概率密度曲线的右移逐渐变小. 与此对应的二项分布中, 有一个和分位点 -2 相对应的界值, 其左侧的概率和 (对应于连续型的小区域阴影面积), 会随着 p 的逐渐增大而变小, 当 p 增大到一定的程度, 则该界值左侧的概率和, 恰好满足小于 $\alpha/2$, 则此时的界值就对应着二项分布的下分位点, 但一定要清楚, 这个分位点的确定, 是基于 p 在逐渐增大的过程中得到的, 因为 p 在增大, 所以此时得到的是参数 p 的上限. 即通过下式确定了 p 的上限 p_U

$$P(X \leqslant k) = \sum_{i=0}^{k} C_n^i p_U^i (1 - p_U^i)^{n-i} = \frac{\alpha}{2} \tag{3-46}$$

上述的两个方程, 只包含两个未知数, 解方程可得到 (P_L, P_U) 的值.

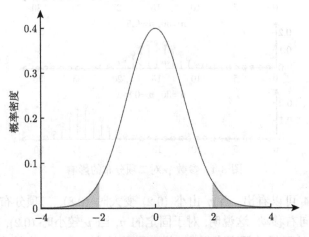

图 3-5　分位点截断面积的变化趋势

　　这种方法原理上比较简单, 但解方程稍嫌麻烦, 为了方便使用, 人们通常会制作二项分布参数 P 的置信区间表, 以供查用, 只要根据给定的 α, n, k, 可直接查取总体率 P 的 $1 - \alpha$ 置信区间.

2. Fisher 法

Fisher 近似正态法是二项分布参数 P 在小样本条件下进行精确估算的另一种方法, 其实施步骤如下.

　　对样本率 p 进行变换:

$$p = \sin^2 \frac{\phi}{2} \tag{3-47}$$

则

$$\phi = 2\arcsin\sqrt{p} \tag{3-48}$$

此时 ϕ 近似服从正态分布 $N(\mu_\phi, \sigma_\phi^2)$, 这里, 以弧度为 ϕ 的单位, $\mu_\phi = 2\arcsin\sqrt{P}$, P 为总体率, $\sigma_\phi^2 \approx \frac{1}{n}$. 于是有 $\frac{\phi - \mu_\phi}{\sigma_\phi} \sim N(0, 1)$, 取 $U = \frac{\phi - \mu_\phi}{\sigma_\phi}$ 为枢轴量, 则有

$$P\left(\left| \frac{\phi - \mu_\phi}{\sigma_\phi} \right| < u_{\alpha/2} \right) = 1 - \alpha \tag{3-49}$$

据此可求解置信区间, 即

$$\phi \pm u_{\alpha/2} \cdot \sigma_\phi \tag{3-50}$$

例 8 某医疗试验中, (1) 随机抽取 20 例, 12 例有效, 试确定 95% 的置信区间. (2) 随机抽取 40 例, 24 例有效, 试确定 95% 的置信区间.

解 (1) 由 $n = 20, k = 12, \alpha = 0.05$, 查表的置信区间下限为 0.361, 上限为 0.809, 则总有效率的 95% 的置信区间为 (0.361, 0.809).

(2) 由 $n = 40, k = 24, \alpha = 0.05$, 查表的置信区间下限为 0.433, 上限为 0.751, 则总有效率的 95% 的置信区间为 (0.433, 0.751).

这个题目分两部分, 样本率都是 60%, 但由于样本含量不一样, 所以确定的置信区间宽度不一样, 样本含量越大, 置信区间越窄, 估计也就越精确.

3. 大样本正态近似法

当样本数据量较大时 $(n \geqslant 30)$ 时, 可以采用大样本正态近似法进行参数的区间估计. 设二项分布的总体率为 P, 二项分布的均值和方差分别为 $E(X) = nP$, $D(X) = nP(1 - P)$, 若从总体中随机抽取 n 个个体, 则样本率 $p = \dfrac{X}{n}$ 的期望和方差可计算得到

$$E(p) = P, \quad D(p) = \frac{P(1 - P)}{n} \tag{3-51}$$

样本率的标准差为

$$\sigma_p = \sqrt{\frac{P(1 - P)}{n}} \tag{3-52}$$

考虑到样本率 p 是总体率 P 的无偏估计, 则样本含量 n 足够大时, 根据中心极限定理, 认为样本率 p 近似服从正态分布, 即 $p \sim N\left(P, \dfrac{P(1 - P)}{n}\right)$, 其标准化为

$$\frac{p - P}{\sqrt{\dfrac{P(1 - P)}{n}}} \sim N(0, 1) \tag{3-53}$$

选定枢轴量

$$Z = \frac{p - P}{\sqrt{\dfrac{p(1 - p)}{n}}} \tag{3-54}$$

可得到 P 的 $1 - \alpha$ 区间估计,

$$\left(p - u_{\alpha/2} \cdot \sqrt{\frac{p(1 - p)}{n}}, p + u_{\alpha/2} \cdot \sqrt{\frac{p(1 - p)}{n}}\right) \tag{3-55}$$

例 9 试比较下列不同样本情况下总体率的 95% 的置信区间与样本含量 n 的大小关系, 并说明当 n 较小时, 若 n 次试验中某事件发生了 m 次, 将 m/n 当作概率

P 的近似值是否合适?(1) $n = 10, m = 5$; (2) $n = 60, m = 30$; (3) $n = 200, m = 100$; (4) $n = 1000, m = 500$.

解　根据样本含量, 可分为小样本情形和大样本情形.

(1) 当 $n = 10, m = 5$ 时, 属于小样本情形, 直接查表, 得到总体率 P 的 95% 的置信区间为 $(0.187, 0.813)$, 则置信区间的宽度为

$$L_1 = 0.813 - 0.187 = 0.626$$

(2) 当 $n = 60, m = 30$ 时, 属于大样本情形, 样本率 $p = \dfrac{m}{n} = \dfrac{30}{60} = 0.5$, 计算得到总体率 P 的 95% 的置信区间为

$$\left(p - u_{\alpha/2}\sqrt{\frac{p\,(1-p)}{n}}, p + u_{\alpha/2}\sqrt{\frac{p\,(1-p)}{n}} \right)$$

$$= \left(0.5 - 1.96\sqrt{\frac{0.5\,(1-0.5)}{60}}, 0.5 + 1.96\sqrt{\frac{0.5\,(1-0.5)}{60}} \right)$$

$$= (0.3735, 0.6265)$$

则置信区间的宽度为

$$L_2 = 0.6265 - 0.3735 = 0.2530$$

(3) 当 $n = 200, m = 100$ 时, 属于大样本情形, 样本率 $p = \dfrac{m}{n} = \dfrac{100}{200} = 0.5$, 计算得到总体率 P 的 95% 的置信区间为

$$\left(p - u_{\alpha/2}\sqrt{\frac{p\,(1-p)}{n}}, p + u_{\alpha/2}\sqrt{\frac{p\,(1-p)}{n}} \right)$$

$$= \left(0.5 - 1.96\sqrt{\frac{0.5\,(1-0.5)}{100}}, 0.5 + 1.96\sqrt{\frac{0.5\,(1-0.5)}{100}} \right)$$

$$= (0.402, 0.598)$$

则置信区间的宽度为

$$L_3 = 0.598 - 0.402 = 0.196$$

(4) 当 $n = 1000, m = 500$ 时, 属于大样本情形, 样本率 $p = \dfrac{m}{n} = \dfrac{500}{1000} = 0.5$, 计算得到总体率 P 的 95% 的置信区间为

$$\left(p - u_{\alpha/2}\sqrt{\frac{p\,(1-p)}{n}}, p + u_{\alpha/2}\sqrt{\frac{p\,(1-p)}{n}} \right)$$

$$= \left(0.5 - 1.96\sqrt{\frac{0.5\,(1-0.5)}{1000}}, 0.5 + 1.96\sqrt{\frac{0.5\,(1-0.5)}{1000}} \right)$$

$$= (0.469, 0.531)$$

则置信区间的宽度为

$$L_4 = 0.531 - 0.469 = 0.062$$

可见样本容量 n 越小, 其置信区间越宽, 因此当 n 较小时, 将 m/n 作为概率 p 的近似值不合适, 实际上, 由公式可知, 对于大样本, 95% 的置信区间的宽度 L 是含量 n 的函数 $L = 2u_{\alpha/2}\sqrt{\dfrac{p(1-p)}{n}}$, 当 p 和 $u_{\alpha/2}$ 确定后, 宽度 L 与样本含量 n 满足 $L = f\left(\dfrac{1}{\sqrt{n}}\right)$ 关系.

3.4.2 泊松分布参数的区间估计

1. 精确计算法

设有服从泊松分布 (参数为 λ) 的总体, $x_1, x_2, \cdots, x_n$ 是取自该总体的样本观察值, 则称 $\sum\limits_{i=1}^{n} x_i$ 为样本的总计数值. 在小样本前提下, 泊松分布参数 λ 的区间估计, 其精确计算方法和二项分布相类似.

若对泊松分布设定两个固定的截断点, 如图 3-6 所示, 其截断的区域分别为 A 和 B, 可知随着参数 λ 逐渐变化, 两个截断区内的概率和也在不断变化. 若参数 λ 逐渐增大, 则 A 区内的概率会逐渐减小, 当小到一定的程度, 区内概率和恰等于给定的 $\dfrac{\alpha}{2}$(再增大则不满足 $\dfrac{\alpha}{2}$, 此时得到参数 λ 的极大值 $\lambda_{\max}$, 其计算可表达为

$$P(X \leqslant k) = \sum_{i=0}^{k} \frac{\lambda_{\max}^i}{i!} \mathrm{e}^{-\lambda} = \frac{\alpha}{2} \tag{3-56}$$

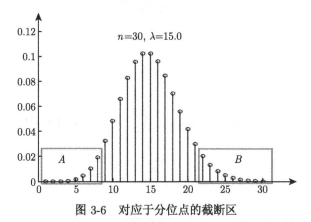

图 3-6 对应于分位点的截断区

同样地, 若参数 λ 逐渐减小, 则 B 区内的概率和会逐渐减小, 当小到一定的程度, 区内概率和恰等于给定的 $\dfrac{\alpha}{2}$(再减小则不满足 $\dfrac{\alpha}{2}$, 此时得到的是参数 λ 的极小

值 $\lambda_{\min}$, 其计算可表达为

$$P(X \geqslant k) = \sum_{i=k}^{\infty} \frac{\lambda_{\min}^i}{i!} e^{-\lambda} = \frac{\alpha}{2} \tag{3-57}$$

解 (3-56) 和 (3-57) 方程, 得到 $\lambda_{\min}$ 和 $\lambda_{\max}$ 的值, 据此, 可确定泊松分布参数 λ 的置信区间. 泊松分布参数 λ 的置信区间表, 也可直接查表确定.

2. 大样本正态近似法

在大样本情况下, 可使用正态近似法确定二项分布总体参数的置信区间, 对于泊松分布, 也有类似的解决办法, 设总体 X 服从参数为 λ 的泊松分布, 则可知 $E(X) = \lambda, D(X) = \lambda$, 若已得到样本的观察值 $x_1, x_2, \cdots, x_n$, 则样本均值为

$$\overline{x} = \frac{1}{n} \sum_{i=1}^{n} x_i$$

根据期望与方差的计算性质, 得到

$$E(\overline{x}) = E\left(\frac{1}{n} \sum_{i=1}^{n} x_i\right) = \frac{1}{n} \sum_{i=1}^{n} E(x_i) = \frac{1}{n} \cdot n\lambda = \lambda \tag{3-58}$$

$$D(\overline{x}) = D\left(\frac{1}{n} \sum_{i=1}^{n} x_i\right) = \frac{1}{n^2} \sum_{i=1}^{n} D(x_i) = \frac{1}{n^2} \cdot n\lambda = \frac{\lambda}{n} \tag{3-59}$$

当样本含量 n 足够大时, 根据中心极限定理, 样本均值 $\overline{x}$ 近似服从正态分布, 即 $\overline{x} \sim N\left(\lambda, \frac{\lambda}{n}\right)$, 将该正态分布进行标准化, 得到 $\dfrac{\overline{x} - \lambda}{\sqrt{\lambda/n}} \sim N(0,1)$, 使用样本均值 $\overline{x}$ 代替方差中的 λ, 得到标准化变量的改写式,

$$\frac{\overline{x} - \lambda}{\sqrt{\overline{x}/n}} \sim N(0,1) \tag{3-60}$$

实际使用时, 常常使用样本的总计数 $X = \displaystyle\sum_{i=1}^{n} x_i$, 将样本均值和均值的标准差改写, 得到

$$\sigma_{\overline{x}} = \sqrt{\frac{\overline{x}}{n}} = \frac{\sqrt{X}}{n} \tag{3-61}$$

取枢轴量为 $U = \dfrac{X/n - \lambda}{\sqrt{X}/n}$, 根据 $P\left(\left|\dfrac{X/n - \lambda}{\sqrt{X}/n}\right| < u_{\alpha/2}\right) = 1 - \alpha$ 得到

$$\left(X - u_{\alpha/2} \cdot \sqrt{X}, X + u_{\alpha/2} \cdot \sqrt{X}\right) \tag{3-62}$$

例 10 用计数器测定某放射性标本, 10 分钟的脉冲次数为 16784, 试求 10 分钟总脉冲数以及平均每分钟的脉冲数的 95% 的置信区间.

解 由题意可知, 脉冲数服从泊松分布,

$$X = \sum_{i=1}^{10} x_i = 16784, \quad n = 10, \quad \alpha = 0.05, \quad u_{\alpha/2} = 1.96,$$

得到

$$\left(X - u_{\alpha/2} \cdot \sqrt{X}, X + u_{\alpha/2} \cdot \sqrt{X}\right)$$
$$= \left(16784 - 1.96\sqrt{16784}, 16784 + 1.96\sqrt{16784}\right) = (16530, 17038)$$

可知 10 分钟内总脉冲数的 95% 的置信区间为 (16530, 17038), 换成每分钟, 则总脉冲数的 95% 的置信区间为 (1653.0, 1703.8).

3.4.3 其他非正态总体参数的区间估计

对于非正态总体, 其抽样分布很难精确计算, 也很难直接求得其置信区间, 对这类问题, 根据以下两种情况, 讨论非正态总体参数的区间估计.

1. 总体分布未知的总体参数的置信区间

设总体均值为 μ, 若总体方差 σ^2 已知, 则样本均值 $\bar{x}$ 的数学期望和方差分别为 μ 和 $\dfrac{\sigma^2}{n}$, 根据切比雪夫不等式定理, 可知,

$$P\left\{|\bar{x} - E(\bar{x})| < \varepsilon\right\} = P\left\{|\bar{x} - \mu| < \varepsilon\right\} \geqslant 1 - \frac{\sigma^2}{n\varepsilon^2} \qquad (3\text{-}63)$$

令 $\alpha = \dfrac{\sigma^2}{n\varepsilon^2}$, 得到 $\varepsilon = \dfrac{\sigma}{\sqrt{n\alpha}}$, 则存在 $P\left\{|\bar{x} - \mu| < \dfrac{\sigma}{\sqrt{n\alpha}}\right\} \geqslant 1 - \alpha$, 整理得到均值 μ 的 $1 - \alpha$ 置信区间为

$$\left(\bar{x} - \frac{\sigma}{\sqrt{n\alpha}}, \bar{x} + \frac{\sigma}{\sqrt{n\alpha}}\right) \qquad (3\text{-}64)$$

或者写作

$$\bar{x} \pm \frac{\sigma}{\sqrt{n\alpha}} \qquad (3\text{-}65)$$

2. 大样本条件下总体均值的区间估计

设总体 X 的均值和方差分别为 μ 和 σ^2, 从总体中抽取大样本 $x_1, x_2, \cdots, x_n$, 则根据中心极限定理, 样本平均值 $\bar{x}$ 将服从正态分布 $\bar{x} \sim N\left(\mu, \dfrac{\sigma^2}{n}\right)$, 将其进行标准化改写, 取枢轴量为

$$U = \frac{\bar{x} - \mu}{\sigma/\sqrt{n}} \qquad (3\text{-}66)$$

则按照正态分布计算得到

$$P\left(\overline{x} - u_{\alpha/2}\frac{\sigma}{\sqrt{n}} < \mu < \overline{x} + u_{\alpha/2}\frac{\sigma}{\sqrt{n}}\right) = 1 - \alpha \tag{3-67}$$

当总体方差 σ^2 已知时, 按照上述可直接写出 μ 的 $1 - \alpha$ 置信区间.

当总体方差 σ^2 未知时, 可使用样本的方差 S^2 代替 σ^2, 则上述改为

$$\frac{\overline{x} - \mu}{S/\sqrt{n}} \sim t(n-1) \tag{3-68}$$

当样本足够大时, t 分布与正态分布近似, 则可以使用正态分布代替 t 分布,

$$\frac{\overline{x} - \mu}{S/\sqrt{n}} \sim t(n-1) \approx N(0,1) \tag{3-69}$$

此时取枢轴量为 $U = \dfrac{\overline{x} - \mu}{S/\sqrt{n}}$, 对于给定的 α, 仍然使用正态分布进行计算, 则得到

$$P\left(\left|\frac{\overline{x} - \mu}{S/\sqrt{n}}\right| < u_{\alpha/2}\right) = 1 - \alpha \tag{3-70}$$

整理得到参数 μ 的 $1 - \alpha$ 置信区间为

$$\left(\overline{x} - u_{\alpha/2}\frac{S}{\sqrt{n}}, \overline{x} + u_{\alpha/2}\frac{S}{\sqrt{n}}\right) \tag{3-71}$$

即

$$\overline{x} \pm u_{\alpha/2}\frac{S}{\sqrt{n}} \tag{3-72}$$

例 11 某医疗设备厂生产手术缝合线, 为检验其抗拉强度 (单位: kg), 取样 100 根, 测得平均值为 $\overline{x} = 98$, 已知样本标准差 $s = 8$, 试求这种缝合线抗拉强度的 95% 置信区间.

解 样本容量 $n = 100$, 可以看作是大样本, 且设定了 $\alpha = 0.05$, 则查表或计算, 得到 $u_{\alpha/2} = 1.96$, 则置信区间为

$$\overline{x} \pm u_{\alpha/2}\frac{s}{\sqrt{n}} = 98 \pm 1.96 \times \frac{8}{\sqrt{100}} = 98 \pm 1.568$$

即 (96.432, 99.568).

第4章 方差分析

4.1 方差分析的基本思想

4.1.1 方差分析中的基本概念

1. 试验因素

要进行科学试验研究, 必然要考虑都有哪些方面影响试验结果, 例如要考察不同温度下某蛋白质的变性情况, 则温度是试验中施加影响的方面, 称这些施加影响的原因或者原因组合为试验因素或因子. 再例如, 在给定温度和光照条件下, 研究某种昆虫滞育期长短和环境的关系, 施加的影响是温度和光照时间, 则这两个方面都称为因素.

根据性质的不同, 因素可分为固定 (可控) 因素和随机 (非控) 因素. 所谓固定因素, 是指在试验中可人为调控的因素, 例如在某药物研发时, 需要确定温度对胰蛋白酶的水解影响, 则在设计试验时, 可人为设定在特定温度下进行水解试验, 对温度这个因素来说, 能够严格控制在设定的特定值上, 则属于固定因素.

与固定因素相对应的是随机因素, 也就是在试验中不能人为严格调控的因素, 例如在药用作物的栽培试验中对作物施加农家肥, 由于农家肥有效成分复杂多变, 即便可以人为控制每亩地施加的体积量 (或重量), 但等体积 (或重量) 农家肥中的有效成分仍然无法严格控制, 试验中的农家肥就是随机因素.

在方差分析中, 因素常常使用大写的字母表示, 如 $A, B, C, \cdots$.

2. 因素水平

在进行试验时, (每个) 因素的不同状态, 或者在数量、级别等方面的差别, 称为因素水平, 简称为水平. 例如, 在蛋白质受热变性研究中, 设定的不同温度状态, 都称为温度因素的一个水平. 在科学试验中, 因素有时是较为抽象的概念, 例如, 在不同人群品味差异的研究中, 品味作为因素就比较难以理解; 有时又是容易理解的概念, 比如水产养殖饲料中, 预防疾病的添加剂剂量. 但水平是可操作的具体概念, 如饲料添加剂的不同剂量就是不同的水平. 水平常常使用因素字母加脚标数字表示, 比如 $A_1, A_2, \cdots, B_1, C_2, \cdots$.

3. 试验处理

将给予研究对象的某种外部干预措施, 称为试验处理, 简称为处理. 根据试验中涉及因素的个数不同, 处理可分为单因素处理和多因素处理.

在单因素试验中, 因素的每一个水平, 就是给予研究对象的一个干预措施, 在这种情况下, 每一个水平就是一个处理. 例如, 为研究中药三棱莪术对肿瘤重量的影响, 分不同剂量测试致癌小白鼠, 不同的剂量, 即是因素剂量的水平, 也是处理.

在多因素试验中, 处理可以看作是不同因素水平的交叉组合. 例如, 为考察蒸馏水的 pH 值和硫酸铜溶液浓度对血清中白蛋白和球蛋白化验结果的影响, 蒸馏水的 pH 值设定了 4 个水平, 硫酸铜溶液浓度设定了 3 个水平, 不同的 pH 值和溶液浓度, 共组成了 12 种不同的交叉组合试验条件, 每一种组合试验条件, 就是一个处理. 因此, 和单因素试验中水平即等同处理, 多因素试验中的处理要比水平复杂, 它是各种水平 (试验条件、措施) 的组合状态, 从数量上说, 若 A 因素的水平数为 a, B 因素的水平数为 b, 则处理的个数 $n = ab$.

4. 试验单位

单位, 在本质上就是规定为 "1" 的某种物质, 具体到试验单位, 则是指在试验中能接受不同处理的独立的试验材料、载体. 例如, 药物试验中的动物个体、组织器官等, 都可以作为试验单位.

5. 重复

重复是指在试验中将每一个处理安排在两个以上的试验单位上, 即在每一个处理 (相同试验条件) 下, 对不同试验单位完整实施的试验次数. 例如, 在蒸馏水 pH 值与硫酸铜溶液浓度梯度对血清中白蛋白的研究中, 一个处理下, 完整做了 3 次试验, 则称 3 次重复.

6. 处理效应

在方差分析中, 效应指某处理产生的影响. 在单因素方差分析模型中, 由固定因素引起的效应称为固定效应, 由随机因素引起的效应称为随机效应. 在多因素方差分析模型中, 因素水平改变产生的效应, 称因素的主效应, 而因素间由于相互作用而涌现出的效应称为交互作用.

4.1.2 数据布置与记号

在进行方差分析前, 需要把原始数据整理成规范的表格数据, 一是方便检查数据的缺失情况, 二是方便按照通用的格式进行计算. 例如, 某渔业养殖场为了比较 4 种不同饲料的喂养效果, 选择了条件相当的鱼苗进行试验, 随机分成 4 组, 每组 5 个重复, 试验结束后, 测定增重 (g), 结果如表 4-1 所示.

表 4-1 不同饲料喂养增重数据表/g

重复	饲料 (因素 A)			
	A_1	A_2	A_3	A_4
1	322	251	220	274
2	281	255	233	311
3	332	268	266	298
4	284	277	251	265
5	360	280	258	276
和	1579	1331	1228	1424
均值	315.8	266.2	245.6	284.8

将上述表格一般化, 则得到常见的单因素试验结果规范表格, 如表 4-2 所示.

表 4-2 单因素方差分析典型数据布置表

	X_1	X_2	X_3	$\cdots$	X_i	$\cdots$	X_a
1	x_{11}	x_{21}	x_{31}	$\cdots$	x_{i1}	$\cdots$	x_{a1}
2	x_{12}	x_{22}	x_{32}	$\cdots$	x_{i2}	$\cdots$	x_{a2}
$\vdots$	$\vdots$	$\vdots$	$\vdots$		$\vdots$		$\vdots$
j	x_{1j}	x_{2j}	x_{3j}	$\cdots$	x_{ij}	$\cdots$	x_{aj}
$\vdots$	$\vdots$	$\vdots$	$\vdots$		$\vdots$		$\vdots$
n_j	x_{1,n_1}	x_{2,n_2}	x_{3,n_3}	$\cdots$	x_{i,n_j}	$\cdots$	x_{a,n_j}
平均数	$\bar{x}_1.$	$\bar{x}_2.$	$\bar{x}_3.$	$\cdots$	$\bar{x}_i.$	$\cdots$	$\bar{x}_a.$

为了书写标记方便, 数据表中使用了带圆点的脚标格式, 规定如下: 当脚标为双指标或多指标时, 被圆点代替的脚标将进行求和计算. 例如, 在 x_{ij} 中, 若其中的指标 i 被圆点代替变成 $x_{.j}$, 则按照 i 进行求和, 它表示 $x_{.j} = \sum_{i=1}^{n} x_{ij}$. 类似地,

$$x_{i.} = \sum_{j=1}^{m} x_{ij}, \quad \bar{x}_{i.} = \frac{1}{m}\sum_{j=1}^{m} x_{ij}, \quad x_{..} = \sum_{i=1}^{n}\sum_{j=1}^{m} x_{ij},$$

$$x_{.j.} = \sum_{i=1}^{n}\sum_{k=1}^{K} x_{ijk}, \quad x_{i..} = \sum_{j=1}^{m}\sum_{k=1}^{K} x_{ijk}$$

在上述式子中, $\bar{x}_{i.}$ 代表了均值, 以字母带顶画线表示, 其他类似.

对于两因素及多因素试验数据, 可类似整理. 例如, 合成纤维的弹性受到收缩率和拉伸倍数的影响, 为确定具体影响, 收缩率取 4 个水平, 拉伸倍数取 4 个水平, 每个处理 2 次重复, 则试验数据结果可列成表 4-3 格式.

表 4-3　纤维弹性测试数据

A	B							
	460		520		580		640	
0	71	72	72	73	75	73	77	75
4	73	75	76	74	78	77	74	74
8	76	73	79	77	74	75	74	73
12	75	73	73	72	70	71	69	69

　　将上述表格一般化, 则得到常见的两 (多) 因素试验结果规范表格, 如表 4-4 所示.

表 4-4　两因素交叉分组试验的数据格式

	B						和
	B_1	B_2	$\cdots$	B_j	$\cdots$	B_b	
A_1	$x_{111}, x_{112}, \cdots, x_{11n}$	$x_{121}, x_{122}, \cdots, x_{12n}$	$\cdots$		$\cdots$	$x_{1b1}, x_{1b2}, \cdots, x_{1bn}$	$x_1..$
A_2	$x_{211}, x_{212}, \cdots, x_{21n}$	$x_{221}, x_{222}, \cdots, x_{22n}$	$\cdots$		$\cdots$	$x_{2b1}, x_{2b2}, \cdots, x_{2bn}$	$x_2..$
A $\cdots$	$\cdots$	$\cdots$			$\cdots$		
A_i	$\cdots$	$\cdots$	$\cdots$	$x_{ij1}, x_{ij2}, \cdots, x_{ijn}$	$\cdots$		$x_i..$
$\cdots$	$\cdots$	$\cdots$			$\cdots$		
A_a	$x_{a11}, x_{a12}, \cdots, x_{a1n}$	$x_{a21}, x_{a22}, \cdots, x_{a2n}$	$\cdots$		$\cdots$	$x_{ab1}, x_{ab2}, \cdots, x_{abn}$	$x_a..$
和	$x_{.1.}$	$x_{.2.}$	$\cdots$	$x_{.j.}$	$\cdots$	$x_{.b.}$	$x_{...}$

4.1.3　方差分析的缘起与直观理解

　　在进行两个总体均值的检验时, 可以使用 U-检验和 T-检验等方法, 但若在检验多个总体的均值差异性时, 企图使用 U-检验或者 T-检验进行多次两两相互检验均值差异, 以期代替多总体均值差异的同时检验, 这种思路是行不通的, 因为同时检验多总体均值差异显著性要求检验置信度总体达到 0.95(设定 $\alpha = 0.05$), 而多次两两相互检验, 其总置信度相当于 0.95 的 k 次方 (假如共进行 k 次检验), 显然不能满足置信度的要求; 另一方面, 随着因素水平的增加, 两两相互检验次数的增长也不允许多次重复性检验的实施.

　　方差分析是试验研究中分析数据的重要方法, 它可以一次性检验多个正态总体均值是否相等. 从这个意义上讲, 方差分析可以看作是 T-检验的推广, 即从检验两个正态总体均值差异显著性推广到检验多个正态总体均值.

　　那么, 方差分析到底是怎么分析的呢?

　　按照方差的定义可知, 方差度量了数据离开其中心的平均偏离程度. 若方差较小, 数据波动变化较小, 看上去比较整齐, 因此也可以说方差表达了齐性.

　　造成数据波动的原因有很多, 但可以归结为两类, 一类是随机误差, 另一类是各因素的不同水平. 这两类原因产生的数据波动幅度, 可能相同, 也可能不同. 若因素水平变化产生的波动幅度与随机误差产生的相一致, 那么就不再把波动幅度拆成不同原因对应的波动变化, 而是把它们统一都归结为由随机误差产生的. 对此换个说法, 当所有变动都源于随机误差时, 则数据之间的差异, 只是偶然因素造成的差异, 这种差异不具必然性, 不可能是因素水平差异产生的. 反之, 若因素水平变化产生的波动幅度与随机误差产生的不一致, 甚至远远大于随机误差产生的波动变化, 则把波动拆成不同原因对应的波动幅度, 此时, 数据偏离中心的原因, 除了源于随机误差外, 更主要的是由于因素水平之间变化造成的. 因此, 所谓的方差分析, 本质是通过分析方差, 分析不同波动幅度产生的原因、来源, 来判断数据之间的差别.

4.1.4 模型与表达

方差分析使用的是线性模型, 也就是试验观测值的数据结构组成. 对于表 4-2 中的观测值 x_{ij}, 它是第 i 个处理的第 j 次观察, 按照线性模型理论, 它可以表达为处理的均值与试验误差的和, 即

$$x_{ij} = \mu_i + \varepsilon_{ij} \tag{4-1}$$

其中, μ_i 是第 i 个处理的均值; ε_{ij} 是试验误差, 一般情况下, 要求 ε_{ij} 相互独立且服从正态分布 $\varepsilon_{ij} \sim N(0, \sigma^2)$. 对所有观察值, 计算其总体平均, 则有

$$\mu = \frac{1}{a} \sum_{i=1}^{a} \mu_i \tag{4-2}$$

设各处理均值 μ_i 与总体均值 μ 的差异为 α_i, 则有

$$\alpha_i = \mu_i - \mu \tag{4-3}$$

将 (4-3) 式代入 (4-1) 式, 则有

$$x_{ij} = \mu + \alpha_i + \varepsilon_{ij} \quad (i = 1, 2, \cdots, a; j = 1, 2, \cdots, n) \tag{4-4}$$

(4-4) 式就是单因素方差分析的线性模型. 实际上, 对于两因素及多因素方差分析, 使用的线性模型都有类似的 "长相", 比如两因素线性模型可由 (4-5) 式描述,

$$x_{ijk} = \mu + \alpha_i + \beta_j + (\alpha\beta)_{ij} + \varepsilon_{ijk} \tag{4-5}$$

而三因素线性模型则可以由下述的 (4-6) 式描述,

$$x_{ijkl} = \mu + \alpha_i + \beta_j + \gamma_k + (\alpha\beta)_{ij} + (\alpha\gamma)_{ik} + (\beta\gamma)_{jk} + (\alpha\beta\gamma)_{ijk} + \varepsilon_{ijkl} \tag{4-6}$$

在 (4-4) 式中, α_i 实际上是第 i 个处理的效应项, 它因固定因素、随机因素的不同而有不同的解释与表达.

对于方差分析, 依照因素的不等, 可分为单因素方差分析、两因素和多因素方差分析; 根据因素类型不同, 又可细分为固定效应模型、随机效应模型以及混合效应模型.

1. 固定效应模型

在方差分析中, 用来描述固定效应的线性模型称为固定效应模型. 这里以单因素固定效应模型为例, 介绍模型的特点.

在固定效应模型中, 各处理的效应值 α_i 是一个固定的常量, 且由于 (4-3) 式的存在, 各处理效应值还满足 $\sum_{i=1}^{a} \alpha_i = 0$. 固定效应模型由固定因素确定, 若因素的 a 个水平是人为特意设定的, 则方差分析的结果, 将只适用于当前指定的那几个水平, 并不能将其结论推广到未加考虑的其他水平上. 例如, 用 6 种不同类型培养液培养的红苜蓿, 其含氮量差异显著与否的结论, 不能推广到其他类型的培养液上去, 只能限定在测试的 6 种营养液范围内.

之所以将各处理的效应 α_i 提出来, 就是要考虑这个效应的有无与大小, 这也是固定效应模型方差分析的目的所在. 从 (4-3) 式可知, 通过检验 a 个处理效应的相等与否, 就可判断各均值差异的显著性. 若各 α_i 都为 0, 则说明各处理之间没有差异. 由此可得到固定效应模型的零假设为

$$H_0 : \alpha_1 = \alpha_2 = \cdots = \alpha_a = 0 \tag{4-7}$$

而备择假设则设定为

$$H_1 : \alpha_i \neq 0 (\text{至少 1 个 } i) \tag{4-8}$$

当接受 H_0 时, 则 (4-4) 式变为

$$x_{ij} = \mu + \varepsilon_{ij} \tag{4-9}$$

这说明每个观测值都是由总平均加上随机误差构成的. 当各处理之间的观测值有差别, 但这种差别在性质上属于随机误差时, 我们就认为各处理之间在因素水平上没有差异显著性, 也即均值差异不显著.

2. 分解平方和与自由度

观测数据值的不同, 可以看作是数据的波动变化, 这种波动变化, 可以由总体方差衡量, 因为线性模型描述了数据的构成, 所以借助线性模型, 可以把总体方差分解为模型各构成项的方差之和. 在进行方差分析之前, 需将总离差平方和与总自由度分解为与各变异来源对应的部分. 下面以单因素固定效应模型试验为例进行分解, 若因素水平数为 a, 每个处理有 n 个重复, 则一共有 $a \times n$ 个观察值, 各处理均值记为 $\bar{x}_{i\cdot}$, 总均值记为 $\bar{x}_{\cdot\cdot}$, 则有

1) 分解平方和

$$\sum_{i=1}^{a}\sum_{j=1}^{n}(x_{ij}-\overline{x}_{..})^2 = \sum_{i=1}^{a}\sum_{j=1}^{n}(x_{ij}-\overline{x}_{i.}+\overline{x}_{i.}-\overline{x}_{..})^2$$
$$= \sum_{i=1}^{a}\sum_{j=1}^{n}[(x_{ij}-\overline{x}_{i.})+(\overline{x}_{i.}-\overline{x}_{..})]^2 \tag{4-10}$$
$$= \sum_{i=1}^{a}\sum_{j=1}^{n}(x_{ij}-\overline{x}_{i.})^2 + 2\sum_{i=1}^{a}\sum_{j=1}^{n}(x_{ij}-\overline{x}_{i.})(\overline{x}_{i.}-\overline{x}_{..}) + \sum_{i=1}^{a}\sum_{j=1}^{n}(\overline{x}_{i.}-\overline{x}_{..})^2$$

对于固定处理效应 α_i, 可以证明交错乘积项

$$\sum_{i=1}^{a}\sum_{j=1}^{n}(x_{ij}-\overline{x}_{i.})(\overline{x}_{i.}-\overline{x}_{..}) = 0 \tag{4-11}$$

因此得到

$$\sum_{i=1}^{a}\sum_{j=1}^{n}(x_{ij}-\overline{x}_{..})^2 = \sum_{i=1}^{a}\sum_{j=1}^{n}(x_{ij}-\overline{x}_{i.})^2 + \sum_{i=1}^{a}\sum_{j=1}^{n}(\overline{x}_{i.}-\overline{x}_{..})^2$$
$$= \sum_{i=1}^{a}\sum_{j=1}^{n}(x_{ij}-\overline{x}_{i.})^2 + n\sum_{i=1}^{a}(\overline{x}_{i.}-\overline{x}_{..})^2$$

简记为

$$\sum_{i=1}^{a}\sum_{j=1}^{n}(x_{ij}-\overline{x}_{..})^2 = \sum_{i=1}^{a}\sum_{j=1}^{n}(x_{ij}-\overline{x}_{i.})^2 + n\sum_{i=1}^{a}(\overline{x}_{i.}-\overline{x}_{..})^2 \tag{4-12}$$

(4-12) 表明, 数据总变差平方和, 可以分为两部分, 一部分为处理均值与总均值之间的离差平方和, 用 SS_A 表示, 则为

$$\mathrm{SS}_A = n\sum_{i=1}^{a}(\bar{x}_{i.}-\overline{x}_{..})^2 \tag{4-13}$$

另一部分则为每个处理内部观测值与处理均值之间离差的平方和, 用 SS_E 表示, 则为

$$\mathrm{SS}_E = \sum_{i=1}^{a}\sum_{j=1}^{n}(x_{ij}-\overline{x}_{i.})^2 \tag{4-14}$$

若记总离差平方和为 SS_T, 则有

$$\mathrm{SS}_T = \sum_{i=1}^{a}\sum_{j=1}^{n}(x_{ij}-\overline{x}_{..})^2 \tag{4-15}$$

且

$$\mathrm{SS}_T = \mathrm{SS}_A + \mathrm{SS}_E \tag{4-16}$$

显然, SS_A 度量了处理之间的差异, 考察了处理均值之间的平均偏离程度; 而 SS_E 则度量了处理内部数据之间的差异, 考察了处理内部数据之间的平均偏离程度, 也就是随机误差的大小. 由此, 称 SS_A 为处理平方和或处理间平方和; 称 SS_E 为误差平方和或处理内平方和.

2) 分解自由度

为了满足 F 统计量的定义要求, 也为了得到比较方差使用的均方, 还需要将总自由度进行分解, 即与 SS_T 对应的总自由度 $\mathrm{d}f_T$ 可以分解为与 SS_A 对应的 $\mathrm{d}f_A$ 和与 SS_E 对应的 $\mathrm{d}f_E$, 即有

$$\mathrm{d}f_T = \mathrm{d}f_A + \mathrm{d}f_E \tag{4-17}$$

其中,

$$\mathrm{d}f_T = an - 1 \tag{4-18}$$

$$\mathrm{d}f_A = a - 1 \tag{4-19}$$

$$\mathrm{d}f_E = a(n - 1) \tag{4-20}$$

3. 均方期望

为了估计随机误差的 σ^2, 可以先用 SS_E 除以对应的 $\mathrm{d}f_E$, 得到误差的均方, 记为 MS_E, 然后再计算 MS_E 的期望, 即得到 σ^2 的无偏估计. 即

$$MS_E = \frac{SS_E}{\mathrm{d}f_E} = \frac{SS_E}{a(n-1)} \tag{4-21}$$

可以计算证明, MS_E 是 σ^2 的无偏估计,

$$E(MS_E) = \sigma^2 \tag{4-22}$$

类似地, 可以得到处理的均方, 记为 MS_A,

$$MS_A = \frac{SS_A}{\mathrm{d}f_A} = \frac{SS_A}{a-1} \tag{4-23}$$

以及

$$E(MS_A) = \sigma^2 + \frac{n}{a-1}\sum_{i=1}^{n}\alpha_i^2 \tag{4-24}$$

从式 (4-22) 可以看出, MS_E 反映了随机误差引起的方差的大小, 它是 σ^2 的无偏估计. 而从 (4-24) 式可以看出, MS_A 反映了除随机误差引起的方差 σ^2 外, 还包含各处理效应引起的 $\dfrac{n}{a-1}\sum_{i=1}^{n}\alpha_i^2$ 这部分方差. 对于固定效应模型来说, 只有当零假设为真时, 才会有 $\alpha_1 = \alpha_2 = \cdots = \alpha_i = 0$, 才会有 $\dfrac{n}{a-1}\sum_{i=1}^{n}\alpha_i^2 = 0$, 从而才可以

从 (4-24) 式得到 $E(\mathrm{MS}_A) = \sigma^2$, 此时 MS_A 才会是 σ^2 的无偏估计, 也就是 MS_A 引起的数据波动与随机误差引起的数据波动幅度相当.

因此, 只要比较 MS_A 与 MS_E, 就可以反映出 α_i 的大小. 若 MS_A 与 MS_E 相差不大, 就可以认为各个 α_i 与 0 的差异不大, 就可以说各处理之间均值差异引起的数据波动幅度不大, 总体上都在随机误差引起的波动幅度内, 各处理平均值之间的差异就不显著.

反之, 若 MS_A 与 MS_E 相差很大, 就可以认为各个 α_i 与 0 的差异很大, 从而造成了 $\dfrac{n}{a-1}\sum\limits_{i=1}^{n}\alpha_i^2$ 远远大于 σ^2, 就 MS_A 而言, 它除了产生了与随机误差量值相当的波动幅度 σ^2 外, 还产生了远大于 σ^2 的波动幅度 $\dfrac{n}{a-1}\sum\limits_{i=1}^{n}\alpha_i^2$, 而这部分波动, 绝不是随机误差引起的波动幅度所能匹配的, 必然存在着不可忽略的重要原因, 鉴于只有处理均值之间的 (因素水平的) 差异, 故我们认为是处理间差异造成的, 从而认为处理均值之间存在显著差异.

4.1.5 F-检验与结果展示

为了比较 MS_A 与 MS_E 的大小, 引入 F 统计量如下,

$$F = \frac{\mathrm{MS}_A}{\mathrm{MS}_E} \sim f(\mathrm{df}_A, \mathrm{df}_E) \tag{4-25}$$

通过 F 统计量, 进行判别分析.

对于方差分析的结果, 常常归纳成方差分析表展示出来 (表 4-5), 通过该表, 可看到变差的来源、产生的离差平方和部分、对应自由度的大小、各项的均方、检验的统计量 F 以及检验的结果等, 方差分析表也是各种统计软件输出方差分析结果的标准格式.

表 4-5 单因素模型方差分析表

变差来源	平方和	自由度	均方	F	显著性
处理间	SS_A	$a-1$	MS_A	$F = \dfrac{\mathrm{MS}_A}{\mathrm{MS}_E}$	$P(F_\alpha(a-1, an-a) > F)$
处理内	SS_E	$a(n-1)$	MS_E		
总和	SS_T	$an-1$			

例 1 在三种麻醉条件下, 测定某动物羊角拗甙的最小致死量 (单位: mg/kg), 七次试验的结果列于表 4-6, 试分析因素不同水平对指标的影响是否相同?

表 4-6　羊角拗甙的最小致死量

重复	A 组	B 组	C 组
1	0.1437	0.1546	0.1774
2	0.1567	0.1679	0.1834
3	0.1598	0.1957	0.1854
4	0.1696	0.1987	0.1915
5	0.1878	0.2222	0.2041
6	0.2200	0.2371	0.2186
7	0.2296	0.2384	0.2344

解　(1) 首先判断多组均值比较满足的条件, 若满足正态、方差齐性等条件, 则可以使用方差分析. 在没有特殊说明时, 通常都认为所给数据符合方差分析满足的条件, 这一点在稍后的方差分析满足条件一节将详细介绍.

(2) 计算各组的均值与总体均值, 得到

$$\overline{x}_{1\cdot} = \frac{1}{7}\sum_{j=1}^{7} x_{ij} = 0.1810, \quad \overline{x}_{2\cdot} = \frac{1}{7}\sum_{j=1}^{7} x_{ij} = 0.2021$$

$$\overline{x}_{3\cdot} = \frac{1}{7}\sum_{j=1}^{7} x_{ij} = 0.1993, \quad \overline{x}_{\cdot\cdot} = \frac{1}{3}\left(\overline{x}_{1\cdot} + \overline{x}_{2\cdot} + \overline{x}_{3\cdot}\right) = 0.1941$$

(3) 计算离差平方和及分解项, 得到

$$\mathrm{SS}_T = \sum_{i=1}^{3}\sum_{j=1}^{7}\left(x_{ij} - \overline{x}_{\cdot\cdot}\right)^2 = 0.01736, \quad \mathrm{SS}_A = 7 \times \sum_{i=1}^{3}\left(\overline{x}_{i\cdot} - \overline{x}_{\cdot\cdot}\right)^2 = 0.00183,$$

$$\mathrm{SS}_E = \mathrm{SS}_T - \mathrm{SS}_A = 0.01553$$

(4) 计算各自均方, 得到

$$\mathrm{MS}_A = \frac{\mathrm{SS}_A}{a-1} = \frac{0.00183}{3-1} = 0.000915, \quad \mathrm{MS}_E = \frac{\mathrm{SS}_E}{a(n-1)} = \frac{0.01553}{3 \times (7-1)} = 0.000863$$

(5) 计算 F 与临界值

$$F = \frac{\mathrm{MS}_A}{\mathrm{MS}_E} = \frac{0.000915}{0.000863} = 1.0605$$

若给定的检验水平为 $\alpha = 0.05$, 则 $F_\alpha(2, 18) = 3.55$, 显然 $F < F_\alpha(2, 18)$, 方差检验不具显著性.

(6) 方差分析表 4-7 如下

表 4-7 方差分析表

变异来源	离差平方和	自由度	均方	F 值	P 值
组间	0.00183	2	0.000915	1.0605	> 0.05
组内	0.01553	18	0.000863		
总和	0.01736	20	$F_\alpha(2, 18) = 3.55$		

4.2 多 重 比 较

应用固定效应模型时, 检验的是设定因素水平下的均值差异显著性, 在经过方差分析之后, 其结论只有两种可能: ① 接受 H_0, 各样本代表的总体的均值相同; ② 拒绝 H_0, 各样本代表的总体的均值差异显著. 当出现结论②时, "均值差异显著", 是指从整体的角度而言, 并没有具体到两两均值之间的差异显著性. 举一个极端的例子: 假如有 k 个样本 (代表的总体), 其中 $k-1$ 个均值都相同, 比如设 $\mu_2 = \mu_3, = \cdots = \mu_k$, 只有 μ_1 与它们不同, 则经过检验, 结论自然是②, 因为整体上看它们确实差异显著. 但这种结论, 没有揭示出其中有 $k-1$ 个均值相同, 两两均值之间相等与否的大量信息被忽略了, 为了阐明两两均值之间的差异显著性, 必须逐对比较各均值, 这就需要进行多重比较.

多重比较的方法有很多, 本节介绍医药分析中常用的 Tukey 法和 Scheffe 法.

4.2.1 Tukey 法基本原理

Tukey 法用来处理均衡试验数据, 其基本原理是, 当 H_0 成立时, 即在 $\mu_1 = \mu_2 = \cdots = \mu_a$ 条件下, 则 a 个水平试验指标的样本均值 $\overline{x}_1, \overline{x}_2, \cdots, \overline{x}_a$ 相互独立且同服从方差相等的正态分布 $N(\mu, \sigma^2)$, 这里的方差 σ^2 可由 MS_E 估计得到

$$\hat{\sigma}^2 = \frac{\mathrm{MS}_E}{n} \tag{4-26}$$

其中, n 为每个水平的重复试验次数, $\mathrm{MS}_E = \dfrac{\mathrm{SS}_E}{an-a}$ 为组内均方. 可以证明

$$q = \frac{\max\{|\overline{x}_i - \overline{x}_j|\}}{\sqrt{\dfrac{\mathrm{MS}_E}{n}}} \sim q(a, an-a) \tag{4-27}$$

给定检验水平 α 后, 令

$$\frac{\max\{|\overline{x}_i - \overline{x}_j|\}}{\sqrt{\dfrac{\mathrm{MS}_E}{n}}} \geqslant q_\alpha(a, an-a) \tag{4-28}$$

即可得到

$$\max\{|\overline{x}_i - \overline{x}_j|\} \geqslant q_\alpha(a, an-a)\sqrt{\frac{\mathrm{MS}_E}{n}} = T \tag{4-29}$$

因为 $\max\{|\bar{x}_i - \bar{x}_j|\} \geqslant |\bar{x}_i - \bar{x}_j|$, 所以只需 $|\bar{x}_i - \bar{x}_j| \geqslant T$ 即可.

例 2　为了考察温度对某药得率的影响, 选取了 5 种不同温度在相同条件下进行试验, 同一个温度下各做 4 次试验, 试验观测数据列于表 4-8, 若方差分析显著, 试以 Tukey 法进行多重比较.

表 4-8　某药在不同温度下的得率

温度/°C	60	65	70	75	80
得率/%	86	80	83	76	96
	89	83	90	81	93
	91	88	94	84	95
	90	84	85	82	94
平均得率/%	89	83.75	88	80.75	94.5

解　根据已知条件, 可知 $a = 5$, $n = 4$, 经计算, 得到 $\mathrm{MS}_E = 10.7$, 其中 $\mathrm{d}f_E = a(n-1) = 15$. 对于给定的显著性水平 $\alpha = 0.05$, 临界值 q_α 可以查表得到.

$$q_\alpha(a, \mathrm{d}f_E) = q_\alpha(5, 15) = 4.367$$

则

$$T = q_\alpha \sqrt{\frac{\mathrm{MS}_E}{n}} = 4.367 \times \sqrt{\frac{10.7}{4}} = 7.15$$

将 5 个均值两两之差绝对值做成比较表, 然后评判, 得到如下比较结果 (表 4-9), 带星号的为差异显著的.

表 4-9　均值多重比较差异值

	$\bar{x}_{2\cdot}$	$\bar{x}_{3\cdot}$	$\bar{x}_{4\cdot}$	$\bar{x}_{5\cdot}$
$\bar{x}_{1\cdot}$	5.25	1	8.25*	5.5
$\bar{x}_{2\cdot}$		4.25	3	10.75*
$\bar{x}_{3\cdot}$			7.25*	6.5
$\bar{x}_{4\cdot}$				13.75*

4.2.2　Scheffe 方法基本原理

Tukey 法适用于均衡试验的多重比较, 均衡试验有助于减少方差不齐性的影响, 在实际试验时应尽可能安排成均衡试验, 但有时也会出现不均衡的情况, 当因素各水平下所作试验次数不相等时, 可使用 Scheffe 方法.

Scheffe 方法首先根据方差分析的 F 临界值 $F_\alpha(\mathrm{d}f_a, \mathrm{d}f_e)$ 构建一个判别标准, 即

$$S_\alpha = \sqrt{(a-1)F_\alpha\left[(a-1), \sum_{j=1}^{a} n_j - 1\right]} \tag{4-30}$$

然后计算针对每一对均值差的统计量

$$S = \frac{|\overline{x}_i - \overline{x}_j|}{\sqrt{\mathrm{MS}_E\left(\dfrac{1}{n_i} + \dfrac{1}{n_j}\right)}} \tag{4-31}$$

对于给定的检验水平 α, 当 $S < S_\alpha$ 时接受 H_0; 反之 $S > S_\alpha$ 时拒绝 H_0. 为使用方便, 还可以将上述统一写为

$$\begin{aligned}
|\overline{x}_i - \overline{x}_j| &> S_\alpha \sqrt{\mathrm{MS}_E\left(\frac{1}{n_i} + \frac{1}{n_j}\right)} \\
&= \sqrt{(a-1)F_\alpha\left[(a-1), \sum_{j=1}^{a} n_j - 1\right] \mathrm{MS}_E\left(\frac{1}{n_i} + \frac{1}{n_j}\right)}
\end{aligned} \tag{4-32}$$

这样, 可直接使用两个均值的差进行比较.

例 3 使用小鼠研究正常肝糖核苷酸对癌细胞的生物学作用, 试验分为对照组、水层 RNA 组和酚层 RNA 组, 试验测定 FDP 酶的活力如表 4-10 所示, 试比较三组均值之间的差异显著性.

表 4-10 三种处理方式下 FDP 酶活力

试验编号	对照组	水层 RNA 组	酚层 RNA 组
1	2.79	3.15	4.92
2	3.11	3.97	3.47
3	1.77	2.87	3.77
4	2.83	4.70	4.26
5	2.69	2.03	
6	3.47	3.29	
7	2.44		
8	2.52		

解 (1) 上述问题经方差分析, 在显著性水平 $\alpha = 0.05$ 下, 差异显著, 需进一步进行多重比较. 由于各处理的重复数不一致, 不能使用 Tukey 方法, 选用 Scheffe 方法.

(2) 作假设

$$H_0: \mu_i = \mu_j(i, j = 1, 2, 3; i \neq j); \quad H_1: \mu_i \neq \mu_j(i, j = 1, 2, 3; i \neq j)$$

(3) 对于给定的显著性水平, 可查相关表格得到 $S_{0.05}(2, 15) = 2.71$. 在方差分析时, 已经得到 $\mathrm{MS}_E = 0.478$, 对于 $n_1 = 8, n_2 = 6, n_3 = 4$, 可计算各对比组的临界

值为

$$S_{12} = 2.71 \times \frac{\sqrt{0.478}}{\sqrt{\frac{8 \times 6}{8 + 6}}} = 1.0119; \quad S_{13} = 2.71 \times \frac{\sqrt{0.478}}{\sqrt{\frac{8 \times 4}{8 + 4}}} = 1.1474;$$

$$S_{23} = 2.71 \times \frac{\sqrt{0.478}}{\sqrt{\frac{6 \times 4}{6 + 4}}} = 1.2094$$

(4) 三组均值的差异比对列于表 4-11.

表 4-11   三组均值差异值

	2	3
1	0.6325	1.4025*
2		0.7700

4.3   多因素方差分析

在实际工作中, 应用更多的是两因素以上的方差分析, 也就是多因素方差分析. 最典型的是两种药物的最佳配伍剂量筛选, 假设 A 药设定了 a 个水平, B 药设定了 b 个水平, 两种药物共有 ab 个处理, 若每个处理需要 n 个人参与试验, 则共需要 abn 个人. 像这样的试验安排, 称为交叉分组设计.

在多因素交叉分组试验中, 可以采用 3 种模型进行方差分析, 当所有因素都是固定因素时, 采用固定效应模型; 当所有因素都为随机因素时, 采用随机效应模型; 当各因素中一部分为固定因素, 另一部分为随机因素时, 则需要使用混合模型. 与药物研究相关的方差分析, 多数属于固定效应模型, 因此, 本节只介绍采用固定效应模型的多因素方差分析, 其他两种请参考相关的参考书.

在多因素方差分析中, 除需要分析各因素自身水平变化产生的 (主) 效应外, 还要分析由于各因素之间相互作用而产生的新效应, 即交互作用. 之所以要分析交互作用, 是因为在多因素试验中, 有很多时候主效应并不明显, 而起主导作用的却是交互作用.

4.3.1   两因素固定效应模型

当交叉试验设计中的两个因素都是固定因素时, 则需要使用两因素固定线性模型. 对于表 4-4 所示的数据, 观察值可以使用如下的线性统计模型描述:

$$x_{ijk} = \mu + \alpha_i + \beta_j + (\alpha\beta)_{ij} + \varepsilon_{ijk}, \quad \begin{cases} i = 1, 2, \cdots, a \\ j = 1, 2, \cdots, b \\ k = 1, 2, \cdots, n \end{cases} \tag{4-33}$$

其中, μ 是总均值, α_i 是 A 因素各水平的效应, β_j 是 B 因素各水平的效应, $(\alpha\beta)_{ij}$ 是因素 A 的第 i 个水平和因素 B 的第 j 个水平之间由于交互作用而产生的效应, ε_{ijk} 是随机误差. 和单因素方差分析类似, 固定因素的效应, 其本质就是各处理均值与总均值的差异, 因此存在如下各式:

$$\sum_{i=1}^{a} \alpha_i = 0, \quad \sum_{j=1}^{b} \beta_j = 0 \tag{4-34}$$

固定模型的交互作用也被看作和 α_i, β_j 一样, 属于固定类型的, 因此在 α_i 和 β_j 方向上, 有

$$\sum_{i=1}^{a} (\alpha\beta)_{ij} = 0, \quad \sum_{j=1}^{b} (\alpha\beta)_{ij} = 0 \tag{4-35}$$

对于随机误差成分 ε_{ijk}, 仍然看作是服从独立同分布的随机变量, 即

$$\varepsilon_{ijk} \sim N(0, \sigma^2) \tag{4-36}$$

要进行两因素方差分析, 就是要考察各因素和交互作用效应的大小及有无, 则零假设 H_0 设定为

$$\begin{cases} H_{01}: \alpha_1 = \alpha_2 = \cdots = \alpha_a = 0 \\ H_{02}: \beta_1 = \beta_2 = \cdots = \beta_b = 0 \\ H_{03}: (\alpha\beta)_{ij} = 0 (i = 1, 2, \cdots, a; j = 1, 2, \cdots, b) \end{cases} \tag{4-37}$$

在这个零假设下, 按照方差分析的基本思路, 将总离差平方和进行分解, 得到

$$\underbrace{\sum_{i=1}^{a}\sum_{j=1}^{b}\sum_{k=1}^{n} (x_{ijk} - \overline{x}...)^2}_{\mathrm{SS}_T}$$

$$= \sum_{i=1}^{a}\sum_{j=1}^{b}\sum_{k=1}^{n} [(x_{ijk} - \overline{x}_{ij.}) + (\overline{x}_{i..} - \overline{x}...) + (\overline{x}_{.j.} - \overline{x}...) + (\overline{x}_{ij.} - \overline{x}_{i..} - \overline{x}_{.j.} + \overline{x}...)]^2$$

$$= \underbrace{\sum_{i=1}^{a}\sum_{j=1}^{b}\sum_{k=1}^{n} (x_{ijk} - \overline{x}_{ij.})^2}_{\mathrm{SS}_E} + \underbrace{bn \sum_{i=1}^{a} (\overline{x}_{i..} - \overline{x}...)^2}_{\mathrm{SS}_A}$$

$$+ \underbrace{an \sum_{j=1}^{b} (\overline{x}_{.j.} - \overline{x}...)^2}_{\mathrm{SS}_B} + \underbrace{n \sum_{i=1}^{a}\sum_{j=1}^{b} (\overline{x}_{ij.} - \overline{x}_{i..} - \overline{x}_{.j.} + \overline{x}...)^2}_{\mathrm{SS}_{AB}} \tag{4-38}$$

记总离差平方和为 SS_T, 则有

$$\mathrm{SS}_T = \mathrm{SS}_A + \mathrm{SS}_B + \mathrm{SS}_{AB} + \mathrm{SS}_E \tag{4-39}$$

其中 $\mathrm{SS}_T = \displaystyle\sum_{i=1}^{a}\sum_{j=1}^{b}\sum_{k=1}^{n}\left(x_{ijk} - \overline{x}_{...}\right)^2$, $\mathrm{SS}_A = bn\displaystyle\sum_{i=1}^{a}\left(\overline{x}_{i..} - \overline{x}_{...}\right)^2$, SS_A 是因素 A 贡献的离差平方和, $\mathrm{SS}_B = an\displaystyle\sum_{j=1}^{b}\left(\overline{x}_{.j.} - \overline{x}_{...}\right)^2$, SS_B 是因素 B 贡献的离差平方和; $\mathrm{SS}_E = \displaystyle\sum_{i=1}^{a}\sum_{j=1}^{b}\sum_{k=1}^{n}\left(x_{ijk} - \overline{x}_{ij.}\right)^2$, SS_E 是随机误差贡献的离差平方和; $\mathrm{SS}_{AB} = n\displaystyle\sum_{i=1}^{a}\sum_{j=1}^{b}\left(\overline{x}_{ij.} - \overline{x}_{i..} - \overline{x}_{.j.} + \overline{x}_{...}\right)^2$, SS_{AB} 是因素 A 和 B 的交互作用贡献的离差平方和. 将 (4-39) 式改写, 得到

$$\mathrm{SS}_T - \mathrm{SS}_A - \mathrm{SS}_B = \mathrm{SS}_{AB} + \mathrm{SS}_E \tag{4-40}$$

可以看到, 若把因素 A 和因素 B 的离差平方和去掉, 则剩余的是交互作用和随机误差的混合平方和, 要想把交互作用的贡献分离出来, 就必须把随机误差的贡献明确确定了, 要确定 SS_E, 从其表达式 SS_E 可知, 必须首先计算出 $\overline{x}_{ij.}$, 这里 $\overline{x}_{ij.}$ 是一个处理内的均值, 要得到均值, 至少需要 2 个数据, 也就是说, 每一个处理内部, 至少有 2 个重复才可以确定 $\overline{x}_{ij.}$, 因此, 若一个处理内没有足够多的重复 (至少 2 次) 试验, 是无法分离出交互作用的贡献的, 若交互作用的贡献非常大, 却由于未安排重复试验而不能分离出来, 则说明这样的试验安排是无意义的.

在得到分解的各效应平方和之后, 对每一平方和对应的自由度, 也可同样进行分解, 并进一步得到各自的均方. 分解自由度时, 因为只有一个总平均值限定, 所以总自由度为 $\mathrm{d}f_T = abn - 1$; 而因素 A 和因素 B 的自由度, 则分别为各自水平数减 1, 即 $\mathrm{d}f_A = a - 1$, $\mathrm{d}f_B = b - 1$; 交互作用项的自由度实际上也可以仿照因素 A 或 B 写出, 即两因素全部水平的组合数减 1, 再减去 A, B 自己的自由度, 得到 $\mathrm{d}f_{AB} = (ab - 1) - (a - 1) - (b - 1) = (a - 1)(b - 1)$; 而随机误差的自由度在每一个处理内是 $n - 1$, 共有 ab 种处理, 则 $\mathrm{d}f_E = ab(n - 1)$, 将各自的离差平方和除以自己的自由度, 得到对应的均方, 列于表 4-12 中.

为了考察各效应项的有无与大小, 需要确定使用的检验统计量, 首先计算各均方的期望, 对于因素 A,

$$E\left(\mathrm{MS}_A\right) = E\left(\frac{\mathrm{SS}_A}{a - 1}\right) = \sigma^2 + bn\frac{1}{a - 1}\sum_{i=1}^{a}\alpha_i^2 \tag{4-41}$$

表 4-12 离差平方和与对应的自由度及均方

因素	离差平方和	自由度	对应均方
A	SS_A	$a-1$	$\mathrm{MS}_A = \dfrac{\mathrm{SS}_A}{a-1}$
B	SS_B	$b-1$	$\mathrm{MS}_B = \dfrac{\mathrm{SS}_B}{b-1}$
AB 交互	SS_{AB}	$(a-1)(b-1)$	$\mathrm{MS}_{AB} = \dfrac{\mathrm{SS}_{AB}}{(a-1)(b-1)}$
误差 E	SS_E	$ab(n-1)$	$\mathrm{MS}_E = \dfrac{\mathrm{SS}_E}{ab(n-1)}$
总和	SS_T	$abn-1$	

令 $\eta_\alpha^2 = \dfrac{1}{a-1}\sum\limits_{i=1}^{a}\alpha_i^2$, 则 (4-41) 改写为

$$E\left(\mathrm{MS}_A\right) = \sigma^2 + bn\eta_\alpha^2 \tag{4-42}$$

类似地, 得到因素 B 的,

$$E\left(\mathrm{MS}_B\right) = E\left(\frac{\mathrm{SS}_B}{b-1}\right) = \sigma^2 + \frac{an}{b-1}\sum_{j=1}^{b}\beta_j^2 \tag{4-43}$$

令 $\eta_\beta^2 = \dfrac{1}{b-1}\sum\limits_{j=1}^{b}\beta_j^2$, 则 (4-43) 改写为

$$E\left(\mathrm{MS}_B\right) = \sigma^2 + an\eta_\beta^2 \tag{4-44}$$

同样, AB 交互作用的:

$$E\left(\mathrm{MS}_{AB}\right) = E\left(\frac{\mathrm{SS}_{AB}}{(a-1)(b-1)}\right) = \sigma^2 + \frac{n}{(a-1)(b-1)}\sum_{i=1}^{a}\sum_{j=1}^{b}(\alpha\beta)_{ij}^2 \tag{4-45}$$

令 $\eta_{\alpha\beta}^2 = \dfrac{1}{(a-1)(b-1)}\sum\limits_{i=1}^{a}\sum\limits_{j=1}^{b}(\alpha\beta)_{ij}^2$, 则 (4-45) 改写为

$$E\left(\mathrm{MS}_{AB}\right) = \sigma^2 + n\eta_{\alpha\beta}^2 \tag{4-46}$$

随机误差的:

$$E\left(\mathrm{MS}_E\right) = E\left(\frac{\mathrm{SS}_E}{ab(n-1)}\right) = \sigma^2 \tag{4-47}$$

已经讲过, 数据的波动变化, 源于上述各项引起的方差, 若各项的方差波动幅度与随机误差产生的波动幅度一致, 则不再将各项引起的波动看作是源于各项的效应,

而是直接看作源于随机误差的效应, 这样, 线性模型 $x_{ijk} = \mu + \alpha_i + \beta_j + (\alpha\beta)_{ij} + \varepsilon_{ijk}$ 中的 $\alpha_i, \beta_j, (\alpha\beta)_{ij}$ 都和 ε_{ijk} 一个级别, 把它们统一用 ε_{ijk} 代替, 则线性方程本质上就成为 $x_{ijk} = \mu + \varepsilon_{ijk}$, 这也就是说, 各观察值虽然在数值上有差别, 但实际上这种差别都是随机误差影响造成的, 并没有因素水平的不同而引起的差别, 换句话说, 因素水平之间没有差异显著性.

由此, 只需比较各均方期望与随机误差期望的大小, 即可得到检验的统计量, 对于因素 A, 只需

$$F_A = \frac{\mathrm{MS}_A}{\mathrm{MS}_E} = \frac{\sigma^2 + bn\eta_\alpha^2}{\sigma^2} \tag{4-48}$$

当 $\eta_\alpha^2 = 0$ 时, $F_A = 1$, 此时 MS_A 是 σ^2 的无偏估计, 即因素 A 的效应与随机误差的效应相匹配, 反之, 若 $F_A \gg 1$, 以至于超过了规定的界限 (小概率的拒绝域), 则说明 η_α^2 的级别远大于 σ^2, 它不能再使用随机误差的效应进行解读, 而只能从因素 A 各水平之间的差别这个角度进行解读, 也就是各水平之间差异显著. 这也就回答了零假设中关于因素 A 各水平的假设是否被拒绝与接受.

类似地, 可得到其他的检验统计量,

$$F_B = \frac{\mathrm{MS}_B}{\mathrm{MS}_E} = \frac{\sigma^2 + an\eta_\beta^2}{\sigma^2} \tag{4-49}$$

$$F_{AB} = \frac{\mathrm{MS}_{AB}}{\mathrm{MS}_E} = \frac{\sigma^2 + n\eta_{\alpha\beta}^2}{\sigma^2} \tag{4-50}$$

将上述过程进行归纳, 则得到两因素固定效应模型的方差分析表 (表 4-13).

表 4-13　两因素固定效应模型方差分析表

变差来源	平方和	自由度	均方	均方期望	统计量 F	显著性
因素 A	SS_A	$a-1$	MS_A	$\sigma^2 + bn\eta_\alpha^2$	$\dfrac{\mathrm{MS}_A}{\mathrm{MS}_E}$	$F_A > F_\alpha$
因素 B	SS_B	$b-1$	MS_B	$\sigma^2 + an\eta_\beta^2$	$\dfrac{\mathrm{MS}_B}{\mathrm{MS}_E}$	$F_B > F_\alpha$
AB 交互作用	SS_{AB}	$(a-1)(b-1)$	MS_{AB}	$\sigma^2 + n\eta_{\alpha\beta}^2$	$\dfrac{\mathrm{MS}_{AB}}{\mathrm{MS}_E}$	$F_{AB} > F_\alpha$
随机误差	SS_E	$ab(n-1)$	MS_E	σ^2		
总和	SS_T	$abn-1$				

例 4　用两种不同配比的饲料 A 和 B 喂养大鼠, 每种饲料各取 4 个水平, 各配比饲喂食量相同, 每个处理设置 2 次重复, 试验完毕测试增重 (g), 结果列于表 4-14, 已知饲料有人工设计配成, 试对试验结果进行方差分析.

表 4-14 饲喂大鼠试验增重

饲料 A	饲料 B			
	B_1	B_2	B_3	B_4
A_1	32	28	18	23
	36	22	16	21
A_2	26	29	27	17
	24	33	23	19
A_3	33	30	33	23
	39	24	37	27
A_4	39	31	28	36
	43	35	32	34

解 根据题意, 可知饲料由人工合成生成得到, 故 A, B 属于固定因素, 方差分析时使用固定效应模型. 计算结果列于表 4-15.

表 4-15 例 4 中两因素为固定类型的计算分析

变差来源	平方和	自由度	均方	F 值	$F_{0.05}$ 临界值	$F_{0.01}$ 临界值
A 因素	592.38	3	197.46	24.68*	3.24	5.29
B 因素	365.38	3	121.79	15.22*	3.24	5.29
$A \times B$	425.13	9	47.24	5.90*	2.54	3.78
误差	128.00	16	8.00			
总和	1510.88	31				

4.3.2 无重复特例

在前边的两因素固定效应模型中, 假设了 A 因素和因素 B 具有交互作用, 线性模型中设定了专门描述交互作用项的 $(\alpha\beta)_{ij}$. 如果根据实际经验及专业知识, 可以明确确定两因素之间没有交互作用, 则在线性模型中就不必特意设定该项, 而为了分离出交互作用项, 曾要求每个处理内部至少 2 个重复的严格限定, 也就不必设定了. 不设重复会极大地节约物力、财力和精力, 减少试验工作量.

当不设定交互作用项时, 则线性模型简化为

$$x_{ij} = \mu + \alpha_i + \beta_j + \varepsilon_{ij}, \quad \begin{cases} i = 1, 2, \cdots, a \\ j = 1, 2, \cdots, b \end{cases} \tag{4-51}$$

由于因素 A 和 B 仍然是固定因素, 所以仍然存在

$$\sum_{i=1}^{a} \alpha_i = 0, \quad \sum_{j=1}^{b} \beta_j = 0, \quad \varepsilon_{ij} \sim N\left(0, \sigma^2\right) \tag{4-52}$$

具体检验时, 零假设仍然考查效应的有无和大小, 则设定为

$$H_{01}: \alpha_i = 0; \quad H_{02}: \beta_j = 0 \tag{4-53}$$

经过分解总离差平方和、分解各因素的自由度、对各均方求期望, 得到

$$E(\mathrm{MS}_A) = \sigma^2 + b\eta_\alpha^2 \tag{4-54}$$

$$E(\mathrm{MS}_B) = \sigma^2 + a\eta_\beta^2 \tag{4-55}$$

$$E(\mathrm{MS}_E) = \sigma^2 \tag{4-56}$$

要检验因素 A 的主效应, 则统计量为

$$F_A = \frac{\mathrm{MS}_A}{\mathrm{MS}_E} = \frac{\sigma^2 + b\eta_\alpha^2}{\sigma^2} \sim F\left(\mathrm{d}f_A, \mathrm{d}f_E\right) = F\left(a-1, (a-1)(b-1)\right) \tag{4-57}$$

要检验因素 B 的主效应, 则统计量为

$$F_B = \frac{\mathrm{MS}_B}{\mathrm{MS}_E} = \frac{\sigma^2 + a\eta_\beta^2}{\sigma^2} \sim F\left(\mathrm{d}f_B, \mathrm{d}f_E\right) = F\left(b-1, (a-1)(b-1)\right) \tag{4-58}$$

则计算分析结果可列成表 4-16.

表 4-16   两因素无重复固定效应模型方差分析表

变差来源	平方和	自由度	均方	均方期望	统计量 F	显著性
因素 A	SS_A	$a-1$	MS_A	$\sigma^2 + b\eta_\alpha^2$	$\dfrac{\mathrm{MS}_A}{\mathrm{MS}_E}$	$F_A > F_\alpha$
因素 B	SS_B	$b-1$	MS_B	$\sigma^2 + a\eta_\beta^2$	$\dfrac{\mathrm{MS}_B}{\mathrm{MS}_E}$	$F_B > F_\alpha$
随机误差	SS_E	$(a-1)(b-1)$	MS_E	σ^2		
总和	SS_T	$ab-1$				

例 5   某试验中, 设定了因素 A 和 B 各 5 个水平, 经专家推测, 认为 A, B 之间不会有交互作用, 观测数据列于表 4-17, 若两因素均为固定类型因素, 试进行方差分析.

表 4-17   例 5 无交互作用的因素 A 和 B 观测数据

	B_1	B_2	B_3	B_4	B_5
A_1	85	102	67	65	103
A_2	142	121	98	58	127
A_3	98	52	33	39	99
A_4	120	112	25	110	103
A_5	64	93	58	44	86

解   得到分析结果, 列于表 4-18.

表 4-18 例 5 无交互作用方差分析结果

变差来源	平方和	自由度	均方	F 值	$F_{0.05}$ 临界	$F_{0.01}$ 临界
因素 A	6760.56	4	1690.14	3.75*	3.01	4.77
因素 B	10251.76	4	2562.94	5.69*	3.01	4.77
误差	7207.04	16	450.44			
总和	24219.36	24				

4.3.3 交互作用及其判断

交互作用是两因素与多因素方差分析中常见的 "额外" 效应, 也可以看作是因素水平之间相互作用下涌现的 "集体" 效应. 如果把线性模型看作是对复杂事物的解剖, 则外在表现 (x_{ijk}) 可以看作由事物本质 (μ), 部件 (α_i, β_j) 以及涌现 $(\alpha\beta)_{ij}$ 和随机 (ε_{ijk}) 四部分构成, 这里的 $(\alpha\beta)_{ij}$ 也可以看作日常说的 "$1+1>2$" 中大于 2 的那一部分.

对于两因素模型而言, 要判断交互作用的存在, 一般常用以下 3 种方法: 一是根据专业技术知识进行判断, 或者借鉴已有的参考文献等资料加以确定; 二是根据因素交互作用图进行判断, 如将两因素分别对应作图, 各自连线, 当因素水平连线之间没有交叉时, 可以看作是无交互作用, 否则按照存在交互作用处理, 图 4-1 给出了因素交互作用的示意图.

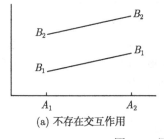
(a) 不存在交互作用

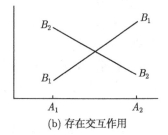
(b) 存在交互作用

图 4-1 因素间交互作用示意图

需要注意的是, 直观的因素交互作用图, 虽然可以帮助判断是否存在交互作用, 但考虑到数据源于试验, 试验误差等会干扰判断, 因此还需要通过严格的判断方法进行检验. 为此, 我们学习第三种判断方法, 即通过 F-检验的形式判断其交互作用的存在.

Tukey 在 1949 年提出了一种检验交互作用存在的 F-检验法, 该方法假定交互作用以特别简单的形式出现, 首先通过式 (4-59)

$$\mathrm{SS}_R = \mathrm{SS}_T - \mathrm{SS}_A - \mathrm{SS}_B \tag{4-59}$$

得到方差的残差平方和 SS_R, 然后将残差平方和 SS_R 进行了分解, 分解分量中一部

分属于非可加性 (交互作用) 项 SS_N, 自由度为 1; 另一部分则为误差分量 SS_E, 自由度为 $(a-1)(b-1)-1$. 具体计算为

$$\mathrm{SS}_N = \frac{1}{ab\mathrm{SS}_A\mathrm{SS}_B}\left[\sum_{i=1}^{a}\sum_{j=1}^{b}x_{ij}x_{i.}x_{.j} - x_{..}\left(\mathrm{SS}_A + \mathrm{SS}_B + \frac{x_{..}^2}{ab}\right)\right]^2, \quad \mathrm{d}f_N = 1 \quad (4\text{-}60)$$

以及

$$\mathrm{SS}_E = \mathrm{SS}_R - \mathrm{SS}_N; \quad \mathrm{d}f_E = (a-1)(b-1)-1 \quad (4\text{-}61)$$

分别计算各自的均方, 得到

$$\mathrm{MS}_N = \frac{\mathrm{SS}_N}{\mathrm{d}f_N} = \mathrm{SS}_N \quad (4\text{-}62)$$

$$\mathrm{MS}_E = \frac{\mathrm{SS}_E}{\mathrm{d}f_E} = \frac{\mathrm{SS}_E}{(a-1)(b-1)-1} \quad (4\text{-}63)$$

要进行交互作用检验, 只需检验

$$F = \frac{\mathrm{MS}_N}{\mathrm{MS}_E} > F_\alpha\left(1,(a-1)(b-1)-1\right) \quad (4\text{-}64)$$

时拒绝没有交互作用的假设.

　　有学者指出, 虽然 Tukey 方法理论上可行, 但在实际应用时却存在很大的问题, 因为在 SS_N 的分子中, 所有数据都是相乘、相加再相减, 然后再求平方, 这种计算顺序会极大地减少有效数字, 使得最终结果极不可靠. 因为根据误差传递理论, 有效数字在相加、相乘的过程中不会增加, 而且会集中出现在数据的前几位非零数字中, 而相减则会让最大的几个相同的非零数字都变为 0, 严重地减少了有效数字位数, 这种精度的损失有时候是致命的, 因为试验中测定的数据, 一般能保留 4 位有效数字已难能可贵, 而上述的乘、加、减过程, 极有可能使得 4 位有效数字全部损失. 因此, 建议做试验时, 尽可能安排带重复的试验, 且以专业知识评判交互作用的有无, 而不是仅仅依赖 Tukey 法.

4.3.4 多重检验

　　在单因素固定效应模型的方差分析中, 若检验显著, 则需进一步执行多重检验. 对于多因素固定模型的方差分析, 同样存在多重比较的问题. 和单因素相比, 多因素的多重比较更加复杂, 它主要包括① 因素主效应显著时的多重检验, ② 交互作用显著时因素水平均值的多重检验.

　　若经方差分析检验后发现主效应显著, 则单因素模型中的多重比较方法, 如 Duncan 法等仍可继续用于多因素. 若方差分析结果是交互作用显著, 则此时检验某因素各水平均值之间的差异, 往往会因交互作用的影响而难以实施. 像这类问题,

常常会将其中一个因素 (比如 A) 固定在特定的水平上, 然后检验另一个因素 (比如 B) 各水平均值的差异, 反之亦然.

如果考虑交互作用的影响, 则两因素模型需要将全部的 ab 次都处理比较后, 才能指明哪些差异显著, 这样则需比较 C_{ab}^2 次, 且比较中不仅包括了主效应, 还包含了交互作用.

4.3.5 三因素及多因素效应模型

前面详细探讨了单因素和两因素方差分析的原理与计算, 这些原理可以推广到三因素及更多因素的情况. 若一个试验中, 因素 A 设定有 a 个水平, 因素 B 有 b 个水平, 因素 C 有 c 个水平, 每个处理下有 n 个重复 $(n \geqslant 2)$, 则观测值一共有 $abcn$ 个, 使用的线性模型为

$$x_{ijkl} = \mu + \alpha_i + \beta_j + \gamma_k + (\alpha\beta)_{ij} + (\alpha\gamma)_{ik} + (\beta\gamma)_{jk} + (\alpha\beta\gamma)_{ijk} + \varepsilon_{ijkl}$$
$$(i = 1, 2, \cdots, a; j = 1, 2, \cdots, b; k = 1, 2, \cdots, c; l = 1, 2, \cdots, n) \tag{4-65}$$

若是增加到 4 个因素, 设第 4 个是水平数为 d 的因素 D, 则线性模型为

$$y_{ijklm} = \mu + \alpha_i + \beta_j + \gamma_k + \delta_l + \alpha\beta_{ij} + \alpha\gamma_{ik} + \alpha\delta_{il} + \beta\gamma_{jk} + \beta\delta_{jl} + \gamma\delta_{kl}$$
$$+ \alpha\beta\gamma_{ijk} + \alpha\beta\delta_{ijl} + \alpha\gamma\delta_{ikl} + \beta\gamma\delta_{jkl} + \alpha\beta\gamma\delta_{ijkl} + \varepsilon_{ijklm}$$
$$(i = 1, 2, \cdots, a; j = 1, 2, \cdots, b; k = 1, 2, \cdots, c; l = 1, 2, \cdots, d; m = 1, 2, \cdots, n) \tag{4-66}$$

可见, 随着因素个数的增加, 交互作用项的数目会显著增加, 从理论上讲, 有些交互作用项经检验作用显著, 有些则经检验不显著从而被合并到其他项中. 一般来说, 在分析试验结果时, 即使是两个因素之间的交互作用 (称为一阶交互作用), 也并不全部都被分析, 而是只考查少数几个, 至于哪几个交互作用该被忽略, 则要根据专业知识和实践经验来判断.

对于含 3 个及以上因素的情况, 从线性模型可以看到, 还存在 3 个或 4 个因素之间的交互作用项 (称为高阶交互作用项), 以 3 因素为例, 若要完成全部 $abcn$ 个试验 (称为完全试验), 由于需要试验的次数较多, 分析更加复杂, 所以在实际中, 常常会忽略高阶交互作用项, 而为了减少试验次数, 也常常采取诸如正交试验、均匀试验等方法减少不必要的试验安排. 下面以 3 因素固定效应模型为例, 具体解释多因素方差分析中的一些问题.

当因素 A, B, C 都是固定因素时, 则各因素以及交互作用项的效应都按照固定效应处理, 都满足效应和为 0, 检验的零假设则设定为各效应值为 0. 计算各因素的离差平方和, 仍然存在如下的分解,

$$\mathrm{SS}_T = \mathrm{SS}_A + \mathrm{SS}_B + \mathrm{SS}_C + \mathrm{SS}_{AB} + \mathrm{SS}_{AC} + \mathrm{SS}_{BC} + \mathrm{SS}_{ABC} + \mathrm{SS}_E \tag{4-67}$$

对自由度进行分解时, 各因素主效应对应的自由度为因素的水平数减 1; 交互作用项的自由度则由构成交互作用项的各因素的自由度相乘得到; 误差项的自由度, 在每一个处理内为 $n-1$, 共有 abc 个处理, 则其自由度为 $abc(n-1)$, 总离差的自由度, 则为总试验次数减 1, 即 $abcn-1$.

有了各项平方和与对应的自由度, 则可以求得各项均方以及均方的期望, 为 F-检验统计量的选定奠定基础. 检验统计量可写为

$$F_A = \frac{\mathrm{MS}_A}{\mathrm{MS}_E} = \frac{bcn\eta_\alpha^2 + \sigma^2}{\sigma^2} \tag{4-68}$$

其他与此类似, 予以省略.

至此, 读者也许会认为多因素下, 所有的 F 统计量, 都是各因素均方与 MS_E 作比较得到, 上述出现这种情况, 是缘于固定效应模型, 在随机效应模型和混合效应模型下, 则不一定如此, 更详细讨论, 请参阅其他参考书.

4.4　方差分析的基础问题

4.4.1　方差分析应满足的条件

任何数据分析方法都有其存在的理论基础与适用条件, 方差分析也不例外, 要使得方差分析达到预期的效果, 试验数据就必须满足可加性、正态性和方差齐性三个方面的要求.

1. 可加性

在进行方差分析之前, 需要给出方差分析使用的线性模型, 单因素方差分析使用的是

$$x_{ij} = \mu + \alpha_i + \varepsilon_{ij} \quad (i=1,2,\cdots,a; j=1,2,\cdots,n) \tag{4-69}$$

两因素方差分析使用的是

$$\begin{gathered} x_{ijk} = \mu + \alpha_i + \beta_j + (\alpha\beta)_{ij} + \varepsilon_{ijk} \\ (i=1,2,\cdots,a; j=1,2,\cdots,b; k=1,2,\cdots,n) \end{gathered} \tag{4-70}$$

线型模型本质上是数据结构, 也即观测值是由哪几部分组成的, 这些组成部分又以何种方式结合在一起. 从前边的学习已经知道, 方差分析的每个观察值都包含了总体平均数、各因素主效应、各因素间的交互效应、随机误差等许多部分, 这些组成部分都以加和的方式结合起来, 每个观察值都看作各组成部分的加和, 这就是可加性的数学体现.

方差分析理论建立在线性统计模型的基础上, 可加性是方差分析的重要先决条件, 若数据结构组成不满足这一点, 就需要进行转换, 否则无法直接使用方差分析.

例如, 某数据服从对数正态分布 (即数据取对数后服从正态分布), 各部分以连乘形式结合在一起, 此时就需要先对原数据进行对数变换, 这样做一方面保证了误差服从正态分布, 另一方面也保证数据满足可加性要求.

2. 正态性

在线性模型中, 都要求随机误差 ε 为相互独立的正态随机变量, 即满足 $\varepsilon \sim N(0, \sigma^2)$, 这一条件是均方推导的基础, 也是进行 F-检验的理论基础. 因为 F 分布是依赖于卡方分布定义的, 而卡方分布又是依赖正态分布定义的, 当不满足正态性时, 均方期望的推导就不成立, F 统计量也无法得到.

当试验材料间有关联, 有可能影响独立性时, 可通过随机化试验安排, 破坏其关联性; 当正态性不能满足 (即误差服从其他分布) 时, 可根据误差服从的理论分布, 采取适当的数据变换, 使之满足正态性.

3. 方差齐性

方差齐性是指所有处理的随机误差方差都应相等, 由于随机误差的期望一定为 0, 这一要求本质上是为随机误差规定了一个公共的总体方差 σ^2. 换个角度看, 既然规定了公共方差, 则不同处理不能影响到随机误差的方差. 当方差齐性条件不满足时, 可采用数据变换的方法, 使其变换成具有方差齐性的数据后再进行方差分析.

在上述 3 个要求中, 可加性具体体现在线性模型上, 而正态性体现在 $\varepsilon \sim N(0, \sigma^2)$ 上, 在实用中, 可加性和正态性的满足主要靠理论分析, 如果没有理由怀疑数据的正态性, 则认为它们是满足的, 但相比而言, 可加性最容易满足; 与正态性相比, 方差齐性对数据分析的影响更大, 虽然采取均衡试验有助于减少方差不齐的影响, 但这不等于没有影响, 在进行方差分析之前, 应该先检验多个方差的齐性, 只有满足方差齐性这一条了, 才可以进行方差分析, 否则方差分析的结果并不可信.

4.4.2 多方差齐性检验

在方差分析的 3 个先决条件中, 方差齐性对试验结果的影响最大, 因此, 在进行方差分析之前, 应该首先进行方差齐性的检验, 检查各处理的方差是否相等.

对方差齐性的检验, 目前有多种方法, 这些方法中, 对数方差分析方法针对性强、方法严谨、计算较复杂, 所需样本量大; Bartlett 检验法除方差齐性外也对偏态敏感, 可较好保证正态性及方差齐性. 下面我们介绍这两种常用的方法, 读者可根据自己的实际问题, 选择适当的方法检验.

1. 对数方差分析

对数方差分析的基本思想是把每个处理的观测值再随机地分解成若干子样本, 然后分别计算每个子样本的方差并取对数, 最后对这些对数数据进行单因素方差分析, 以判断方差的齐性. 这种方法比较严谨、针对性强, 检验目标集中在各方差是否相等上, 只有当各方差有差异时才会检验显著, 但该方法对其他一些条件, 如总体分布是否正态等并不敏感. 在具体实施时, 各处理被视为因素的不同水平, 同一处理子样本的对数方差则被看作是重复. 因为这种方法需要将每个处理的观察值分解成子样本, 这一点要求每个处理提供较大的重复, 但这又限制了方法的应用.

对数方差分析的基本假设与步骤如下:

(1) 作假设. 针对本方法的目的做出零假设为 H_0: 各处理的方差相同; 备择假设为 H_1: 各处理方差不完全相同.

(2) 对于已得到的观测数据, 设有 a 个处理, 若每个处理中有 n_i 个重复, 则观察值记为 x_{ij}, 其中的循环指标 i 和 j 的变动范围为 $(i = 1, 2, \cdots, a; j = 1, 2, \cdots, n_i)$.

(3) 对上述 a 个不同处理进一步分割, 在具体分割时, 要求各子样本含量尽可能一致, 且每个处理分割后, 包含的子样本个数 m_i 应满足

$$m_i \approx \sqrt{n_i} \tag{4-71}$$

其中 $(i = 1, 2, \cdots, a)$; 若记各子样本的样本含量为 n_{ij}, 其中 $(i = 1, 2, \cdots, a; j = 1, 2, \cdots, m_i)$, 则显然有

$$n_j = \sum_j n_{ij} \quad (i = 1, 2, \cdots, a) \tag{4-72}$$

分割后的数据可表示为 $x_{ijk}\,(i = 1, 2, \cdots, a; j = 1, 2, \cdots, m_i; k = 1, 2, \cdots, n_{ij})$.

(4) 按照正常数据计算每个子样本的均值和方差, 计算如下,

$$\overline{x}_{ij\cdot} = \frac{1}{n_{ij}} \sum_{k=1}^{n_{ij}} x_{ijk} \tag{4-73}$$

$$S_{ij}^2 = \frac{1}{n_{ij} - 1} \sum_{k=1}^{n_{ij}} (x_{ijk} - \overline{x}_{ij\cdot})^2 \tag{4-74}$$

再对每个子样本的方差取对数计算, 并计算对应的自由度, 具体如下,

$$y_{ij} = \ln S_{ij}^2 \tag{4-75}$$

$$v_{ij} = n_{ij} - 1 \tag{4-76}$$

其中, v_{ij} 为 y_{ij} 的自由度.

(5) 以 y_{ij} 为基本数据, 进行单因素方差分析, 在具体计算时, 自由度 v_{ij} 作为权重参与计算, 具体公式为

$$\overline{y}_{i\cdot} = \sum_{j=1}^{m_i} (v_{ij} y_{ij}) \bigg/ \sum_{j=1}^{m_i} (v_{ij}) \tag{4-77}$$

$$\overline{y}_{..} = \sum_{i=1}^{a} \sum_{j=1}^{m_i} (v_{ij} y_{ij}) \bigg/ \sum_{i=1}^{a} \sum_{j=1}^{m_j} (v_{ij}) \tag{4-78}$$

$$\mathrm{MS}_A = \frac{1}{a-1} \sum_{i=1}^{a} \left[(n_i - m_i)(\overline{y}_{i.} - \overline{y}_{..})^2 \right] \tag{4-79}$$

$$\mathrm{MS}_E = \sum_{i=1}^{a} \sum_{j=1}^{m_i} \left[v_{ij} (y_{ij} - \overline{y}_{i.})^2 \right] \bigg/ \sum_{i=1}^{a} (m_i - 1) \tag{4-80}$$

(6) 在进行方差分析时, 使用统计量

$$F = \frac{\mathrm{MS}_A}{\mathrm{MS}_E} \tag{4-81}$$

当 $F \geqslant F_\alpha(\mathrm{d}f_1, \mathrm{d}f_2)$ 时拒绝 H_0, 说明方差不具齐性; 否则接受 H_0, 说明满足方差齐性. 在临界值 $F_\alpha(\mathrm{d}f_1, \mathrm{d}f_2)$ 中, 第一自由度 $\mathrm{d}f_1$ 和第二自由度 $\mathrm{d}f_2$ 分别为

$$\mathrm{d}f_A = a - 1 \tag{4-82}$$

$$\mathrm{d}f_E = \sum_{i=1}^{a} m_i - 1 \tag{4-83}$$

例 6　某糖衣片厂生产了 5 个批次的产品, 分别抽查了如下的 5 组数据 (表 4-19), 试分析这 5 个批次的方差是否相等? 设 $\alpha = 0.05$.

表 4-19　糖衣片厂 5 个批次生产抽查数据

批次	测定结果
(1)	580, 600, 590, 530, 510, 510, 560, 510, 580, 520, 560
(2)	520, 560, 520, 520, 590, 580, 500, 560, 580, 520
(3)	550, 510, 580, 520, 560, 580, 550, 570
(4)	520, 570, 510, 520, 560, 560, 575, 510, 580, 560
(5)	590, 520, 600, 550, 600, 560, 510, 580

解　首先统计原始各样本数据含量, 分别为:11, 10, 8, 10, 8. 为分割成子单元, 计算

$$m = \sqrt{\frac{11 + 10 + 8 + 10 + 8}{5}} = \sqrt{9.40} = 3.0659 \approx 3$$

即每组数据大约可分为 3 个子样本, 考虑到各子样本的含量尽量一致, 取定子样本含量为 3, 因为原始数据已经是随机抽取的, 故划分子样本时不再按照随机化进行, 结果列于表 4-20.

表 4-20　原始数据的子样本划分

批次	子样本划分结果	子样本个数
(1)	(580, 600, 590), (530, 510, 510), (560, 510, 580), (520, 560)	4
(2)	(520, 560, 520), (520, 590, 580), (500, 560, 580, 520)	3
(3)	(550, 510, 580), (520, 560, 580), (550, 570)	3
(4)	(520, 570, 510), (520, 560, 560), (575, 510, 580, 560)	3
(5)	(590, 520, 600), (550, 600, 560), (510, 580)	3

计算各组的对数方差 y_{ij} 以及对应的自由度 v_{ij}, 并统计其他信息列于表 4-21.

表 4-21　子样本等统计信息

批次	方差对数 y_{ij}	子样本数	子样自由度 v_{ij}	原样本含量
(1)	4.605, 4.893, 7.170, 6.685	4	2, 2, 2, 1	11
(2)	6.279, 7.268, 7.195	3	2, 2, 3	10
(3)	7.117, 6.839, 5.298	3	2, 2, 1	8
(4)	6.941, 6.279, 6.930	3	2, 2, 3	10
(5)	7.550, 6.551, 7.804	3	2, 2, 1	8

以各组自由度为权重, 计算各组数据的加权平均与各组数据的自由度之和, 结果列于表 4-22.

表 4-22　中间计算结果中的加权平均与自由度

批次	对数加权平均 $\overline{y}_{i\cdot}$	自由度之和
(1)	5.717	7
(2)	6.954	7
(3)	6.642	5
(4)	6.747	7
(5)	7.201	5

计算各组数据的总平均, 得到 $\overline{y}_{\cdot\cdot} = 6.618$. 计算得到 F-检验信息列于表 4-23.

表 4-23　F 检验信息

MS_A	MS_E	F	df_A	df_E	$F_\alpha(df_1, df_2)$
2.073	1.334	1.554	4	11	3.3567

检验结论: 接受 H_0, 拒绝 H_1, 各处理的方差完全相同, 方差具有齐性.

2. Bartlett 检验基本原理

Bartlett 检验本质上是检验各样本分布的 "拖尾" 情况是否相同, 它对各样本方差是否相等敏感, 也对各样本是否都服从正态分布敏感. 当用于检验方差的齐性时, 若检验差异显著, 一般来说是无法确定究竟是由于方差不齐引起的, 还是由于样本不全服从正态分布引起的. 但方差分析既要求各总体的正态性, 也要求方差齐性, 从这一点看, 只要通过了 Bartlett 检验, 则正态性和方差齐性就都可以保证, 可以不经数据变换直接进行方差分析.

具体实施时, 首先做出零假设, 即假设各个处理组的方差具有齐性,

$H_0 : \sigma_1^2 = \sigma_2^2 = \cdots = \sigma_k^2$ (且各总体分布类型相同).

对于统计量的确定, Bartlett 检验认为, 从正态总体取得的 k 个随机样本, 取 $n = \min\{n_i\}, i = 1, 2, \cdots, k$, 当 n 充分大时 $(n > 3)$, 检验统计量 K^2 服从 χ^2 分布, 当计算得到的 K^2 大于临界值 $\chi_\alpha^2(k-1)$ 时, 拒绝 H_0. 具体地,

$$K^2 = 2.3026 \frac{q}{c} \sim \chi^2(k-1) \tag{4-84}$$

其中,

$$q = (N-k)\lg s_p^2 - \sum_{i=1}^{k} (n_i - 1)\lg s_i^2 \tag{4-85}$$

$$c = 1 + \frac{1}{3(k-1)}\left(\sum_{i=1}^{k} (n_i - 1)^{-1} - (N-k)^{-1}\right) \tag{4-86}$$

$$s_p^2 = \frac{\sum_{i=1}^{k} (n_i - 1)s_i^2}{N-k} \tag{4-87}$$

其中, $s_i^2 (i = 1, 2, \cdots, k)$ 是第 i 个样本方差.

前边已经讲明, Bartlett 检验对正态性敏感, 在正态性不满足时, 也会造成 Bartlett 检验显著, 但此种显著并非我们期望的与方差齐性有关的显著, 因此若通不过 Bartlett 检验, 应找出原因并排除, 例如排除异常值或进行适当的数据变换. 还有一点需要注意: 当进行 Bartlett 检验时、一般要求各总体样本含量均大于 3.

4.4.3 数据转换与加权方差分析

若在三个前提条件不满足时仍然进行方差分析, 就极有可能导致错误的结论. 三个条件中, 正态性与方差齐性互相关联, 特别是有些非正态分布的方差与期望间常有一定的函数关系, 如泊松分布的期望与其方差相等, 又如指数分布期望的平方等于其方差. 对于这些分布, 若均值不等, 显然其方差也不会相等, 此时就不会满足方差分析的条件. 在方差分析之前进行的方差齐性检验, 就是为了考查这种情况.

进行方差齐性检验, 有时会出现拒绝零假设, 得到方差不具齐性的结论, 在这种情况下, 一般采取的应变策略包括三种: 一是采用不依赖总体分布的非参数检验方法; 二是采用合适的方法对原变量进行数学变换, 使非齐性方差变为齐性方差, 然

后再进行方差分析; 三是当各组方差不是特别悬殊时, 可以采用 Welch 加权方差分析方法.

1. 四种常用的数据变换

1) 平方根变换

泊松分布常常描述大量试验中稀疏现象发生次数的概率, 也用于单位时间或空间内稀有事件发生次数的概率. 泊松分布的方差与其均值相等, 在均值不等时自然不能满足方差齐性的要求, 采用平方根变换将对方差产生较强的降缩作用, 使服从泊松分布的计数资料或轻度偏态的资料正态化, 使方差不齐且样本方差与均值成正相关的资料达到方差齐性.

具体变换时, 则是把原数据变换成其平方根, 即用 $y_{ij} = \sqrt{x_{ij}}$ 代替 x_{ij}, 然后再进行计算; 若原始数据中有小值 (小于 10) 或零值, 可用 $y_{ij} = \sqrt{x_{ij}+1}$ 或 $y_{ij} = \sqrt{x_{ij}+0.5}$ 代替 x_{ij}, 必要时, 还可选用 $y_{ij} = \sqrt{x_{ij}+k}$ 或 $y_{ij} = \sqrt{x_{ij}-k}$.

2) 反正弦变换

二项分布常常用来描述 n 重伯努利试验中所关心事件发生次数的概率. 当以百分数形式表示二项分布数据时, 特别是数据的变动范围很大时, 则必须使用反正弦变换, 具体地, 当总体率较小 (小于 30%) 时, 或者总体率偏大 (超过 70%) 时, 则必须实施反正弦变换, 变换后的数据会达到正态或满足方差齐性要求. 当总体率介于 30%~70% 时, 不一定非要做变换. 具体变换时, 则是把原数据的平方根取反正弦, 即用 $y = \arcsin\sqrt{x}$.

例 7 为了解玉米种子的生活力, 欲对 3 种种子进行方差分析, 今有每一种种子的发芽率试验资料, 每次 100 粒, 重复 7 次, 资料如表 4-24 所示, 试分析.

表 4-24   种子发芽率试验资料

自交系	发芽率 p/%						
	1	2	3	4	5	6	7
品种 A	94.3	64.1	47.7	43.6	50.4	80.5	57.8
品种 B	26.7	9.4	42.1	30.6	40.9	18.6	40.9
品种 C	18.0	35.0	20.7	31.6	26.8	11.4	19.7

解 这是一个服从二项分布的发芽率资料, 部分数据低于 30% 和高于 70%, 应该先进行反正弦转换, 在具体计算时, 应先将百分数换算成小数, 再开方, 再取反正弦, 再转为角度的度值, 例如 94.3% 的转换过程为

$$x = 94.3; \quad y = \arcsin\left(\sqrt{\frac{x}{100}}\right) \times \frac{180}{\pi} = 76.19$$

表 4-24 中资料最后的转换结果如表 4-25 所示.

表 4-25   种子发芽资料的反正弦转换值

自交系	发芽率 $y = \arcsin\sqrt{p}$						
	1	2	3	4	5	6	7
品种 A	76.19	53.19	43.68	41.32	45.23	63.79	49.49
品种 B	31.11	17.85	40.45	33.58	39.76	25.55	39.76
品种 C	25.10	36.27	27.06	34.20	31.18	19.73	26.35

为进行方差分析, 先计算各中间数据如表 4-26 所示.

表 4-26   反正弦变换数据方差分析的中间过程值

自交系	$y_{i\cdot}$	$\overline{y}_{i\cdot}$	还原/%
品种 A	372.89	53.27	64.2
品种 B	228.06	32.58	29.0
品种 C	199.89	28.56	22.8
合计	800.84		

对表 4-26 中数据进行解释时, 应该还原到数据描述事物的本质上, 所以上述各样本数据的平均数, 应该还原为发芽率. 如平均数 53.27 还原为 64.2%; 均数 32.58 还原为 29.0%; 均数 28.56 还原为 22.8%. 具体的还原方法, 则是数据变换的逆过程, 具体如下,

$$\overline{x} = 53.27$$
$$p = \sin^2\left(\frac{\overline{x} \times \pi}{180}\right) \times 100\% = 64.23\%$$

在显著水平 $\alpha = 0.01$ 下进行方差分析, 结果如表 4-27 所示.

表 4-27   资料的方差分析

变异来源	SS	df	MS	F 值	F 临界值
自交系间	2461.59	2	1230.80	14.03	6.01
误差	1579.24	18	87.74		
总变异	4041.84	20			

F-检验结果表明, 各自交系种子发芽率差异极显著. 需进行多重比较, 这里不再演示, 需要指出: 在还原数据时, 从变换过的数据所算出的方差或标准差不宜再换回原来的数据.

3) 对数变换

当数据的方差 (或极差) 与均值的平方成正比时, 即 $\sigma^2 \propto \mu^2$ 时, 需要对数据进行对数变换, 尤其是大范围的正整数. 经过对数变换, 可以使服从对数正态分布的资料正态化; 也可以使方差不齐且各组的 $S/\overline{X}$ 相近的资料达到方差齐性的要求; 还可以使曲线直线化, 这一点常常用于曲线拟合. 和平方根转换相比, 对数变换对

大变数的削弱作用更强一些.

具体做法: 将原始数据 x 取对数, 以其对数值作为新的观察值 $y = \lg x$, 若原始数据中有小值或零, 可使用 $y = \lg(x+1)$ 进行变换, 必要时还可选用 $y = \lg(x+k)$ 或 $y = \lg(k-x)$, 但这时 k 必须是经过尝试得到的常数.

例 8   某试验测定的野外捕虫资料如表 4-28 所示, 计算其均值和极差, 发现具有近似比例的关系, 经对数变换, 结果列于表 4-29, 均值与极差的关系曲线见图 4-2.

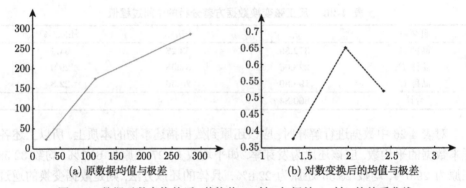

(a) 原数据均值与极差   (b) 对数变换后的均值与极差

图 4-2   数据对数变换前后, 其均值 (x 轴) 与极差 (y 轴) 的关系曲线

表 4-28   试验观测原始数据

期次	I	II	III
1	19.1	50.1	123.0
2	23.4	166.0	407.4
3	39.5	223.9	398.1
4	23.4	58.9	229.1
5	16.6	64.6	251.2
均值	24.4	112.7	281.8
极差	22.9	173.8	284.4

表 4-29   对数变换后的数据

期次	I	II	III
1	1.28	1.70	2.09
2	1.37	2.22	2.61
3	1.60	2.35	2.60
4	1.37	1.77	2.36
5	1.22	1.81	2.40
均值	1.37	1.97	2.41
极差	0.38	0.65	0.52

4) Box-Cox 幂变换

前三种变换方法都要求数据服从某种分布, 或者数据表现特征上与特定分布的应用背景相一致, 但更多的情况是对总体理论分布不了解, 而经检验又不服从正态分布. 在这种情况下, 建议使用 Box-Cox 的幂变换方法, Box-Cox 变换包括两种形式,

当 $\lambda \neq 0$ 时,

$$y_i = \frac{x_i^\lambda - 1}{\lambda} \quad (\lambda \neq 0) \tag{4-88}$$

当 $\lambda = 0$ 时,

$$y_i = \ln x_i \quad (\lambda = 0) \tag{4-89}$$

若能找到适当的幂值, 就能将数据正态化. 显然, 确定 λ 值是关键所在. 理论研究表明, 若 λ 的取值能使对数似然函数 L 极大化, 则该 λ 就是正态化原始数据的最佳值

$$L = -\frac{\mathrm{d}f}{2}\ln S_y^2 + (\lambda - 1)\frac{\mathrm{d}f}{n}\sum_{i=1}^{n} x_i \tag{4-90}$$

其中, n 为样本含量; $\mathrm{d}f$ 为自由度, 如果 x_i 是一维数据, 则 $\mathrm{d}f = n-1$; 如果是二维数据, 则 $\mathrm{d}f = n-2$; 依此类推. S_y^2 为变换后数据的样本方差, 而 x_i 则为原始数据. 在求解 λ 时, 一般需借助搜索算法找出其最优值, 通常 λ 取整数即可.

但是, 这种方法也不是万能的, 并不是所有分布形式的数据都能通过数据变换的方法转为正态分布形式. 最典型的例子是多峰分布数据, 这种分布形式的数据就不可能找到正态化的变换方法, 因此变换后的数据仍需进行 "是否服从正态分布" 的统计检验.

例 9 图 4-3(a) 是利用指数分布随机函数生成的数据直方图, 由图可以看出, 明显不具正态性, 图 4-3(b) 是经过 Box-cox 变换后的数据分布直方图, 可以看出, 经过变换后, 数据呈现出明显的正态性.

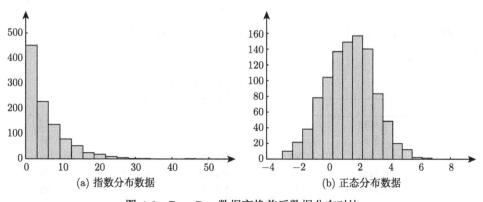

(a) 指数分布数据   (b) 正态分布数据

图 4-3 Box-Cox 数据变换前后数据分布对比

2. 加权方差分析

前已讨论过, 除了进行数据变换外, 有时候还可以借助不对方差有特别要求的其他方法进行方差分析, Welch 加权方差分析就这样的分析方法, 下面介绍其具体的使用步骤.

Welch 多重检验方法对方差齐性没有要求, 当因变量的分布不满足方差齐性的要求时, 采用 Welch 检验比方差分析更稳妥, Welch 多重检验的检验统计量公式如下,

$$F' = \frac{\sum_{i=1}^{k} C_i \left(\overline{x}_i - \overline{x}_w\right)^2}{(k-1)\left(1 + \frac{2A(k-2)}{k^2-1}\right)} \tag{4-91}$$

其中, C_i 是第 i 个样本的样本含量与样本方差比值,

$$C_i = \frac{n_i}{S_i^2} \tag{4-92}$$

若记各个 C_i 之和为 C, 即 $C = \sum_{i=1}^{k} C_i$, 则全部样本数据的加权均值 $\overline{x}_w$ 为

$$\overline{x}_w = \frac{1}{C} \sum_{i=1}^{k} C_i \overline{x}_i \tag{4-93}$$

记自由度的调整系数为 A, 其计算如下

$$A = \sum_{i=1}^{k} \frac{(1 - C_i/C)^2}{\mathrm{d}f_i^2} \tag{4-94}$$

其中, $\mathrm{d}f_i = n_i - 1$, 则统计量 F' 服从 F 分布, 其自由度分别为

$$\mathrm{d}f_1 = k-1, \quad \mathrm{d}f_2 = \frac{k^2-1}{3A} \tag{4-95}$$

例 10 表 4-30 是来自正态分布的五组数据, 试利用 Welch 方法进行加权方差分析.

表 4-30   例 10 中的五组数据

重复	A	B	C	D	E
1	0.4018	0.4173	0.3377	0.2417	0.5752
2	0.0760	0.0497	0.9001	0.4039	0.0598
3	0.2399	0.9027	0.3692	0.0965	0.2348
4	0.1233	0.9448	0.1112	0.1320	0.3532
5	0.1839	0.4909	0.7803	0.9421	0.8212
6	0.2400	0.4893	0.3897	0.9561	0.0154

解 进行 Welch 多重检验需先计算样本数据的基本信息, 结果如表 4-31 所示.

表 4-31 样本基本信息

组别	A	B	C	D	E
均值	0.2108	0.5491	0.4814	0.4621	0.3433
方差	0.0129	0.1111	0.0887	0.1538	0.0964
自由度	5	5	5	5	5
C_i 比值	463.4540	54.0203	67.6672	39.0102	62.2501

计算加权均值、自由度调整系数等如表 4-32 所示.

表 4-32 均值与自由度调整系数等

加权均值	调整系数 A	统计量 F'	$\mathrm{d}f_1$	$\mathrm{d}f_2$
0.290	0.697	2.202	4	11.484

根据计算的自由度, 计算得到 F-检验的临界值为

$$F_\alpha(\mathrm{d}f_1, \mathrm{d}f_2) = F_{0.05}(4, 11.484) = 3.3070$$

可知 $F' < F_\alpha$, 接受 H_0, 也即各组均值相等.

需要说明的是, 对于来自正态分布的样本, 特别是当涉及极端均值与较小方差有关或与方差极值有关时, 使用 Welch 检验效果不错. 但当严重违背方差分析前提条件时, 建议使用非参数分析方法, 不要再使用 Welch 多重检验.

4.4.4 数据缺失与弥补

一般来说, 根据试验设计原则, 逐一实施安排好的试验方案, 不会缺失数据; 但由于意外原因, 有时会造成试验记录数据的缺失, 若缺失的数据较少, 比如只有一两个数据, 当没有必要重做试验时, 为了分析的需要, 就可以采取弥补措施, 通过技术手段弥补缺失的数据, 使得分析继续完成.

在通过技术手段弥补数据时, 要遵循以下几个原则: ①在认知上: 缺失数据的弥补是一种技术处理, 其目的是使计算得以继续完成, 这种弥补只起到了支撑计算的作用, 不能弥补原始数据损失的信息. 若缺失数据较多, 则只能把全部数据报废, 不能寄希望于计算方法的弥补上. ②在方法理念上: 弥补的原则是使误差平方和最小, 当 SS_T 一定时, SS_E 变小, 则意味着处理平方和趋于偏大, 这种改变降低了结论的可靠性. ③在计算方法上: 估计出缺失数据后, 把它填入相应的缺失位置, 按一般方差分析的方法计算即可. 但由于缺失了数据, 即使弥补上了数据, 自由度也会发生变化, 总自由度应减去缺失的数据个数, SS_A 和 SS_B 的自由度不变, 误差项自由度则相应减小. ④在有重复的方差分析中, 一般不必进行弥补, 只需改用不等重复的计算方法即可.

例 11　下面是某次观测得到数据, 但由于不可抗拒的原因, 致使数据发生缺损, 缺失了 x_{32} 和 x_{25}, 分别记为 x 和 y, 则空位补上后, 如表 4-33 所示.

表 4-33　缺失数据弥补说明

	B_1	B_2	B_3	B_4	B_5	和
A_1	22	29	99	25	80	255
A_2	31	40	20	48	y	$139 + y$
A_3	58	x	83	40	82	$263 + x$
A_4	83	61	68	60	84	356
和	194	$130+x$	270	173	$246 + y$	$1013 + x + y$

要使补上数据之后的误差平方和最小, 则首先计算误差平方和, 得到

$$
\begin{aligned}
\mathrm{SS}_E = {} & \mathrm{SS}_T - \mathrm{SS}_A - \mathrm{SS}_B = 22^2 + 31^2 + \cdots + 40^2 + x^2 + 61^2 + \cdots + 80^2 + y^2 \\
& + 82^2 + 84^2 - \frac{1}{5}\left[255^2 + (139+y)^2 + (263+x)^2 + 356^2\right] + \frac{1}{20}(1013+x+y)^2 \\
& - \frac{1}{4}\left[194^2 + (130+x)^2 + 270^2 + 173^2 + (246+y)^2\right]
\end{aligned}
$$

为使得 SS_E 最小化, 则有 $\dfrac{\partial \mathrm{SS}_E}{\partial x} = 0;\ \dfrac{\partial \mathrm{SS}_E}{\partial y} = 0,$
化简求解

$$
\begin{cases}
\dfrac{6}{5}x + \dfrac{1}{10}y = \dfrac{689}{10} \\[2mm]
\dfrac{1}{10}x + \dfrac{6}{5}y = \dfrac{773}{10}
\end{cases}
$$

得到

$$
\begin{cases}
x = 52.52 \\
y = 60.04
\end{cases}
$$

第5章 相关与回归分析

5.1 基本概念

5.1.1 相关与回归

相关和回归是紧密联系又有所区别的两个统计概念, 理解它们的基本含义, 分清它们的异同, 对正确使用相关分析与回归分析很有帮助.

1. 线性相关

在数据分析中, 变量之间的关系分成两种类型, 一种是确定性函数关系, 这种确定性由定理、定律等加以描述, 具有简明、准确、可靠的特点. 例如, 圆的面积 S 和半径 r 之间的确定性函数关系 $S = \pi r^2$; 另一种关系则是不确定性关系, 这种不确定性体现在两个变量之间既有联系、又不具有明确的函数关系. 例如, 人的身高和体重之间有关系, 但两者不是函数关系; 又如人的血压和年龄有关系, 虽然已经知道人的血压随着年龄的增长而增高, 两者之间存在某种关系, 但也不是函数关系. 像这种非确定的关系, 称为相关关系.

更准确地讲, 对于两个随机变量 X 和 Y, 如果变量 X 的每一个可能的值 x_i, 都对应着 Y 的一个确定分布; 反过来, 如果对于变量 Y 的每一个可能的值 y_i, 都有 X 的一个确定分布与之对应; 则称这两个随机变量之间存在着相关关系.

仍以身高和体重为例, 对于每一个确定的身高 x, 更具体地, 设 $x = 1.65\text{m}$, 则具有 1.65m 身高的人的体重 y, 可能是 50kg, 也可能是 70kg, 甚至更高或更低, 但只要在 1.65m 这个条件下取样, 则取得体重的大样本后, 可知体重数据 y 的分布状况, 更进一步地, 一般认为体重的分布服从正态分布. 反过来亦然, 对于具体的体重 y, 例如 70kg, 通过采样调查, 则身高 x 有一系列的值与它对应着, 也可以说一个特定的 y, 对应着 x 的一个分布, 同样地, 一般认为 x 也服从正态分布.

从上述可知, 所谓相关, 描述的是两个随机变量之间关系, 如果其中一个变量不是随机的, 就不能称之为相关.

2. 线性回归

在生物、医药等学科中, 研究两个变量之间的关系, 主要是为了找到两者之间的内在联系, 或者从变量 X 推断随机变量 Y 的变化. 如果对于变量 X 的每一个可能的值, 都对应着随机变量 Y 的一个分布, 则称随机变量 Y 对变量 X 存在着回归关系, 而研究变量 X 和随机变量 Y 之间数量关系的统计方法, 称为回归分析. 若它们存在回归关系, 则称变量 X 为自变量, 称随机变量 Y 为因变量.

"回归" 是统计学中最常见的概念之一, 但不同专业对变量 X 和 Y 的称呼有多种, X 常称为自变量、解释变量、预测变量、回归变量、协变量或因素, Y 常常称作因变量、响应变量等, 在不影响理解的前提下, 本书分别以自变量和因变量称呼 X 和 Y.

回归的类型有多种, 根据因变量 Y 的个数来分, 可分为单变量回归和多变量回归. 根据自变量 X 个数的多寡, 可分为简单的一元回归和多元回归. 需要注意的是, 不要将简单回归和多元回归误解为单变量回归和多变量回归, 它们分类依据的标准不一样, 单变量和多变量是针对因变量 Y 而言的, 而一元和多元则是针对自变量 X 而言的.

根据回归模型与回归参数之间是否存在线性关系, 可分为线性回归和非线性回归, 这里有必要再次阐明: 所谓线性与非线性回归, 并不是以 Y 和 X 之间的关系为标准界定的, 而是以模型和回归参数之间的关系确定的. Y 和 X 之间具有非线性关系, 或回归参数是以非线性形式出现的, 并且经变换不能将参数线性化, 才称之为非线性; 若回归方程关于所有的参数都是线性的, 或者经变量变换后是线性的, 则称为线性回归. 例如,

$$y = \alpha + \beta x + \varepsilon \tag{5-1}$$

$$y = \alpha + \beta x + \gamma x^2 + \varepsilon \tag{5-2}$$

$$y = \alpha + \beta \ln x + \varepsilon \tag{5-3}$$

等都是线性的, 而

$$y = \alpha + e^{\beta x} + \varepsilon \tag{5-4}$$

等则为非线性的. 本书只考虑单变量的回归分析, 包括一元回归和多元回归等.

3. 线性相关与线性回归

回归分析和相关分析互相补充、密切联系, 它们之间既有联系, 又有区别, 都是研究两个变量之间关系的统计方法, 相关分析需要回归分析以具体形式体现数量关系, 而回归分析则应建立在相关分析的基础上.

它们的联系是: ① 在研究对象上, 都是研究在专业程度上有一定联系的两个变量之间的 (线性) 关系. 相关着眼于是否存在线性关系; 回归着眼于如何求得线性方程, 它们都着眼于和 "线性" 有关的描述. ② 在变量类型上, 都涉及和随机变量有关的数据类型. 相关和回归时, 都对其中的一个变量的类型进行了限定, 比如 Y, 都限定为随机变量. ③ 在具体应用时, 若两变量都是随机变量, 常需同时给出这两

种方法的分析结果; 在进行显著性检验时, 常用对相关系数的检验取代对回归系数的检验, 以期化繁为简.

但它们的区别也很明显: ① 变量地位不同: 在回归分析中, X 被称为自变量;Y 被称为因变量, 处在被解释的特殊地位, 两者的地位明显不同. 在相关分析中, X 与 Y 处于平等的地位, 研究 X 与 Y 的密切程度和研究 Y 与 X 的密切程度是一致的. ② 对变量类型要求不同: 相关分析中, X 与 Y 都必须是随机变量, 相关的定义也已表明, X 和 Y 都具有一个分布和对方对应, 如果其中的一个变量不是随机变量, 就不能进行相关分析. 在回归分析中, Y 必须是随机变量, 但 X 可以是随机变量, 也可以是非随机的, 通常在回归模型中, 总是假定 X 是非随机的. ③ 使用目的与范围不同: 相关分析的目的在于检验两个随机变量的共变趋势 (即共同变化的程度), 若仅考虑两变量之间呈线性关系的密切程度和方向, 应选用线性相关分析; 回归分析的目的在于试图用自变量来预测因变量的值, 若仅为了建立这种预测和控制方程, 应选用线性回归方法. ④ 方向性不同: 当只有 Y 的分布对应着 X 的某个具体值时, 此时可称 Y 对 X 存在着回归关系, 从这个角度看, 回归讲的是变量间的单向依存关系, 而相关讲的是变量间的互依关系.

5.1.2 相关性计算与分析

1. 散点图

在探求两个随机变量 X 和 Y 之间的相关关系之前, 一般需要首先绘制数据的散点图. 设随机变量 X 和 Y 的观测值为 $(x_1, y_1), (x_2, y_2), \cdots, (x_n, y_n)$, 以 x 作为坐标系的横轴, 以 Y 作为纵轴, 将这些观测值绘制在二维直角坐标系中, 便得到数据的散点图. 散点图为分析数据提供了直观的感受, 让人对数据的分布特征一目了然, 借助散点图, 可以获得如下的判断: ① 可以判断两变量之间的关系是否密切, 或者说, 是否可根据 X 来估计 Y; ② 可判断两变量之间的关系是线性的, 还是呈现出曲线性; ③ 可以查看是否有某个点偏离过大, 判断离群点; ④ 可以判断是否存在其他的规律性, 如非线性等.

图 5-1 给出了 6 种典型的散点图, 从中可以看出: 图 (a) 和 (c) 中, 从总体趋势上看, 随着 X 的增加, Y 呈直线上升的趋势, 对比可知, 即使都是上升趋势, (a) 比 (c) 上升的更为明显; 与之相反的则是 (b) 和 (d), 其中的 Y 都随着 X 的增加而降低, 且 (b) 的趋势比 (d) 更明显; 图 (e) 和 (f) 属于与线性相关完全不同的情形, 但即使都出现 $r = 0$, 和 (f) 相比, (e) 中的数据完全看不出规律性, 而 (f) 则具有某种曲线关系. 本章讨论的相关, 指的即是线性相关. 在实际应用中, 即使经判断出 X 和 Y 不相关, 也应该核实这种不相关是类似于 (e) 还是类似于 (f).

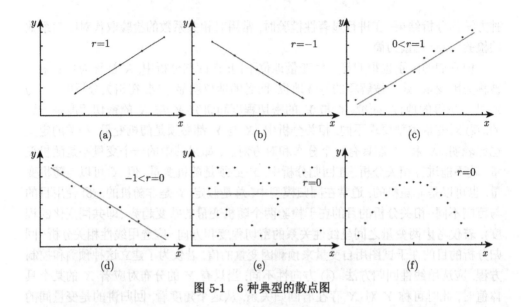

图 5-1　6 种典型的散点图

2. 总体相关与样本相关

1) 总体相关

相关表示了两随机变量之间的密切程度, 常以相关指标来表示, 对相关指标的计算和分析称为相关分析. 相关指标中最常用的是相关系数, 若随机变量 X 和 Y 表示两个相关的总体, 则以 ρ 表示这两个总体之间的相关系数,

$$\rho = \frac{\text{Cov}(X, Y)}{\sqrt{D(X)D(Y)}} \tag{5-5}$$

其中 $\text{Cov}(X, Y)$ 是 X 和 Y 的协方差, $D(X), D(Y)$ 分别是 X 和 Y 的方差.

相关系数 ρ 反映了线性相关的程度, (5-5) 式的分子 $\text{Cov}(X, Y) = E\{[X - E(X)][Y - E(Y)]\}$, 其量纲为变量 X 和 Y 量纲的乘积; 分母为 $\sqrt{D(X)D(Y)} = \sqrt{D(X)}\sqrt{D(Y)}$, 量纲仍然为变量 X 和 Y 量纲的乘积, 所以, 相关系数 ρ 没有量纲, 计算结果是一个常数, 且取值介于 -1 和 1 之间, 即 $-1 \leqslant \rho \leqslant 1$. 根据 ρ 的取值, 变量 X 和 Y 之间的相关可分为程度不同的几种:

(1) 当 $|\rho| = 1$ 时, 称 X 和 Y 之间完全相关, 此时 Y 和 X 之间呈现出线性函数关系; 若 $\rho = 1$, 称 X 和 Y 完全正相关; 若 $\rho = -1$, 称 X 和 Y 完全负相关;

(2) 当 $\rho = 0$ 时, 称 X 和 Y 之间不相关, 即 X 和 Y 之间不存在线性关系. 需要说明的是, 相关系数为 0, 只能说明 X 和 Y 之间不存在线性相关, 并不能否定它们之间可能存在的其他关系, 比如存在 $Y = X^2$ 的函数关系;

(3) 当 $0 < |\rho| < 1$ 时, 称 X 和 Y 之间存在着相关关系, 当 $\rho > 0$ 时, 称 X 和 Y 正相关, 此时, 一个变量 (例如 Y) 随另一个变量 (例如 X) 的增大而增大; 当 $\rho < 0$

时, 称 X 和 Y 负相关, 此时, 一个变量 (例如 Y) 随另一个变量 (例如 X) 的增大反而变小.

需要说明: 相关和独立是两个不同的概念, 如果 X 和 Y 独立, 则肯定存在 $\rho = 0$, 反之则不一定成立, 当 $\rho = 0$ 时, 并不能推断出两个随机变量相互独立, 因为 $\rho = 0$ 只是否定了 X 和 Y 之间不具有线性关系, 其含义范围不能外延到非线性关系上.

2) 样本相关

在实际应用中, 总体相关系数 ρ 作为理论值, 通常是无法得到的, 更多的是通过样本观测值来计算样本相关系数 r, 以 r 来估计或判断两个变量的线性相关性. 样本相关系数 r 是总体相关系数 ρ 的抽样估计, 同样体现着两个变量之间线性相关的密切程度, 本书后续章节提及的相关系数, 主要指样本线性相关系数 r.

若变量 (X, Y) 的一组样本观测值为 $(x_1, y_1), (x_2, y_2), \cdots, (x_n, y_n)$, 则称

$$r = \frac{\sum\limits_{i=1}^{n} (x_i - \bar{x})(y_i - \bar{y})}{\sqrt{\sum\limits_{i=1}^{n} (x_i - \bar{x})^2 \sum\limits_{i=1}^{n} (y_i - \bar{y})^2}} \tag{5-6}$$

为样本线性相关系数, 或者 Pearson 相关系数. 称

$$L_{XY} = \sum_{i=1}^{n} (x_i - \bar{x})(y_i - \bar{y}), \tag{5-7}$$

为 X 和 Y 的校正交叉乘积和, 其中, $\bar{x} = \frac{1}{n} \sum\limits_{i=1}^{n} x_i$, $\bar{y} = \frac{1}{n} \sum\limits_{i=1}^{n} y_i$. 称

$$L_{XX} = \sum_{i=1}^{n} (x_i - \bar{x})(x_i - \bar{x}) = \sum_{i=1}^{n} (x_i - \bar{x})^2 \tag{5-8}$$

为 X 的校正平方和. 类似地, 称 L_{YY} 为 Y 的校正平方和,

$$L_{YY} = \sum_{i=1}^{n} (y_i - \bar{y})(y_i - \bar{y}) = \sum_{i=1}^{n} (y_i - \bar{y})^2 \tag{5-9}$$

则相关系数改写为

$$r = \frac{L_{XY}}{\sqrt{L_{XX}L_{YY}}} \tag{5-10}$$

和总体相关系数 ρ 一样, 样本相关系数 r 也度量了 X 和 Y 的线性相关程度, 总体相关系数 ρ 具有的性质, 在样本相关系数中也存在.

例 1　使用银盐法测定食物中的砷, 得到的吸光度 y 与浓度 x 数据如表 5-1 所示, 试绘制散点图, 并进行相关分析.

表 5-1　例 1 观测数据

$x/\mu g$	1	3	5	7	10
y	0.045	0.148	0.271	0.383	0.533

解　绘制散点图, 如图 5-2 所示,

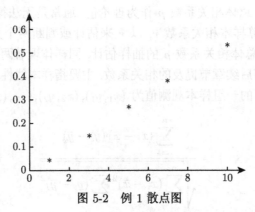

图 5-2　例 1 散点图

由散点图可看出, y 和 x 之间具有线性关系. 计算其样本相关系数,

$$L_{xy} = \sum_{i=1}^{n} (x_i - \overline{x})(y_i - \overline{y}) = 2.6790; \quad L_{xx} = \sum_{i=1}^{n} (x_i - \overline{x})^2 = 48.8;$$

$$L_{yy} = \sum_{i=1}^{n} (y_i - \overline{y})^2 = 0.1473$$

得到

$$r = \frac{L_{xy}}{\sqrt{L_{xx}L_{yy}}} = 0.9993$$

3. 相关系数的显著性检验

对变量 X 和 Y 进行相关分析, 是对 X 和 Y 的总体之间的相关性进行评价, 只有当总体相关系数 $\rho = 0$ 时, 才能判定两个变量之间无相关性, 但在实际应用中, 由于使用的是样本相关系数 r, 而 r 又根据样本观测值计算得到, 这就存在以下问题: ① r 依赖于抽样的结果, 受抽样误差的影响, 样本容量越小, r 的可信度越差, 即使存在 $|r| > 0$, 也必须在进行显著性检验后, 才能断定相关; ② 即使客观实际中存在着 $\rho = 0$, 但由于抽样具有随机性, 也不能排除偶然机会使得计算结果 $r \neq 0$, 所以仍然需要检验 $\rho = 0$ 是否成立.

对相关系数进行检验, 可以采用多种方法, 利用相关系数临界值表进行检验最为简单, 通过比较 $|r|$ 与临界值表即可判定, 具体步骤为: ① 作假设, 零假设 H_0: $\rho = 0$, 即 X 和 Y 不相关; 备择假设 $H_1 : \rho \neq 0$; ② 根据公式计算样本相关系数 r; ③ 对于给定的显著性水平 α 和自由度 $\mathrm{d}f = n - 2$, 查取相关系数临界值 $r_{\alpha/2}(\mathrm{d}f)$; ④ 判断: 当 $|r| > r_{\alpha/2}(\mathrm{d}f)$ 时, 拒绝 H_0, 变量 X 和 Y 之间相关性显著; 反之则接受 H_0, 变量 X 和 Y 之间相关性不显著.

例 2 对于例 1 实验中测定的吸光度与浓度的相关系数, 试进行检验 ($\alpha = 0.05$).

解 做出假设 $H_0 : \rho = 0; H_1 : \rho \neq 0$. 计算相关系数, 得到 $r = 0.9993$; 对于给定的 $\alpha = 0.05$, 自由度 $\mathrm{d}f = n - 2 = 3$, 查询相关系数的临界表, 得到 $r_{\alpha/2}(3) = 0.8783$. 比较可知 $|r| > r_{\alpha/2}$, 拒绝 H_0, 接受 H_1, 变量 X 和 Y 之间的相关性显著. 详细计算信息汇报表如下:

表 5-2 例 1 相关分析与检验计算过程关键结果

r	n	L_{xy}	L_{xx}	L_{yy}	$\mathrm{d}f$	α	$r_{\alpha/2}$
1.00	5	2.68	48.80	0.15	3	0.05	0.88

4. Spearman 相关分析

1) 相关系数的计算

使用 r 进行相关分析时, 要求随机变量 X 和 Y 均服从正态分布, 但有时候很多医药资料数据并不一定满足这个条件, 有些资料甚至连总体分布的类型都无从知道, 在这种情况下, 就不能使用 Pearson 进行相关分析, 这时可采用 Spearman 相关分析方法.

Spearman 相关分析是一种非参数分析方法, 它不直接使用数据本身进行相关分析, 而是将两组数据分别进行排序, 利用两组数据的秩进行相关分析. 由于秩是有序编号, 所以这种方法除适用于等级或相对数据表示的资料外, 对总体的分布类型也没有要求, 具有简便易用、适应性强的优点.

具体计算时, 首先将原始数据 x 和 y 从小到大排队, 并分别对 x 和 y 做秩, 得到秩值 u 和 v, 然后以秩值 u 和 v 作为新变量, 代入到 Pearson 相关系数的计算式中, 计算得到等级相关系数 r_s.

$$r_s = \frac{\sum_{i=1}^{n} (u_i - \overline{u})(v_i - \overline{v})}{\sqrt{\sum_{i=1}^{n} (u_i - \overline{u})^2 \sum_{i=1}^{n} (v_i - \overline{v})^2}} \tag{5-11}$$

等级相关系数 r_s 和线性相关系数 r 一样, 不仅可以说明变量 X 和 Y 之间线性相关的密切程度和方向, 在取值上也介于 -1 和 1 之间. 但两者之间也有一些差别, 除了适用条件上的不同外, 等级相关系数只是利用了数据的秩 (大小排序), 而没有考虑数据本身值的信息, 故此其精确度一般不如线性相关系数 r.

令 d 代表每对观察值的秩差, n 为样本容量, 则 r_s 还可简化为

$$r_s = 1 - \frac{6}{n(n^2-1)} \sum_{i=1}^{n} d_i^2 \tag{5-12}$$

利用简化公式计算时, 常以列表形式表述其过程, 简明扼要, 易于检查.

例 3　为了研究舒张压与胆固醇的关系, 测定相关数据如表 5-3 所示, 试分析相关性.

表 5-3　例 3 观测记录表

舒张压 X	10.7	10.0	12.0	9.9	10.0	14.7	9.3	11.3	11.7	10.3
胆固醇 Y	307	259	341	317	274	416	267	320	274	336

解　将上述数据进行编秩, 对应原数据的秩号如表 5-4 所示,

表 5-4　例 3 舒张压与胆固醇数据编秩

舒张压 u	6	3.5	9	2	3.5	10	1	7	8	5
胆固醇 v	5	1	9	6	3.5	10	2	7	3.5	8

将数据代入到 r_s, 计算如下

$$r_s = \frac{\sum_{i=1}^{n}(u_i - \overline{u})(v_i - \overline{v})}{\sqrt{\sum_{i=1}^{n}(u_i - \overline{u})^2 \sum_{i=1}^{n}(v_i - \overline{v})^2}} = 0.6738$$

也可以按表 5-5 计算 d, 再代入简化版公式,

$$r_s = 1 - \frac{6}{n(n^2-1)} \sum_{i=1}^{n} d_i^2$$

$$= 1 - \frac{6}{10(10^2-1)} \left[1^2 + 2.5^2 + \cdots + (-3)^2\right] = 0.6738$$

2) r_s 检验

由于存在抽样误差等影响, 和线性相关系数 r 一样, 等级相关系数 r_s 也必须通过假设检验, 才能确定总体变量 X 和 Y 的相关性, 检验步骤如下:

表 5-5　应用列表法求秩差

序号	X	R_x	Y	R_y	d
1	10.7	6	307.0	5	1.0
2	10.0	3.5	259.0	1	2.5
3	12.0	9	341.0	9	0.0
4	9.9	2	317.0	6	−4.0
5	10.0	3.5	274.0	3.5	0.0
6	14.7	10	416.0	10	0.0
7	9.3	1	267.0	2	−1.0
8	11.3	7	320.0	7	0.0
9	11.7	8	274.0	3.5	4.5
10	10.3	5	336.0	8	−3.0

(1) 作假设, $H_0 : \rho_s = 0$, X 与 Y 之间不相关; $H_1 : \rho_s \neq 0$, X 与 Y 之间相关.

(2) 计算秩相关系数 r_s, 除前述公式外, 还可以使用

$$r_s = \frac{12 \sum_{i=1}^{n} \left(u_i - \dfrac{n+1}{2} \right) \left(v_i - \dfrac{n+1}{2} \right)}{n \left(n^2 - 1 \right)} \tag{5-13}$$

因为秩号从 1 到 n, 故秩号均值为 $\dfrac{n+1}{2}$, 这也是前述公式中的 $\bar{u}$ 或者 $\bar{v}$. 如果 X 或 Y 的观察值出现较多相同数据, 则需要使用校正计算公式,

$$r_s = \frac{\dfrac{n^3 - n}{6} - \sum_{i=1}^{n} d_i^2 - \sum t_x - \sum t_y}{\sqrt{\left(\dfrac{n^3 - n}{6} - 2 \sum t_x \right) \left(\dfrac{n^3 - n}{6} - 2 \sum t_y \right)}} \tag{5-14}$$

其中, $\sum t_x = \dfrac{\sum \left(t_i^3 - t_i \right)}{12}$, t_i 是 X 中相同数据的个数; $\sum t_y = \dfrac{\sum \left(t_j^3 - t_j \right)}{12}$, t_j 是 Y 中相同数据的个数. 当没有相同数据时, 则该项为 0, 则可以化简为

$$r_s = 1 - \frac{6}{n(n^2 - 1)} \sum_{i=1}^{n} d_i^2 \tag{5-15}$$

(3) 对于给定的检验水平 α, 可查询专门的 Spearman 临界值表, 若 $|r_s| \geqslant r_s(n, \alpha)$, 则拒绝 H_0, 认为 X 和 Y 之间相关性显著, 反之则接受 H_0, 认为 X 和 Y 之间相关性不显著.

(4) 当数据量较大时, 还可以按照大样本来处理, 此时 r_s 的分布近似正态, 且有

$$E(r_s) = 0 \tag{5-16}$$

$$D(r_s) = \frac{1}{n-1} \tag{5-17}$$

根据中心极限定理, 有

$$r_s \dot\sim N\left(0, \frac{1}{n-1}\right) \tag{5-18}$$

取其标准化变量

$$u = \frac{r_s - E(r_s)}{\sqrt{D(r_s)}} = r_s\sqrt{n-1} \tag{5-19}$$

按照正态分布查表计算即可.

5.2　一元回归分析

具有相关关系的变量, 虽不能使用精确的函数表达其关系, 但相关分析已经表明, 它们之间存在着一定的统计规律, 有一定的依存关系. 要定量地反映它们之间的依存关系, 就需要通过回归分析来确定它们之间的经验公式, 以便于有效地进行预测和控制.

5.2.1　一元线性回归方程

1. 一元线性回归统计模型

一元线性回归模型是最简单的回归模型, 它描述了两个变量之间的回归关系, 在这种模型中, 因变量 Y 只受一个自变量 X 的影响, 它们之间的线性关系描述为

$$Y = \alpha + \beta x + \varepsilon \tag{5-20}$$

在模型 (5-20) 中, 因变量 Y 包含两部分, 一部分由 x 的变化决定, 即 $\alpha + \beta x$, 它构成因变量 Y 的线性变化部分; 另一部分由其他随机因素引起, 用 ε 表示, 可看作是随机误差. 一般地, 总假设 ε 服从均值为 0、方差为 σ^2 的正态分布, 即 $\varepsilon \sim N(0, \sigma^2)$; 假设 Y 服从正态分布, 且有 $Y \sim N(\alpha + \beta x, \sigma^2)$.

X 和 Y 具有回归关系, 则每一个 x 值都有 Y 的一个正态分布与之对应, 要建立 x 和 y 的一一对应关系, 就必须找到 Y 的代表, 由期望的定义可知, 期望是数据的中心, 最具代表性, 对 (5-20) 求期望, 得到

$$E(Y) = E(\alpha + \beta x + \varepsilon) = \alpha + \beta x \tag{5-21}$$

(5-21) 式是 Y 对 x 的总体线性回归方程, 其中 $E(Y)$ 是数据的中心, 参数 α, β 均为未知量. 因为随机因素 ε 的不可控, 故 $E(Y)$ 常被用来作为 Y 的估计, 简记为 $\hat{y}$, 于是 (5-21) 改写为

$$\hat{y} = \alpha + \beta x \tag{5-22}$$

在方程 (5-22) 中, 未知参数 α, β 需要通过样本数据估计得到, 将它们的估计值分别记为 a, b, 则称

$$\hat{y} = a + bx \tag{5-23}$$

为线性回归方程, 它是基于样本数据得到的经验方程, 参数估计值 a, b 称为样本回归系数.

2. 参数估计

通过样本数据可以估计 (5-23) 中的 a 和 b, 设有样本观测值: (x_1, y_1), $(x_2, y_2), \cdots, (x_n, y_n)$, 若 X 和 Y 存在线性相关, 则在散点图上, 上述样本观测值会散布在由方程 (5-23) 表示的回归直线附近. 通过样本观测值, 可以回归出许多条直线, 在这些直线中, 直线穿过的观测点越多, 则说明估计的直线越可靠.

在多条通过观测点的直线中, 肯定会存在一条直线, 使得各观测点与直线的偏差达到最小. 具体到图 5-3 上, 可以看到, 对于观测点 (x_i, y_i), 偏离直线的距离为 e_i, 对于观测点 (x_j, y_j), 偏离距离为 e_j, 若要直线尽可能通过更多观测点, 则要求上述各偏离值之和达到最小, 考虑到各偏离值有正负号, 直接求和会相互抵消, 因此取其平方和的形式, 即各偏离值 e_i^2 的和. 当这些偏离值平方和最小时, 我们认为该条直线就是最优的回归直线, 这实际也是最小二乘法估计线性回归系数的基本思想.

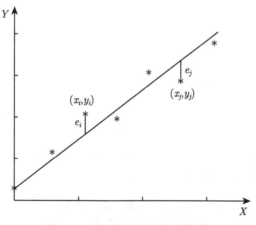

图 5-3　回归线与观测点的关系

对于观测点 (x_i, y_i), 其偏离值 e_i 为

$$e_i = y_i - \hat{y} = y_i - (a + bx_i) \tag{5-24}$$

则偏离平方和为

$$L = \sum_{i=1}^{n} e_i^2 = \sum_{i=1}^{n} [y_i - (a + bx_i)]^2 \tag{5-25}$$

要使得 L 达到最小, 通过对参数求极值, 得到

$$\begin{cases} \sum_{i=1}^{n} (-2) \left[y_i - (a + bx_i) \right] = 0 \\ \sum_{i=1}^{n} (-2x_i) \left[y_i - (a + bx_i) \right]^2 = 0 \end{cases} \tag{5-26}$$

整理为

$$\begin{cases} an + b \sum_{i=1}^{n} x_i = \sum_{i=1}^{n} y_i \\ a \sum_{i=1}^{n} x_i + b \sum_{i=1}^{n} x_i^2 = \sum_{i=1}^{n} x_i y_i \end{cases} \tag{5-27}$$

解得

$$b = \frac{\sum_{i=1}^{n} x_i y_i - \frac{1}{n} \left(\sum_{i=1}^{n} x_i \right) \left(\sum_{i=1}^{n} y_i \right)}{\sum_{i=1}^{n} x_i^2 - \frac{1}{n} \left(\sum_{i=1}^{n} x_i \right)^2} = \frac{\sum_{i=1}^{n} (x_i - \bar{x})(y_i - \bar{y})}{\sum_{i=1}^{n} (x_i - \bar{x})^2} \tag{5-28}$$

$$a = \bar{y} - b\bar{x} \tag{5-29}$$

其中

$$\bar{x} = \frac{1}{n} \sum_{i=1}^{n} x_i, \quad \bar{y} = \frac{1}{n} \sum_{i=1}^{n} y_i \tag{5-30}$$

若将 L_{xy}, L_{xx}, L_{yy} 代入, 则上述可表达为

$$b = \frac{L_{xy}}{L_{xx}} \tag{5-31}$$

例 4   为研究温度 x(单位: ℃) 与药物得率 $y(\%)$ 的关系, 今测得药物化学反应的数据如表 5-6 所示, 试进行回归计算.

表 5-6   某药物试验中温度与得率观测数据

温度 x/℃	100	110	120	130	140	150	160	170	180	190
得率 y/%	45	51	54	61	66	70	74	78	85	89

解   首先绘制数据的散点图 (图 5-4), 可知得率与温度具有线性函数 $a + bx$ 的形式. 计算均值

$$\bar{x} = \frac{1}{n} \sum_{i=1}^{n} x_i = 145.0, \quad \bar{y} = \frac{1}{n} \sum_{i=1}^{n} y_i = 67.3$$

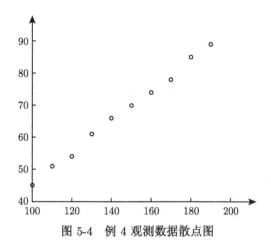

图 5-4 例 4 观测数据散点图

则

$$b = \dfrac{\displaystyle\sum_{i=1}^{n}(x_i - \overline{x})(y_i - \overline{y})}{\displaystyle\sum_{i=1}^{n}(x_i - \overline{x})^2}$$

$$= \dfrac{(100 - 145)(45 - 67.3) + \cdots + (190 - 145)(89 - 67.3)}{(100 - 145)^2 + (110 - 145)^2 + \cdots + (190 - 145)^2}$$

$$= 0.4830$$

$$a = \overline{y} - b\overline{x} = 67.3 - 0.483 \times 145.0 = -2.7394$$

则得到的回归方程为 $\hat{y} = -2.7394 + 0.483x$.

有时候我们希望以 x 的均值 $\overline{x}$ 表示回归方程, 则上述改写为 $\hat{y} = 67.3 + 0.483(x - 145)$, 这种改写实际是线性回归模型的另一种形式, 它重新定义回归变量 x_i, 以使其通过平均值, 体现在回归方程中, 则是将 x 改写为 $x - \overline{x}$, 并修改 a 为 a', 得到 $\hat{y} = a' + b(x - \overline{x})$, 这种改变, 本质上是将 x 的原点由零移动到了 $\overline{x}$, 而斜率 b 不受影响, 因为

$$\hat{y} = a' + b(x - \overline{x}) = a' + bx - b\overline{x} = \underbrace{a' - b\overline{x}}_{(1)} + bx = \underbrace{a}_{(1)} + bx \tag{5-32}$$

所以

$$a' = a + b\overline{x} \tag{5-33}$$

这种形式有自己的优势: 此时的 a' 与其原估计量 a 不相关, 且直接提示了方程的适用范围: 回归模型仅在数据 x 的以 $\overline{x}$ 为中心的取值范围内有效.

5.2.2　一元线性回归的检验

从参数估计过程可以看到, 对于任意一组数据 $(x_1, y_1), (x_2, y_2), \cdots, (x_n, y_n)$, 不管 Y 与 X 之间的关系如何, 都可以代入回归参数计算式, 得出 b 和 a 的值, 并在形式上写出线性回归方程. 然而, 即使得到了回归方程, 也不能表明 Y 和 X 之间确实存在着线性关系, 因为这种做法有可能是纯粹的数字游戏, 所以在建立了回归方程后, 还需要根据观测值判断 Y 和 X 之间是否真的存在线性相关, 这就引出了回归方程显著性的一系列检验问题.

1. b 和 a 的数字特征

b 和 a 是样本统计量, 它们都有自己的分布, 在检验它们代表的 β 和 α 之前, 先了解样本统计量的数字特征.

$$
\begin{aligned}
E(b) &= \frac{1}{L_{xx}} E\left(\sum_{i=1}^{n} (x_i - \bar{x})(y_i - \bar{y})\right) \\
&= \frac{1}{L_{xx}} E\left(\sum_{i=1}^{n} [y_i(x_i - \bar{x}) - \bar{y}(x_i - \bar{x})]\right) \\
&= \frac{1}{L_{xx}} E \sum_{i=1}^{n} [y_i(x_i - \bar{x})] = \frac{1}{L_{xx}} E \sum_{i=1}^{n} [(\alpha + \beta x_i + \varepsilon_i)(x_i - \bar{x})] \\
&= \frac{1}{L_{xx}} E \sum_{i=1}^{n} [\alpha(x_i - \bar{x}) + \beta x_i(x_i - \bar{x}) + \varepsilon_i(x_i - \bar{x})] \\
&= \frac{\beta}{L_{xx}} \sum_{i=1}^{n} x_i(x_i - \bar{x}) = \beta
\end{aligned}
\tag{5-34}
$$

再求 b 的方差, 得到

$$
\begin{aligned}
D(b) &= \frac{1}{L_{xx}^2} D\left(\sum_{i=1}^{n} (x_i - \bar{x})(y_i - \bar{y})\right) = \frac{1}{L_{xx}^2} D\left(\sum_{i=1}^{n} [y_i(x_i - \bar{x}) - \bar{y}(x_i - \bar{x})]\right) \\
&= \frac{1}{L_{xx}^2} D \sum_{i=1}^{n} [y_i(x_i - \bar{x})] = \frac{\sigma^2}{L_{xx}^2} \sum_{i=1}^{n} (x_i - \bar{x})^2 = \frac{\sigma^2}{L_{xx}}
\end{aligned}
\tag{5-35}
$$

同样地, 对于方程的截距 a, 可以证明, a 是 α 的无偏估计, 即存在 $E(a) = \alpha$. 且可求得 a 的方差为

$$
D(a) = \sigma^2\left(\frac{1}{n} + \frac{\bar{x}^2}{L_{xx}}\right)
\tag{5-36}
$$

使用最小二乘法进行回归, 会产生如下问题: ① 方程拟合数据的程度如何? ② 将模型作为预测工具, 预测有效性如何? ③ 是否违背了方差常数、误差不相关等基本假设? 如果违背了, 影响有多大? 在最终采纳并使用模型之前, 必须研究并回答上述问题.

残差可以看作是模型误差 ε_i 的实现, 要检验拟合结果是否违背了假设, 就需要弄清楚: 残差是否来自符合这些性质的分布的随机样本.

根据 $e_i = y_i - a - bx_i$, 可知离差平方和 SS_E 为

$$
\begin{aligned}
\mathrm{SS}_E &= \sum_{i=1}^{n} e_i^2 = \sum_{i=1}^{n} (y_i - a - bx_i)^2 = \sum_{i=1}^{n} \left[y_i - (\overline{y} - b\overline{x}) - bx_i \right]^2 \\
&= L_{yy} - 2bL_{xy} + b^2 L_{xx} = L_{yy} - 2bL_{xy} + b\underbrace{bL_{xx}}_{L_{xy}} = L_{yy} - bL_{xy}
\end{aligned}
\tag{5-37}
$$

令 $\mathrm{MS}_E = \dfrac{\mathrm{SS}_E}{n-2}$, 称之为误差均方, 可以证明 $E(\mathrm{MS}_E) = \sigma^2$, 即 MS_E 是 σ^2 的无偏估计.

推求 a 和 b 的数字特征, 得到了期望和方差, 但在它们的方差表达式中都带有 σ^2, 利用无偏估计 MS_E 代替 σ^2, 则得到 a 和 b 的方差表达式,

$$
D(a) = \sigma^2 \left(\frac{1}{n} + \frac{\overline{x}^2}{L_{xx}} \right) = \mathrm{MS}_E \left(\frac{1}{n} + \frac{\overline{x}^2}{L_{xx}} \right)
\tag{5-38}
$$

$$
D(b) = \frac{\sigma^2}{L_{xx}} = \frac{\mathrm{MS}_E}{L_{xx}}
\tag{5-39}
$$

2. b 和 a 的显著性检验

在回归方程中, 变量 X 和 Y 之间线性回归的显著程度, 体现在系数 β 上, 而不是 b 上, 通过估计值 b 不能得出变量 X 和 Y 之间是否存在线性关系的结论, 因为样本具有随机性, 即使两变量没有线性关系, 也有可能计算得到 b 不为 0. 因此, 要考察线性回归关系, 必须回到 b 代表的参数 β 上, 若 $\beta = 0$, 则说明两变量之间不存在线性关系.

前边已经得到了 b 和 a 的数字特征, 由于误差 $\varepsilon_i \sim N(0, \sigma^2)$, 所以观测值 $y_i \sim N(\alpha + \beta x_i, \sigma^2)$, 而 b 为观测值的线性组合, 根据正态分布的性质, 多个正态分布的线性组合仍然服从正态分布, 可知 $b \sim N(\beta, \mathrm{MS}_E / L_{xx})$, 这里, 使用 MS_E 代替了 σ^2, 一般情况下 σ^2 是未知的.

建立零假设和备择假设, $H_0: \beta = 0$; $H_1: \beta \neq 0$; 则有统计量

$$
t = \frac{b - \beta}{\sqrt{\mathrm{MS}_E / L_{xx}}} = \frac{b}{\sqrt{\mathrm{MS}_E / L_{xx}}} \sim t(n-2)
\tag{5-40}
$$

进行双侧检验, 当 $|t| > t_{\alpha/2}(\mathrm{d}f)$, $\mathrm{d}f = n - 2$ 时拒绝 H_0.

在检验时, 若不能拒绝 H_0, 则意味着 $\beta = 0$ 成立, 这说明 X 和 Y 之间不存在线性关系. 这可能意味着, X 对解释 Y 的方差几乎无用, 对于任意的 X, Y 的最优统计量 $\hat{y} = \overline{y}$, 如图 5-5(a) 所示, 也可能意味着 X 和 Y 之间的真实关系不是线性

的, 如图 5-5(b) 所示. 此外, 拒绝 H_0 则意味着 X 对解释 Y 的方差有贡献. 对这种拒绝, 一则意味着线性回归模型合适, 如图 5-5(c) 所示, 但也可能意味着, 即使存在 X 对 Y 的线性影响, 也能通过加入 X 的更高阶多项式得到更好的拟合结果, 如图 5-5(d) 所示.

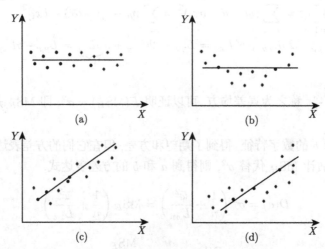

图 5-5　接受与拒绝检验结果的本质意义

对于 b, 还可以通过它检验 β 等于特定值 β_0, 这时零假设和备择假设分别设定为 $H_0 : \beta = \beta_0$; $H_1 : \beta \neq \beta_0$, 使用统计量为

$$t = \frac{b - \beta_0}{\sqrt{\mathrm{MS}_E / L_{xx}}} \sim t(n-2) \tag{5-41}$$

对于截距 a, 因为 a 也是观测值的线性组合, 所以 a 也服从正态分布, 即 $a \sim N\left[\alpha, \mathrm{MS}_E\left(\frac{1}{n} + \frac{\bar{x}^2}{L_{xx}}\right)\right]$, 进行检验时, 只需要设定假设为 $H_0 : \alpha = 0$; $H_1 : \alpha \neq 0$; 或者设定为特定的值 $H_0 : \alpha = \alpha_0$; $H_1 : \alpha \neq \alpha_0$; 在 $H_0 : \alpha = 0$ 条件下, 使用 MS_E 代替 σ^2, 使用统计量

$$t = \frac{a - \alpha}{\sqrt{\mathrm{MS}_E\left(\frac{1}{n} + \frac{\bar{x}^2}{L_{xx}}\right)}} = \frac{a}{\sqrt{\mathrm{MS}_E\left(\frac{1}{n} + \frac{\bar{x}^2}{L_{xx}}\right)}} \sim t(n-2) \tag{5-42}$$

即可. 在 $H_0 : \alpha = \alpha_0$ 下, 则使用统计量

$$t = \frac{a - \alpha_0}{\sqrt{\mathrm{MS}_E\left(\frac{1}{n} + \frac{\bar{x}^2}{L_{xx}}\right)}} \sim t(n-2) \tag{5-43}$$

例 5 对例 4 中的回归参数进行检验.

解 无论检验 β 还是 α, 首先必须得到 MS_E, 根据 SS_E, 可得到

$$\mathrm{MS}_E = \frac{\mathrm{SS}_E}{n-2} = \frac{L_{yy} - bL_{xy}}{n-2} \tag{5-44}$$

将具体结果代入, 得到

$$\mathrm{MS}_E = \frac{L_{yy} - bL_{xy}}{n-2} = \frac{1932.1 - 0.483 \times 3985}{8} = 0.90$$

对于 β 的检验, 首先建立假设 $H_0 : \beta = 0; H_1 : \beta \neq 0$; 则统计量

$$t = \frac{b}{\sqrt{\mathrm{MS}_E / L_{xx}}} = \frac{0.483}{\sqrt{0.90/8250}} = 46.2$$

查表可知拒绝 H_0.

对于 α 的检验, 建立假设 $H_0 : \alpha = 0; H_1 : \alpha \neq 0$; 则统计量

$$t = \frac{a}{\sqrt{\mathrm{MS}_E \left(\frac{1}{n} + \frac{\bar{x}^2}{L_{xx}} \right)}} = \frac{-2.739}{\sqrt{0.903 \times \left(\frac{1}{10} + \frac{21025}{8250} \right)}} = -1.77$$

查表可知接受 H_0.

5.2.3 一元线性回归的方差分析

得到回归方程后, 除使用 t 统计量对回归参数 b 和 a 进行检验外, 还可以借助方差分析来检测回归方程的有效性, 这种方法不仅适用于一元线性回归, 也适用于多元线性回归等更一般的情形. 实际上, 除了可以检验线性关系是否存在, 还可以度量模型对数据的拟合效果, 即 x 作为自变量, 对因变量 y 的变化究竟能够解释多少.

1. 无重复观测的离差平方和分解

进行方差分析前, 首先要进行离差平方和的分解, 在线性回归模型 $y = \alpha + \beta x + \varepsilon$ 中, $\alpha + \beta x$ 体现了 x 对 y 的影响 $\hat{y}_i = a + bx_i$. 对于每一对观察值, $y_i - \hat{y}_i$ 代表了除去 x_i 的影响后, 其他各种因素影响的总和, 既包含随机误差的影响, 也包含模型选择不当等产生的影响, 因此, 将 $y_i - \hat{y}_i$ 称为残差 (或剩余).

考察因变量 y 的总离差平方和, 则有

$$L_{yy} = \sum_{i=1}^{n} (y_i - \bar{y})^2 = \sum_{i=1}^{n} [(y_i - \hat{y}_i) + (\hat{y}_i - \bar{y})]^2 = \sum_{i=1}^{n} (y_i - \hat{y}_i)^2 + \sum_{i=1}^{n} (\hat{y}_i - \bar{y})^2 \tag{5-45}$$

令 $\mathrm{SS}_E = \sum_{i=1}^{n}(y_i - \hat{y}_i)^2$, $\mathrm{SS}_R = \sum_{i=1}^{n}(\hat{y}_i - \bar{y})^2$, 则 $L_{yy} = \mathrm{SS}_E + \mathrm{SS}_R$, 称 SS_R 为回归平方和, 称 SS_E 为残差 (剩余) 平方和, 它们对应的自由度分别为 $\mathrm{d}f_E = n - 2$; $\mathrm{d}f_R = 1$; $\mathrm{d}f_Y = \mathrm{d}f_E + \mathrm{d}f_R = n - 1$.

在探讨 SS_R 与 SS_E 的含义之前, 首先理清以下几点: ① y_i 是实际观测值; ② $\hat{y}_i$ 是回归直线 $\hat{y} = a + bx$ 上的点; ③ $\bar{y}$ 是各观测值 y_i 的均值, 它们的关系如图 5-6 所示. 对于回归线上各点 $\hat{y}_i$, 计算其均值, 则有

$$\frac{1}{n}\sum_{i=1}^{n}\hat{y}_i = \frac{1}{n}\sum_{i=1}^{n}(a + bx_i) = a + \frac{b}{n}\sum_{i=1}^{n}x_i = a + b\bar{x} = \bar{y} \tag{5-46}$$

可见 $\hat{y}_1, \hat{y}_2, \cdots, \hat{y}_n$ 的平均值也是 $\bar{y}$, SS_R 是 $\hat{y}_1, \hat{y}_2, \cdots, \hat{y}_n$ 这 n 个数偏离其均值 $\bar{y}$ 的离差平方和, 它描述了 $\hat{y}_1, \hat{y}_2, \cdots, \hat{y}_n$ 的分散程度. 实际上

$$\mathrm{SS}_R = \sum_{i=1}^{n}(\hat{y}_i - \bar{y})^2 = \sum_{i=1}^{n}(a + bx_i - \bar{y})^2 = \sum_{i=1}^{n}[\bar{y} + b(x_i - \bar{x}) - \bar{y}]^2$$

$$= b^2 \sum_{i=1}^{n}(x_i - \bar{x})^2 = b^2 L_{xx} \tag{5-47}$$

这说明 $\hat{y}_1, \hat{y}_2, \cdots, \hat{y}_n$ 的分散性来自于 $x_1, x_2, \cdots, x_n$ 的分散性, 因此 SS_R 反映了 x 对 y 的线性影响.

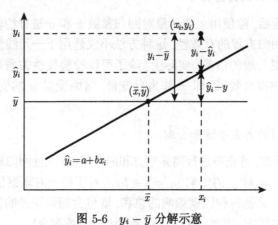

图 5-6 $y_i - \bar{y}$ 分解示意

SS_E 是残差 $y_i - \hat{y}_i$ 的平方和, 它反映了 y 的数据差异中扣除 x 对 y 的线性影响后, 其他因素对 y 的影响, 这些因素包括随机误差、x 对 y 的非线性影响等. 当观测数据取定后 (采样完毕), L_{yy} 就是一个确定的值, 在构成 L_{yy} 的 SS_E 和 SS_R 中, SS_R 越大, 说明 x 对 y 的线性解释就越大, y 与 x 的线性关系就越显著; SS_E 越

大, x 对 y 的线性影响就越小. 因此, SS_R 与 SS_E 的相对比值, 就反映了 x 对 y 的线性影响的程度高低. 由此可知, 检验统计量应该与 SS_R 和 SS_E 的相对比值关系密切. 实际上, 可以证明

$$F = \frac{\mathrm{MS}_R}{\mathrm{MS}_E} = \frac{\mathrm{SS}_R/\mathrm{d}f_R}{\mathrm{SS}_E/\mathrm{d}f_E} = \frac{(n-2)\,\mathrm{SS}_R}{\mathrm{SS}_E} \sim F\,(\mathrm{d}f_R, \mathrm{d}f_E) \tag{5-48}$$

故此选用 F 作为检验统计量, 即可判断线性回归的显著性, 若 F 显著偏大, 则表明 x 对 y 的线性影响显著大于随机因素和其他因素的影响, 在检验时采用 F 单边检验即可.

2. 有重复观测的平方和分解

通过上述分析, 已经知道 SS_E 是残差的平方和, 它反映了线性影响之外的其他因素对 y 的影响, 这些 "其他因素" 包括随机误差、x 对 y 的非线性影响等. 在多因素方差分析中, 要求每个处理设置重复, 其目的是分离随机误差与交互作用项; 在线性回归中, 如果设置重复, 同样可以把随机误差的影响与 x 对 y 的非线性影响分开, 得到 x 对 y 的非线性影响后, 就可以更加准确地评判线性回归模型的优劣.

对于自变量 x, 如果设置了至少两次重复, 则可以把残差平方和进行分解,

$$L_{yy} = \mathrm{SS}_R + \mathrm{SS}_E = \mathrm{SS}_R + \mathrm{SS}_{\mathrm{PE}} + \mathrm{SS}_{\mathrm{LOF}} \tag{5-49}$$

其中, $\mathrm{SS}_{\mathrm{PE}}$ 是纯误差产生的平方和; $\mathrm{SS}_{\mathrm{LOF}}$ 是由失拟产生的平方和, 所谓失拟, 也即选择模型不恰当. 为具体确定这两项, 先给出回归的如下基本假设:

设试验共观测 n 组数据, 在自变量的每一个水平 $x_i(i = 1, 2, \cdots, n)$ 处, 对因变量 y 观测 $m_i(j = 1, 2, \cdots, m_i)$ 次, 令 y_{ij} 表示在 x_i 处的第 j 次观测 $(i = 1, 2, \cdots, n, j = 1, 2, \cdots, m_i)$, 则一共存在 $m = \sum\limits_{i=1}^{n} m_i$ 个观测值.

在 y_{ij} 处, 观测残差为

$$y_{ij} - \hat{y}_i = (y_{ij} - \overline{y}_i) + (\overline{y}_i - \hat{y}_i) \tag{5-50}$$

式中, $\overline{y}_i$ 是 x_i 对应的 m_i 个观测值的平均值. 将 (5-50) 两边求平方并对 i 和 j 求和, 由于交叉乘积项等于 0, 所以得到

$$\sum_{i=1}^{n} \sum_{j=1}^{m_i} (y_{ij} - \hat{y}_i)^2 = \sum_{i=1}^{n} \sum_{j=1}^{m_i} (y_{ij} - \overline{y}_i)^2 + \sum_{i=1}^{n} m_i (\overline{y}_i - \hat{y}_i)^2 \tag{5-51}$$

式 (5-51) 左侧为残差平方和, 右侧的两个分量, 分别度量了纯误差和失拟. 即

$$\mathrm{SS}_{\mathrm{PE}} = \sum_{i=1}^{n} \sum_{j=1}^{m_i} (y_{ij} - \overline{y}_i)^2 \tag{5-52}$$

$$\mathrm{SS}_{\mathrm{LOF}} = \sum_{i=1}^{n} m_i \left(\overline{y}_i - \hat{y}_i\right)^2 \tag{5-53}$$

对于纯误差平方和分量 (5-52), 它实际是计算了每个 x_i 处重复观测的校正平方和, 然后再对 x 的 n 个水平求和. 若回归分析前已经做出了方差为常数的假设, 则在每一个 x_i 处, $\mathrm{SS}_{\mathrm{PE}}$ 只源于 y 的变异, 所以 $\mathrm{SS}_{\mathrm{PE}}$ 度量的是纯误差, 与模型无关. 在每一个 x_i 处, 纯误差的自由度为 $m_i - 1$, 所以 $\mathrm{SS}_{\mathrm{PE}}$ 的总自由度为

$$\mathrm{d}f_{\mathrm{PE}} = \sum_{i=1}^{n} \left(m_i - 1\right) = \sum_{i=1}^{n} m_i - \sum_{i=1}^{n} 1 = m - n \tag{5-54}$$

对于失拟平方和分量 (5-53), 它实际是计算了每个 x_i 处观测均值 $\overline{y}_i$ 与其对应的回归值 $\hat{y}_i$ 之差的加权平方和, 而权重就是各个 m_i. 如果回归值 $\hat{y}_i$ 十分接近 $\overline{y}_i$, 则失拟平方和变小, 它强烈地说明回归是线性的. 反之, 若回归值 $\hat{y}_i$ 十分远离 $\overline{y}_i$, 则回归函数可能不是线性的. 对于有 n 组观察数据的重复观测, 要得到 $\overline{y}_i$, 必须使用两个参数来估计, 故此 $\mathrm{SS}_{\mathrm{LOF}}$ 损失了 2 个自由度, 使得 $\mathrm{d}f_{\mathrm{LOF}} = n - 2$.

分别计算纯误差和失拟的均方, 得到

$$\mathrm{MS}_{\mathrm{LOF}} = \frac{\mathrm{SS}_{\mathrm{LOF}}}{\mathrm{d}f_{\mathrm{LOF}}} = \frac{\mathrm{SS}_{\mathrm{LOF}}}{n-2}; \quad \mathrm{MS}_{\mathrm{PE}} = \frac{\mathrm{SS}_{\mathrm{PE}}}{\mathrm{d}f_{\mathrm{PE}}} = \frac{\mathrm{SS}_{\mathrm{PE}}}{m-n} \tag{5-55}$$

可以证明,

$$E\left(\mathrm{MS}_{\mathrm{PE}}\right) = \sigma^2 \tag{5-56}$$

$$E\left(\mathrm{MS}_{\mathrm{LOF}}\right) = \sigma^2 + \frac{1}{n-2} \sum_{i=1}^{n} m_i \left[E\left(y_i\right) - \alpha - \beta x_i\right]^2 \tag{5-57}$$

若客观存在的回归函数本就是线性的, 那么就会有 $E\left(y_i\right) = \alpha - \beta x_i$, 这会使得 (5-57) 等号右侧的第二项为零, 也就是此时 $E\left(\mathrm{MS}_{\mathrm{LOF}}\right) = \sigma^2$. 但若真正的回归函数本就是非线性的, 那么就会造成 $E\left(y_i\right) \neq \alpha - \beta x_i$, 这会使得 (5-57) 等号右侧的第二项不仅不为零, 甚至会远远大于零, 也就是说这会导致 $E\left(\mathrm{MS}_{\mathrm{LOF}}\right) > \sigma^2$, 甚至 $E\left(\mathrm{MS}_{\mathrm{LOF}}\right) \gg \sigma^2$, 因此要考察失拟显著性.

检验的统计量为

$$F_{\mathrm{LOF}} = \frac{\mathrm{MS}_{\mathrm{LOF}}}{\mathrm{MS}_{\mathrm{PE}}} \sim F\left(n-2, m-n\right) \tag{5-58}$$

因为只可能存在 $E\left(\mathrm{MS}_{\mathrm{LOF}}\right) \geqslant E\left(\mathrm{MS}_{\mathrm{PE}}\right)$, 所以对于给定的显著性水平, 利用 F_{LOF} 进行单边检验即可.

显著性检验结果只有两种可能: 一是检验显著, 这意味着回归函数是非线性的, 在这种情况下, 就不能再继续使用线性模型进行后续的研究, 而应该转变思路, 试着建立一个更为恰当的模型. 二是检验不显著, 此时, 选择的线性模型没有失拟的

强烈证据, 可以认为失拟平方和基本上是由试验误差造成的. 这时可将失拟平方和与纯误差平方和合并, 用合并后的平方和作为参比对象, 再对回归平方和进行检验:

$$F_R = \frac{\mathrm{MS}_R}{\dfrac{\mathrm{SS}_{\mathrm{PE}} + \mathrm{SS}_{\mathrm{LOF}}}{\mathrm{d}f_{\mathrm{PE}} + \mathrm{d}f_{\mathrm{LOF}}}} \tag{5-59}$$

若经过 F_R 检验不显著, 则有可能是①X 和 Y 不存在线性关系; 或者②试验误差太大.

例 6 某观测进行了 2 次, 数据如表 5-7 所示, 试进行线性回归方差分析.

表 5-7 例 6 观测数据

重复	1	2	3	4	5	6	7
x	0	0.8	1.6	2.4	3.2	4.0	4.8
y_1	83	93	105	108	114	120	134
y_2	91	103	115	113	128	132	155

解 首先进行线性回归, 得到回归方程 $\hat{y} = 88.1964 + 10.6920x$, 分别计算各种平方和, 得到

$$L_{yy} = 4807.714; \quad \mathrm{SS}_R = 4097.161;$$
$$\mathrm{SS}_{\mathrm{PE}} = 535.00; \quad \mathrm{SS}_{\mathrm{LOF}} = 175.554;$$

进行失拟检验,

$$F = \frac{\mathrm{MS}_{\mathrm{LOF}}}{\mathrm{MS}_{\mathrm{PE}}} = 0.459$$

在 $\alpha = 0.05$ 时, $F_\alpha(\mathrm{d}f_{\mathrm{LOF}}, \mathrm{d}f_{\mathrm{PE}}) = 3.972$, $F < F_\alpha(\mathrm{d}f_{\mathrm{LOF}}, \mathrm{d}f_{\mathrm{PE}})$, 不存在失拟问题, 于是进行合并平方和计算, 并以此检验线性回归显著性.

$$F_R = \frac{\mathrm{MS}_R}{\dfrac{\mathrm{SS}_{\mathrm{PE}} + \mathrm{SS}_{\mathrm{LOF}}}{\mathrm{d}f_{\mathrm{PE}} + \mathrm{d}f_{\mathrm{LOF}}}} = \frac{4097.161}{\dfrac{535.0 + 175.554}{5 + 7}} = 69.194$$

在 $\alpha = 0.05$ 时, $F_\alpha\left(\mathrm{d}f_R, \mathrm{d}f_{合并}\right) = 4.747$, $F > F_\alpha$, 说明 X 和 Y 之间存在着显著的线性回归关系.

5.2.4 一元线性回归的区间估计

利用回归方程, 可以进行预测和控制, 应用于预测时, 有以下两种: 一是对于任意给定的自变量值 x_0, 预测因变量 y 的观测值 y_0; 二是当自变量取 x_0 时, 估算因变量 y 的均值 $E(y|x_0)$.

1. 估计观测值 y_0

在线性回归模型中, $\hat{y}$ 是回归线上的值, 可以作为因变量 y 取得 y_0 的估计值, 因为 $\hat{y}$ 与 y_0 差异的期望为零.

$$
\begin{aligned}
E(y_0 - \hat{y}_0) &= E\left[(\alpha + \beta x_0 + \varepsilon) - (a + bx_0)\right] \\
&= E(\alpha) + x_0 E(\beta) + E(\varepsilon) - E(a) - x_0 E(b) \\
&= \alpha + \beta x_0 + 0 - \alpha - \beta x_0 = 0
\end{aligned}
\tag{5-60}
$$

即 $\hat{y}_0$ 是 y_0 的无偏估计. 计算它们差异的方差, 得到

$$
\begin{aligned}
D(y_0 - \hat{y}_0) &= D(y_0) + D(\hat{y}_0) = \sigma^2 + D(a + bx_0) = \sigma^2 + D\left[(\bar{y} - b\bar{x}) + bx_0\right] \\
&= \sigma^2 + D(\bar{y}) + D[b(x_0 - \bar{x})] = \sigma^2 + \frac{\sigma^2}{n} + (x_0 - \bar{x})^2 \frac{\sigma^2}{L_{xx}}
\end{aligned}
\tag{5-61}
$$

所以 $\hat{y}$ 与 y_0 的差仍然服从正态分布

$$
y_0 - \hat{y}_0 \sim N\left(0, \sigma^2 + \frac{\sigma^2}{n} + (x_0 - \bar{x})^2 \frac{\sigma^2}{L_{xx}}\right)
\tag{5-62}
$$

要估计其置信区间, 需要用 MS_E 替换 σ^2, 得到新枢轴量 t

$$
t = \frac{y_0 - \hat{y}_0}{\sqrt{\mathrm{MS}_E\left(1 + \frac{1}{n} + \frac{1}{L_{xx}}(x_0 - \bar{x})^2\right)}} \sim t(n-2)
\tag{5-63}
$$

则在 x_0 处, y_0 的 $1 - \alpha$ 置信区间为

$$
\hat{y}_0 \pm t_{\alpha/2}(n-2)\sqrt{\mathrm{MS}_E\left(1 + \frac{1}{n} + \frac{1}{L_{xx}}(x_0 - \bar{x})^2\right)}
\tag{5-64}
$$

可以看出, y_0 的置信区间是 x_0 的函数, 取 y_0 的极值, 则有

$$
\frac{\mathrm{d}y_0}{\mathrm{d}x_0} = \frac{t_{\alpha/2}(n-2) \cdot \mathrm{MS}_E \cdot (x_0 - \bar{x})}{L_{xx}\sqrt{\mathrm{MS}_E\left(\frac{(x_0 - \bar{x})^2}{L_{xx}} + \frac{1}{n} + 1\right)}} = 0
\tag{5-65}
$$

极值点取在 $x_0 = \bar{x}$ 处. 实际上, 对于给定的观测数据, 可以绘制出 $y_0 = y_0(x_0)$ 的曲线.

例 7 为研究某种治疗肺动脉高血压药物的剂量 (单位: ng/(kg · min)) 与血浆药物浓度 (单位: pg/ml) 的关系, 测得结果如表 5-8 所示, 试建立回归关系, 并估算观测值与回归线的区间.

表 5-8 例 7 中药物剂量与血浆药物浓度观测数据

序号	1	2	3	4	5	6	7	8	9	10	11	12
剂量	20	24	49	53	70	78	84	90	96	102	122	126
浓度	4750	2500	8000	5500	9000	12500	8000	13250	18250	14500	17500	17000

解 (1) 计算各校正平方和, 得到

$$L_{xy} = \sum_{i=1}^{n} (x_i - \overline{x})(y_i - \overline{y}) = 1857208.3; \quad L_{xx} = \sum_{i=1}^{n} (x_i - \overline{x})^2 = 13089.7;$$

$$L_{yy} = \sum_{i=1}^{n} (y_i - \overline{y})^2 = 313807291.7$$

得到回归方程 $y = 141.88x + 89.04$, 代入置信区间计算公式, 得到观测数据的置信区间, 如表 5-9 所示.

表 5-9 例 7 中观测数据的置信区间

x_0	y	$\hat{y}_0$	$\hat{y}_0$ 上限	$\hat{y}_0$ 下限
20	4750	2926.7	8677.5	−2824.1
24	2500	3494.2	9172.7	−2184.2
49	8000	7041.3	12376.2	1706.5
53	5500	7608.9	12907.6	2310.1
70	9000	10020.9	15229.1	4812.7
78	12500	11156.0	16357.8	5954.1
84	8000	12007.3	17219.7	6794.8
90	13250	12858.6	18094.8	7622.3
96	18250	13709.9	18982.8	8437.0
102	14500	14561.2	19883.4	9238.9
122	17500	17398.8	22972.0	11825.6
126	17000	17966.4	23604.7	12328.0

将上下限绘制在回归线两侧 (图 5-7), 可以看出其特点是: 靠近数据的两端, 区间变大, 靠近数据均值附近, 区间变窄.

2. 估算因变量 y 的均值 $E(y|x_0)$

对于特定的自变量 x_0, 要估算因变量 y 的均值 $E(y|x_0)$, 可通过点估计得到, 因为

$$E(\hat{y}_0) = E(a + bx_0) = E(a) + x_0 E(b) = \alpha + \beta x_0 = E(y|x_0) \tag{5-66}$$

若要计算 $E(y|x_0)$ 的置信区间, 在给定 $1 - \alpha$ 后, 需要先计算出其方差,

$$D(y|x_0) = D(\hat{y}_0) = D(\overline{y} - b\overline{x} + bx_0) = \frac{\sigma^2}{n} + \frac{(x_0 - \overline{x})^2 \sigma^2}{L_{xx}} = \sigma^2 \left(\frac{1}{n} + \frac{(x_0 - \overline{x})^2}{L_{xx}} \right) \tag{5-67}$$

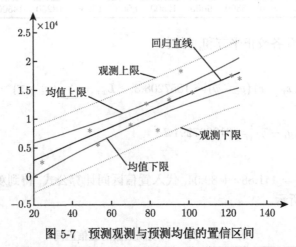

图 5-7　预测观测与预测均值的置信区间

在 a, b 都服从正态分布的情况下,

$$\hat{y}_0 \sim N \left\{ E(y|x_0), \sigma^2 \left(\frac{1}{n} + \frac{(x_0 - \bar{x})^2}{L_{xx}} \right) \right\} \tag{5-68}$$

考虑 σ^2 需要由 MS_E 估算, 得枢轴量

$$t = \frac{\hat{y}_0 - E(y|x_0)}{\sqrt{\mathrm{MS}_E \left(\frac{1}{n} + \frac{(x_0 - \overline{x})^2}{L_{xx}} \right)}} \sim t(n-2) \tag{5-69}$$

于是, 在给定的点 x_0, y 的均值 $E(y|x_0)$ 的置信区间为

$$\hat{y}_0 \pm t_{\alpha/2}(n-2) \sqrt{\mathrm{MS}_E \left(\frac{1}{n} + \frac{(x_0 - \overline{x})^2}{L_{xx}} \right)} \tag{5-70}$$

　　观察可知, 该置信区间是 x_0 的函数, 对其求极值, 可知在 $x_0 = \bar{x}$ 处达到极小, 也即区间长度最短. 下例按照原理计算得到置信区间数据, 并与 y_0 的置信区间对比绘制.

　　例 8　续例 7, 在前边计算了观测值的置信区间, 表 5-10 是计算得到的均值的置信区间, 其计算步骤和前述计算观测值置信区间一样, 将均值结果上下限绘制在图 5-7 上.

表 5-10 例 7 中均值的置信区间

x_0	y	$\hat{y}_0$	均值上限	均值下限
20	4750	2926.7	5772.6	80.8
24	2500	3494.2	6191.0	797.5
49	8000	7041.3	8909.2	5173.4
53	5500	7608.9	9370.9	5846.8
70	9000	10020.9	11488.4	8553.4
78	12500	11156.0	12600.7	9711.2
84	8000	12007.3	13489.8	10524.7
90	13250	12858.6	14422.5	11294.6
96	18250	13709.9	15392.5	12027.2
102	14500	14561.2	16392.6	12729.7
122	17500	17398.8	19866.3	14931.3
126	17000	17966.4	20577.6	15355.1

至此, 我们进行了两种预测, 对比发现, $E(y|x_0)$ 的方差要比 y_0 的偏小, 这是正常的, 因为对于 $x = x_0$, 预测它的观测值 y_0, 要比预测它对应的均值 $E(y|x_0)$ 存在更大的不确定性. 因此日常里通过取均值减少不确定性和波动性, 也是源于其方差比观测值的要小.

5.2.5 一元非线性回归分析

在实际工作中, 变量间的回归关系并非都是线性的, 这方面的例子有很多, 例如在生物学中, 细菌生长数量与时间的关系多属于指数函数关系; 再比如在药学试验中, 小鼠死亡率与给药剂量的关系也呈现出曲线趋势. 观察更多现象后, 会发现有些关系是具有跨学科属性的, 例如生态学中描述种群数量变化的逻辑斯蒂曲线与生物化学反应过程中的米氏方程都是 S 形状曲线, 在更大的范畴中, 凡是满足 "质量互变" 的过程, 都可由 S 曲线形式描述, 即使看似极端的单位阶跃函数 (属于信号与系统范畴), 只包含 0-1 两个状态, 实际也可以通过 Hill 函数 (属于生物化学范畴) 中的参数取极限得到.

具有非线性关系属性的两个变量之间, 如果可以通过简单的变量代换, 能够转化为一元线性模型, 则可以借助一元线性回归模型来求解和分析 (对于复杂的曲线关系, 如果确实能够转化为线性的, 则可以引入多个变量, 使之线性化). 原始变量变换为线性关系, 借助线性回归, 求出回归方程及参数, 然后再代回原变量, 即可得到原变量间非线性的关系式.

求解这类回归问题, 一般包括 5 个步骤, 归纳如下:

(1) 根据样本数据, 绘制散点图, 选定模型;

(2) 将选定的模型进行线性化处理, 总原则是将回归参数表达为线性形式;

(3) 将原始数据转换为线性数据, 并列表表示, 对此数据进行线性回归计算, 得

到回归参数;

　　(4) 对线性回归方程进行显著性检验;

　　(5) 将回归值代回原变量中, 得到非线性形式的回归方程.

　　例 9　对特定体重小鼠静脉输注定量西索米星后, 血药浓度与时间的测量数据如表 5-11 所示, 试确定两者之间的回归方程.

表 5-11　西索米星浓度与时间测量数据

序号	1	2	3	4	5	6	7	8
时间 t/min	20	40	60	80	100	120	140	160
血药浓度 c/μg/ml	32.75	16.50	9.20	5.00	2.82	1.37	0.76	0.53

　　解　(1) 绘图选模型. 根据数据绘制散点图 (图 5-8), 由图可知: 数据具有类似指数分布规律, 故选定指数形式模型, 即 $c = c_0 e^{-kt}$.

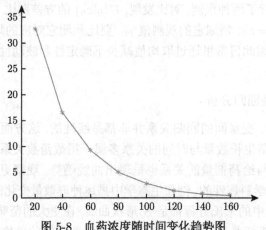

图 5-8　血药浓度随时间变化趋势图

　　(2) 将模型转换为线性形式. 不论选定何种非线性形式的模型, 转换的目的, 都是让回归参数 (而不是自变量) 具有线性形式, 考虑本题选定的是指数模型, 对模型两边取自然对数, 得到

$$\ln c = \ln c_0 - kt$$

令

$$y = \ln c, \quad a = \ln c_0, \quad b = -k$$

则得到

$$y = a + bt$$

　　(3) 按线性回归计算回归参数. 原始数据按照上述进行转换, 得到新数据如表 5-12 所示.

表 5-12   西索米星浓度与时间测量数据

序号	1	2	3	4	5	6	7	8
时间 t/min	20	40	60	80	100	120	140	160
血药浓度 c/μg/ml	3.4889	2.8034	2.2192	1.6094	1.0367	0.3148	−0.2744	−0.6349

利用新数据进行回归分析, 得到回归方程 $y = 4.028 - 0.030t$, 即 $b = -0.030; a = 4.028$.

(4) 对回归线性方程进行检验. 按照方差分析的形式进行检验, 结果如表 5-13 所示.

表 5-13   线性回归的方差检验汇报表

变差来源	平方和	自由度	均方	F 值	F 临界值	显著性
回归	15.205	1	15.205	1968.695	5.987	1
剩余	0.046	6	0.008			
总和	15.251	7				

(5) 返回. 由于检验显著, 故可将回归参数返回到原始模型中去, 根据转换式 $a = \ln c_0, b = -k$, 则 $c_0 = e^a = e^{4.028} = 56.14; k = -b = -0.030;$ 则原模型回归结果如下

$$c = 56.14e^{-0.03t}$$

在实践中, 一些常见的非线性形式模型, 通过变换可以转为线性形式, 它们已归纳在表 5-14 中. 但需要指明, 并不是所有的非线性形式, 经过转换都能变换为线性形式, 有许多非线性形式, 是无法找到合适的变换方法的, 因此, 表 5-14 中所列的变换方法, 只适用于具有特定形式的这些非线性函数.

表 5-14   常见非线性模型线性变换方法表

函数类型	关系式形式	线性变换 $(Y = A + BX)$				备注
		Y	X	A	B	
双曲线函数	$\frac{1}{y} = a + \frac{b}{x}$	$\frac{1}{y}$	$\frac{1}{x}$	a	b	
双曲线函数	$y = a + \frac{b}{x}$	y	$\frac{1}{x}$	a	b	
对数函数	$y = a + b\log x$	y	$\log x$	a	b	
对数函数	$y = a + b\ln x$	y	$\ln x$	a	b	
指数函数	$y = ab^x$	$\log y$	x	$\log a$	$\log b$	$\log y = \log a + x\log b$
指数函数	$y = ae^{bx}$	$\ln y$	x	$\ln a$	b	$\ln y = \ln a + bx$
幂函数	$y = ax^b$	$\ln y$	$\ln x$	$\ln a$	b	$\ln y = \ln a + b\ln x$
	$y = ax^b$	$\log y$	$\log x$	$\log a$	b	$\log y = \log a + b\log x$
幂函数	$y = a + bx^n$	y	x^n	a	b	
S 型曲线	$y = \frac{c}{a + be^{-x}}$	$\frac{1}{y}$	e^{-x}	$\frac{a}{c}$	$\frac{b}{c}$	$\frac{1}{y} = \frac{a}{c} + \frac{be^{-x}}{c}$

虽然不是所有的一元非线性函数都能转换成一元线性方程, 但任何复杂的一元连续函数都可用高阶多项式近似表达 (比如泰勒展开就是一种近似方法), 因此, 对于那些较难直线化的函数, 可以考虑使用一元多项式来拟合, 例如对于形如

$$\hat{y} = a + b_1 x + b_2 x^2 + \cdots + b_m x^m \tag{5-71}$$

的一元多项式, 如果令 $X_1 = x, X_2 = x^2, \cdots, X_m = x^m$, 则上式可转换为多元线性方程

$$\hat{y} = a + b_1 X_1 + b_2 X_2 + \cdots + b_m X_m \tag{5-72}$$

这样, 就可以借用多元线性回归分析, 求出回归系数 $a, b_1, b_2, \cdots, b_m$.

第6章 试验设计

6.1 试验设计概论

6.1.1 试验设计概念

试验设计又称实验设计, 是研究科学合理地安排试验, 以较少试验次数达到最佳试验效果, 并能严格控制试验误差, 有效分析试验数据的理论和方法. 试验设计通常以数学和统计学作为设计的基础, 现已广泛应用于生物医药、化学工业等实验科学领域. 设计良好的试验方法, 既可以减少试验次数、缩短试验时间、避免盲目性, 又能提高试验结果的分析便利度, 迅速获得有效的结果.

例如, 在药物制备工艺条件的优化试验中, 提高药物得率、降低试验次数、筛选出最优的试验条件, 常常需要进行多次多因素试验, 这就涉及如何合理安排试验, 以尽量少的试验次数得到尽可能多的试验结论的问题. 更具体一些, 比如为了优化某成分的提取工艺条件, 提高产品得率, 准备以药材中的多糖含量为试验指标进行试验, 根据实践经验, 选取了主要的影响因素, 如提取时间长度 (设有 a 个水平)、加水量 (设有 b 个水平)、提取次数 (设有 c 个水平) 等. 如果按照方差分析中的多因素试验方法进行完全试验, 即使不设置重复, 也需要进行 abc 次试验, 若每个试验设置 n 个重复, 则共需进行 $abcn$ 次试验. 可见, 随着因素个数与水平的增加, 试验总次数也将快速增加, 例如, 若 a, b, c, n 都取为 3, 则完全试验需要 $3^4 = 81$ 次, 若 a, b, c, n 都取为 4, 则完全试验需要 $4^4 = 256$ 次, 巨大的试验工作量, 很难短期内完成, 但若选用正交试验方法, 或者均匀试验设计方法, 则会极大地减少试验次数, 并能够满足试验要求, 达到试验目的.

任何试验都包含三个基本要素: 试验因素、受试对象和试验效应. 例如, 在测定某种新杀虫剂对植物的保护效果试验中, 杀虫剂即是试验因素, 测试的植物就是受试对象, 施药前后害虫的数量差异就是试验效应. 根据试验目的选择试验因素, 并确定因素合理的水平, 一旦选定因素数和水平数, 则试验过程中就不再改变; 较多的因素和水平有助于提高试验的检测精度与效果, 但并不是越多越好. 受试对象需要具有均一性 (同质性), 如不能满足, 就要选择合适的试验与分析方法, 以消除试验材料不一致带来的影响. 试验效应由试验指标描述, 包括定性和定量两类, 试验要求指标客观、精确.

6.1.2   试验设计的基本原则

为准确考查试验因素的效应显著性, 在试验设计时, 还需要遵循三个基本原则: 随机化原则、重复性原则和局地控制原则. 随机化保证了统计方法的应用基础, 重复性提供了评判观测值差异的度量单位, 而局地控制则保证了试验材料等在局部范围内的均一性.

1. 随机化

随机化是指试验材料的分配和各次试验进行的先后顺序都是随机确定的. 在统计分析中, 常常要求观测值 (或误差) 是独立分布的随机变量, 遵循随机化原则, 可使得这一假定得到满足, 可以说, 随机化是试验设计中使用统计方法的基础. 此外, 把试验材料或次序进行适当的随机化, 还有助于抹平可能出现的外来因子的效应. 在进行试验设计时, 常用随机数字表实现随机化.

2. 重复

重复是指在相同试验条件下对每个个体独立进行多次试验. 设置重复, 除了避免非试验因素偶然出现的极端影响产生的误差外 (试验次数过少使之), 还可利用重复的两条重要性质实现对误差和效应的精确估计. ① 借助重复, 可得到试验误差的一个估计量, 在确定数据的观察差是否为统计学上的试验差时, 该估计量成为基本度量单位. ② 若样本均值用作试验中某因素效应的估计量, 则重复能使该效应得到更为精确的估计.

3. 局地控制

局地控制是指在试验中采取特定的技术措施或方法, 以期降低非试验因素的影响, 提高试验的精度, 当试验环境或者试验单位差异较大时, 区组化使得单位内部的非试验因素尽量一致, 使试验只对区组内部感兴趣的试验条件进行比较, 并通过方差分析分离出其效应, 故常用于减少或消除不感兴趣的因素带来的误差.

6.2   正交试验设计

正交试验设计简称正交设计, 是指利用正交表科学、合理安排试验因素, 并进行数据分析的试验方法, 是最常用的试验设计方法. 正交设计的主要优点是能够通过有限的代表性试验方案, 分析推断出最优的试验方案; 还可以进一步分析出和各因素有关的更多的信息. 正交试验的缺点是因素设置的水平数较少, 若增加设置的水平数, 试验次数增加较多.

6.2.1 正交表

1. 初识正交表

正交表是一套设计好的规范化表格, 借助正交表, 试验人员可以合理地安排试验的因素与水平, 因此正交表是正交试验的基本工具. 根据正交表中各列水平数的相同与不同, 正交表可分为等水平正交表和混合水平正交表. 表 6-1 和表 6-2 是两张常用的等水平正交表, 而表 6-3 是混合水平正交表.

表 6-1 正交表 $L_8(2^7)$

试验号	列号						
	1	2	3	4	5	6	7
1	1	1	1	1	1	1	1
2	1	1	1	2	2	2	2
3	1	2	2	1	1	2	2
4	1	2	2	2	2	1	1
5	2	1	2	1	2	1	2
6	2	1	2	2	1	2	1
7	2	2	1	1	2	2	1
8	2	2	1	2	1	1	2

表 6-2 正交表 $L_9(3^4)$

试验号	列号			
	1	2	3	4
1	1	1	1	1
2	1	2	3	2
3	1	3	2	3
4	2	1	3	3
5	2	2	2	1
6	2	3	1	2
7	3	1	2	2
8	3	2	1	3
9	3	3	3	1

在表 6-1 和表 6-2 中, $L_8(2^7)$ 和 $L_9(3^4)$ 是正交表的记号, 它们都能遵循如下的格式

$$L_n(r^m)$$

其中, L 是正交表代号; n 是正交表横行数, 也就是选择此表设计试验时, 需要进行的试验次数; r 是因素水平数; m 是正交表总列数, 也是正交表最多可安排的因素个数. 根据这些含义, 可知 $L_8(2^7)$ 意味着该表共有 8 行 7 列, 若参考该表设计试

验, 则可设计一套最多可安排 7 个 2 水平因素, 共需进行 8 次试验的试验方案.

表 6-3　正交表 $L_8(4^1 \times 2^4)$

试验号	列号				
	1	2	3	4	5
1	1	1	1	1	1
2	1	2	2	2	2
3	2	1	1	2	2
4	2	2	2	1	1
5	3	1	2	1	2
6	3	2	1	2	1
7	4	1	2	2	1
8	4	2	1	1	2

在表 6-3 中, 混合正交表记号 $L_8(4^1 \times 2^4)$ 中各项的基本含义与等水平正交表中含义相同, 之所以出现这种混合水平正交表, 是因为在实际的科研实践中, 有时囿于试验条件, 某些因素不能多取水平; 有时候又需要着重考查某个因素, 需要适当增加该因素的试验水平数, 这些特殊要求促成混合表的产生与使用. 根据记号中各项的含义, 可知 $L_8(4^1 \times 2^4)$ 意味着当参照此表进行试验设计时, 可设计一套最多可安排 5 个因素, 其中有一个因素可以设置 4 个水平, 有 4 个因素可设置 2 个水平, 共需进行 8 次试验的试验方案.

从上述的记号可知, 对于 7 因素 2 水平试验, 按照正交表进行试验只需要 8 次, 若将各因素水平一一搭配, 进行全面试验, 则需要 $2^7 = 128$ 次试验, 正交试验减少了 120 次. 对于 4 因素 3 水平的试验, 全面试验时需要进行 $3^4 = 81$ 次试验, 按照正交表进行试验只需 9 次, 两者相比, 正交试验减少了 72 次, 显然正交试验极大地减少试验次数.

2. 正交表的特点

上面提到了 3 种正交表, 在实际应用中, 还会遇到许多正交表, 按照因素水平分类, 则有:

2 水平正交表: $L_4(2^3)$, $L_8(2^7)$, $L_{12}(2^{11})$, $L_{16}(2^{15})$, $\cdots$

3 水平正交表: $L_9(3^4)$, $L_{18}(3^7)$, $L_{27}(3^{13})$, $\cdots$

4 水平正交表: $L_{16}(4^5)$, $L_{32}(4^9)$, $L_{64}(4^{21})$, $\cdots$

从表 6-1 和 6-2 可以看出, 等水平正交表有以下两个主要特点:

(1) 正交表中任意一列内不同数字出现的次数相同. 也就是说, 每个因素的每一个水平都会有相同的重复数. 例如, 在表 6-1 的 $L_8(2^7)$ 中, 每个因素有 2 个水平, 分别以数字 1, 2 标记, 它们在每一列中都出现 4 次; 在表 6-2 的 $L_9(3^4)$ 中, 每列都有 1, 2, 3 三个水平号, 它们的出现次数都是 3 次. 每列内不同水平号出现次数相同, 使得每个因素在各个水平上都均匀地分布, 这表明正交表具有均衡分散性.

(2) 表中任意两列, 把同一行的两个数字看成是有序数字对时, 则所有可能的数字对出现的次数相同. 例如, 在表 6-1 的 $L_8(2^7)$ 中任选 2 列, 同一行数字构成的数对为 (1, 1), (1, 2), (2, 1), (2, 2), 共 4 种, 每一种各出现两次. 这一性质, 说明正交表具有整齐可比性.

正交表具有的均衡分散、整齐可比性质, 又称为正交性. 利用这一特点指导安排试验, 则每个因素选出的水平是均匀分布的 (即每个因素各水平试验的次数相同), 同时任意两个因素各水平的搭配在所选试验中出现的次数也相同, 使得设计选定的试验极具代表性.

观察表 6-3 所附的 $L_8(4^1 \times 2^4)$, 可以看出, 对于混合水平正交表, 也有两个重要的性质:

(1) 表中的任一列, 不同数字出现的次数相同. 在表 $L_8(4^1 \times 2^4)$ 中, 第 1 列出现了 "1" "2" "3" "4" 四个数字, 但它们都出现了 2 次; 第 2~5 列, 虽然只有 "1", "2" 两个数字, 但在同一列内, 不同数字出现的次数都是 4 次.

(2) 任意两列, 同一行两个数字组成了各种不同水平的搭配, 这些搭配出现次数相同, 但不同的两列间所组成的水平搭配种类与出现次数不完全相同. 例如在表 $L_8(4^1 \times 2^4)$ 中, 第 1 列是 4 水平的列, 它与其他任何一个 2 水平列组成的同行数字对都是 8 种, 且各出现 1 次, 比如 1, 3 两列的 8 种数字对为: (1, 1), (1, 2), (2, 1), (2, 2), (3, 2), (3, 1), (4, 2), (4, 1). 而第 2~5 列都是两水平列, 它们任意两列的同行数字对共有 4 种, 各出现 2 次, 比如 2, 5 两列的数字对包括: (1, 1), (2, 2), (1, 2), (2, 1), (1, 2), (2, 1), (1, 1), (2, 2), 有 8 对, 但属于 4 种.

从这两个性质可以看出, 根据混合水平正交表设计试验, 每个因素的各水平之间的搭配也是均衡的. 像这类混合水平正交表还有多种, 比如: $L_{12}(3^1 \times 2^4)$, $L_{16}(4^4 \times 2^3)$, $L_{24}(3^1 \times 4^1 \times 2^4)$, $L_{108}(18^1 \times 6^2 \times 2^3 \times 3^{32})$ 等.

3. 正交设计的步骤

正交试验设计一般分为两部分, 一是试验设计, 二是数据处理, 归纳起来, 一般包括以下 6 点:

1) 确定试验目的, 选定评价指标

进行科学试验前, 必须明确通过本次试验欲解决的问题, 或者为了得到哪些结论, 任何一个正交试验都应该有一个明确的目的, 这是正交试验的基础.

明确目的后, 还要确定试验指标, 试验指标是正交试验中用来衡量试验结果的特征量. 分为定量指标和定性指标两种, 定量指标是直接使用数量表示的指标, 定性指标是指不能直接使用数量来表示的指标, 对于生物与医药类试验, 试验指标最好是定量指标, 如果不能用数量表示, 也要尽可能通过评分或者分级将指标量化.

2) 挑选因素, 明确水平

对于要研究的试验指标, 其影响因素往往很多, 但由于试验条件的限制等, 不可能全面考察各个因素, 只能具体问题具体分析, 也就是说, 根据试验目的, 凭借专业知识和实践经验, 选出主要因素, 略去次要因素, 尽量减少考察的因素数. 一般来说, 挑选的因素不宜过多, 以 3~7 个为宜, 过多则会加大无效试验的工作量, 过少则有可能考虑不周, 达不到预期目的, 如有必要, 可在第一轮试验的基础上, 调整试验因素, 再进行试验.

确定因素的水平时, 也要根据因素的主次进行调整, 各因素的水平数可以相等, 也可以不等, 主要因素可多取一些, 次要的可以少些; 各水平之间的数值也应当适度拉开, 以利于对试验结果进行分析, 和混合水平试验相比, 等水平试验更有利于试验数据的处理, 本步完成后要列出因素水平表.

3) 选择正交表, 设计表头

在选择正交表时, 应首先根据水平的个数选择正交表, 因素水平数与正交表对应的水平数必须一致; 然后再根据因素数进一步筛选, 一般要求被选表的列数要略多于因素个数; 之后, 再根据试验要求决定试验次数. 在满足上述条件的前提下, 若要求精度不高, 可选择较小的表. 例如, 对于 4 因素 3 水平的试验, 满足的表有 $L_9(3^4)$ 及 $L_{27}(3^{13})$ 等, 一般可选择 $L_9(3^4)$. 但是如果要求精度高, 并且试验条件允许, 则可以选择次数多的正交表. 若各试验因素的水平数不相等, 一般应选择对应的混合水平正交表; 若考虑试验因素间的交互作用, 应根据交互作用因素的多少和交互作用安排原则选用正交表.

选完表后, 即可进行表头设计, 所谓表头设计, 就是将试验因素安排到所选正交表相应的列中. 具体安排时, 若不考虑交互作用, 可分别把各因素安排在表头相应的列上, 各列中数字对应的就是该列因素所取的试验水平. 由于被选表的列数略多于因素个数, 在正交表中, 会出现不安排因素的列, 称之为空白列, 当选定方差分析作为分析结果的方法时, 则至少要留一列空白列以估计误差, 所以在表头设计时, 一般至少都要留一列作为空白列, 且其位置一般放在中间或靠后. 当试验因素数等于正交表的列数时, 此时没有空白列, 可采用直观分析方法进行数据分析, 这种情况下, 应优先将水平改变困难的因素放在第 1 列, 水平变换容易的因素放到最后一列, 其余因素可任意安排.

4) 执行试验方案, 记录试验结果

根据正交表和表头设计确定每号试验方案, 正交表中的数字为因素所取水平. 如将因素 A, B, C, D 分别安排在 $L_8(2^7)$ 表的 1, 2, 4, 7 列, 则第二行中相应列的数字为 1, 1, 2, 2, 它表示第 2 个试验方案为 $A_1B_1C_2D_2$, 即 A 因素取第 1 个水平, B 因素取第 1 个水平, C 因素取第 2 个水平, D 因素取第 2 个水平. 然后进行试验, 得到以试验指标形式表示的试验结果. 需要注意: 试验次序应该随机选择, 不必按试验号顺序进行.

5) 分析结果, 得到结论

对正交试验结果进行分析, 通常采用两种方法, 一种是直观分析法, 也叫极差分析法, 另一种是方差分析法. 通过试验结果分析, 可得到因素主次的顺序、优选方案等有用信息.

6) 单独设计, 验证结论

优选方案是通过统计分析得到的, 还需要进行试验验证, 以确保优方案与实际一致, 否则还需要进行新的正交试验.

6.2.2   直观分析法

直观分析法也叫极差分析法, 极差是一组数据中极大值与极小值之差, 通常取 R 表示:$R = \max - \min$. 在正交试验结果分析中, 因素的极差越大, 说明因素水平的改变对试验结果的影响越大, 由此可知: 极差的大小反映了因素对试验指标影响的程度, 通过比较极差的大小, 可以排定因素对试验指标影响的顺序.

根据试验指标的个数, 可以把正交试验设计分为单指标试验设计与多指标试验设计, 本书只介绍单指标设计的分析方法, 多指标分析请参阅相关教材.

1. 单指标直观分析法

为了叙述方便, 下面以具体的例题介绍直观分析法.

例 1   某药厂为改革潘生丁环反应工艺, 根据经验确定了三个因素, 分别是反应温度 A、反应时间 B 和投料比 C, 根据试验经验, 每个因素取三个水平, 因素水平列表如表 6-4 所示, 若以药品得率为试验指标, 且越高越好, 假设因素间无交互作用, 试设计正交试验以及对结果进行分析.

表 6-4   例 1 的因素水平表

水平	反应温度 A/°C	反应时间 B/h	投料比 C/(mol/mol)
1	100	6	1/1.2
2	110	8	1/1.6
3	120	10	1/2.0

解   在本题中, 试验目的是改进药物的生产工艺, 目标明确, 试验指标为药物的得率, 且因素和水平均为已知, 因此可以从正交表的选取开始进行试验设计.

(1) 选正交表.

本例是一个 3 水平的试验, 根据选表的原则, 可以确定表的类型应该在 $r = 3$ 的 $L_n(r^m)$ 型正交表中, 由于不考虑交互作用, 在这种类型的表中, 只要列数 $m \geqslant 3$ 即可, 3 水平的表中, 满足条件的有多个表, 试验次数最少的是 $L_9(3^4)$, 本题没有对试验精度有额外的要求, 故选取 $L_9(3^4)$ 来安排试验.

(2) 表头设计.

因为不考虑交互作用, 故只需将各因素安排在正交表的各列上, 一般一个因素占据一列, 各列的选择可随机选定, 本例中, 分别将因素 A, B 和 C 安排在第 1, 2 和 3 列上, 得到如表 6-5 所示的表头设计.

表 6-5   例 1 中的表头设计

因素	A	B	C	空列
列号	1	2	3	4

在表 6-5 中, 没有放置因素或交互作用的列称为空白列或空列, 空白列在正交试验设计的方差分析中被当作误差列, 因此, 如果计划采用方差分析的方法对试验结果进行分析, 则至少留下一个空白列.

(3) 确定方案.

设计好表头后, 则正交表中各列内的数字, 就分别对应着该列布置因素的各个水平, 正交表的每一行对应着一个试验方案, 它由各因素的不同水平组合而成, 如表 6-6 所示的最后 1 列, 分别给出了各试验号对应的设计好的试验方案. 需要注意的是, 空白列对试验方案没有影响.

表 6-6   例 1 试验方案

试验号	A	B	C	空列	试验方案
1	1	1	1	1	$A_1B_1C_1$
2	1	2	3	2	$A_1B_2C_3$
3	1	3	2	3	$A_1B_3C_2$
4	2	1	3	3	$A_2B_1C_3$
5	2	2	2	1	$A_2B_2C_2$
6	2	3	1	2	$A_2B_3C_1$
7	3	1	2	2	$A_3B_1C_2$
8	3	2	1	3	$A_3B_2C_1$
9	3	3	3	1	$A_3B_3C_3$

在表 6-6 中, 各试验号分别对应一个不同的试验方案, 比如 5 号试验对应着 $A_2B_2C_2$, 它表示三个因素都取自己的第 2 个水平, 具体到条件中, 则反应温度设定在 100℃, 反应时间设定为 6h, 投料比按照 1mol/1.2mol.

(4) 做试验, 记结果.

按照正交表中设计好的各个试验方案, 将全部 9 个试验完成. 具体安排试验时, 各试验的先后顺序不一定按照试验号的顺序进行, 可以随机选取各试验方案的顺序, 只需最后将结果记录在表 6-7 的最后一列, 等待分析即可.

表 6-7　例 1 的试验方案与结果记录

试验号	A	B	C	空列	得率
1	1	1	1	1	40.9
2	1	2	3	2	58.2
3	1	3	2	3	71.6
4	2	1	3	3	40.0
5	2	2	2	1	73.7
6	2	3	1	2	39.0
7	3	1	2	2	62.1
8	3	2	1	3	43.2
9	3	3	3	1	57.0

在进行试验时, 应该注意以下几点: 第一, 正交表中的每个试验方案都必须完成. 各个试验方案从不同的角度提供了试验信息, 尽管各试验方案提供信息的能力有大小, 但都必须认真完成, 即便根据经验能知晓某方案的试验结果, 也要认真完成该试验并记录结果数据. 第二, 虽然各试验已经给予编号, 但这不是实际试验时的试验次序, 试验人员完全可以自行设定各试验的先后顺序, 而且应该尽可能的打乱各方案的试验次序, 这样做, 可以防止系统误差. 第三, 进行试验时, 必须严格执行各试验方案的试验控制条件, 不能凑合. 试验时间设定为 2 小时 40 分, 就不能在 2 小时 30 分停止试验, 不能认为 2 小时 40 分与 2 小时 30 分 "差不多".

(5) 计算极差, 确定因素的主次顺序.

在比较各因素的影响大小时, 常以各因素水平变动引起的试验指标变化幅度为依据. 为方便叙述, 引入以下 3 种记号:

K_i, 它表示任一列上水平号为 i 的各试验结果之和, 在本例中, 由于只有 3 个水平, 故取 $i = 1, 2, 3$.

k_i, 它表示任一列上水平号为 i 的各试验结果的算术均值, 也就是 $k_i = K_i/s_i$, 其中 s_i 是任一列上各水平号出现的次数. 当为等水平正交试验时, 则 s 是一个定值; 当为混合水平正交试验时, 则 s 应该根据某水平实际出现的次数进行确定, 在后一节的拟水平试验设计中, 会具体提到如何使用.

R, 极差, 它表示任一列上不同水平试验结果极值之间的差异, 即

$$R = \max\{k_1, k_2, k_3\} - \min\{k_1, k_2, k_3\} \tag{6-1}$$

有些教材写成

$$R = \max\{K_1, K_2, K_3\} - \min\{K_1, K_2, K_3\} \tag{6-2}$$

这两种计算极差的方法, 对于等水平正交试验设计, 其效果一样, 但对于不等水平的试验设计, 则只能使用 (6-1) 式计算, 而不能使用 (6-2) 式计算, 为了防止出

现错误, 建议只考虑使用 (6-1) 式. 根据上述记号的含义, 则试验结果各记号值的具体计算结果如表 6-8 所示.

在表 6-8 中, K_1 对应各因素的值分别为 170.70, 143.00 和 123.10, 以其中的 170.70 为例, 它是因素 A 的水平号为 1 的各试验结果之和, 因素 A 的 1 水平试验结果分别对应着 40.90, 58.20 和 71.60, 则 $170.70 = 40.90 + 58.20 + 71.60$, 其余相同处理.

表 6-8 例 1 试验结果的极差分析

试验号	A	B	C	空白	试验结果
1	1	1	1	1	40.90
2	1	2	3	2	58.20
3	1	3	2	3	71.60
4	2	1	3	3	40.00
5	2	2	2	1	73.70
6	2	3	1	2	39.00
7	3	1	2	2	62.10
8	3	2	1	3	43.20
9	3	3	3	1	57.00
K_1	170.70	143.00	123.10	171.60	
K_2	152.70	175.10	207.40	159.30	
K_3	162.30	167.60	155.20	154.80	
k_1	56.90	47.67	41.03	57.20	
k_2	50.90	58.37	69.13	53.10	
k_3	54.10	55.87	51.73	51.60	
极差 R	6.00	10.70	28.10	5.60	
因素主次			$C \to B \to A$		
优方案			$C_2 B_2 A_1$		

在表 6-8 中, k_2 对应各因素的值分别为 50.90, 58.37 和 69.13, 以其中的 69.13 为例, 它是因素 C 的 2 水平的均值, 也就是 $69.13 = 207.40/3$, 其余相同处理.

在表 6-8 中, R 对应各因素的值分别为 6.00, 10.70 和 28.10, 以其中的 10.70 为例, 它是因素 B 的 2 水平均值 (三个水平中的极大值) 与 1 水平均值 (三个水平中的极小值) 的差, 也就是 $10.70 = 58.37 - 47.67$, 其余相同处理.

之所以计算极差, 是因为一般情况下各列的极差不会相等, 也就是各因素的水平改变对试验结果的影响不同. 极差越大, 表示该列因素在试验范围内不同水平间的变化, 会导致试验指标在数值上更大的变化, 所以极差最大的那一列, 就是因素水平变化对试验结果影响最大的列, 也就是最重要因素对应的列, 由此, 可排定因素的主次顺序.

在本例中, 根据极差的大小, 可知 $R_C > R_B > R_A$, 这说明三个因素的重要顺序为:C(投料比), B(反应时间), A(反应温度).

在表 6-8 中, 除了计算各因素的 K_i, k_i 与 R 外, 还要计算出空白列对应的 K_i, k_i 与 R. 一般来说, 空白列对应的这些项也要一同计算出来, 因为空白列的极差有时候比其他所有因素的极差还要大, 一旦出现这种情况, 则说明试验存在两个方面的问题, 一是因素间可能存在不可忽略的交互作用, 二是漏掉了对试验结果有重要影响的其他因素. 所以, 计算出空白列对应的这些项, 以防止丢失重要的信息.

(6) 确定优方案.

优方案是指通过试验选出的各因素较优的水平组合, 这种水平组合既可以是正交试验表中已有的试验方案, 也可以是通过统计分析得到的未出现在正交试验表中的新方案. 在选取各因素的优水平时, 要结合着试验指标选定, 若该试验中指标越大表示结果越好, 则应该选取使指标尽可能大的因素水平, 此时各列 k_i 中的最大值对应的水平, 就是该因素的优水平; 反之, 若指标越小越好, 则应选取使指标最小化的那个水平.

在本例中, 试验指标是药物的得率, 按照得率越大越好的原则, 挑选 k_i 中最大值对应的水平, 则有:

A 因素:$k_1 > k_3 > k_2$;

B 因素:$k_2 > k_3 > k_1$;

C 因素:$k_2 > k_3 > k_1$;

由此可知, 优方案为 $C_2B_2A_1$. 具体到试验条件上, 则为投料比 1/1.6, 反应时间 8 小时, 反应温度 100℃.

此外, 在确定优方案时, 还要根据因素的主次而有所差别, 对于主要因素, 由于它对试验指标的改变有重大影响, 所以一定要按照有利于试验指标的要求选取最好的水平; 对于次要因素, 由于其水平的改变对试验结果的影响较小, 此时应结合着提高效率、降低损耗等原则来统筹, 尽量在不改变试验指标的前提下, 节约试验材料、时间等.

在本例中, 通过分析正交试验表中安排的 9 个试验方案结果, 得到了最优的方案为 $C_2B_2A_1$, 但返回去观察会发现, 该优方案并不包含在正交设计的 9 个方案中, 这一点体现了正交试验的优越性: 它能发现不在设计方案中的优方案.

(7) 验证优方案, 进一步分析.

通过分析正交试验的结果得到的优方案, 是理论上的优方案, 这种优方案是不是真正的最优, 还需要按照该方案给定的条件进行试验验证. 若经过试验, 发现其得率比已经安排的 9 个正交试验结果中最好的试验结果还好, 则它就是真正的优方案, 否则应该考虑 9 个试验方案中最佳的那一个. 在本例中, 得率最高的是 5 号试验方案, 即 $A_2B_2C_2$ 方案, 得率达到 73.7%, 若上述优方案比 5 号方案还好, 则其优为名副其实, 否则选定 5 号为最优.

为了更好地考察各因素与试验指标间的关系, 还可以将因素作为横坐标, 试验指标作为纵坐标, 绘制反映各因素与试验指标间关系的折线图, 以进一步分析试验指标与各因素的变化趋势. 在绘制折线图时, 横坐标要按照水平的实际大小顺序排列, 总坐标要有相同的比例尺, 以便于区分因素主次与变化趋势. 本例中, 三因素与指标之间的变化关系如图 6-1 所示.

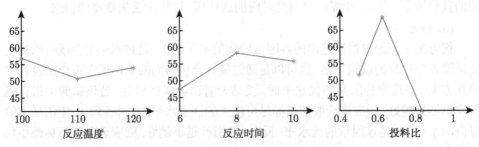

图 6-1 例 1 试验指标随因素水平变化趋势

在科学试验中, 有时候试验结果的好坏不能只凭一个指标评判, 有可能需要通过多个指标综合评判, 在这种情况下, 就需要进行多指标正交试验设计, 其设计方法与单指标类似, 但对于多指标正交试验结果的直观分析, 则要复杂一些, 一般可使用综合平衡法和综合评分法, 这里不再介绍, 详情请参阅专门的试验设计参考书.

6.2.3 带交互作用项的试验设计

当不考虑交互作用时, 对正交试验结果进行分析, 只需考虑每个因素单独的作用即可, 但在许多科学试验中, 有时候除考虑因素自身的作用外, 还要考虑各因素之间的交互作用, 甚至主要考虑交互作用, 这就必须进行含有交互作用项的正交试验设计.

要进行含交互作用的正交试验设计, 在正交表中不仅需要安排各因素的位置, 还要考虑交互作用项的位置, 即进行表头设计时, 因素与交互项都需要一一安排. 下面通过例题, 对试验设计中可能遇到的问题进行解释.

例 2 采用有机溶剂提取某药用植物中的有效成分, 为确定对浸出率产生影响的因素及水平, 选取了如下的 4 种因素及水平进行试验: (A) 溶液浓度 (%), 设定两个水平 A_1, A_2; (B) 催化剂的量 (%), 设定两个水平 B_1, B_2; (C) 溶剂的 pH 值, 设定两个水平 C_1, C_2; (D) 温度, 设定两个水平 D_1, D_2. 由于因素间有相互影响, 故考虑交互作用 $A \times B$, $A \times C$ 和 $B \times C$, 试进行正交试验设计, 并进行试验分析.

解 整理已知条件, 将 4 个因素的各水平值予以列表, 如表 6-9 所示.

(1) 选表. 本试验是 4 因素 2 水平的试验, 但由于需要考虑交互作用, 故此要对因素个数进行重新计算: 当试验中有交互作用项时, 交互作用项按照全新的因素看待. 本试验需要考虑 3 个交互作用, 故 4 个因素加上 3 个交互作用项, 共有 7 个因素, 需要按照 7 因素 2 水平来选表, 满足 2 水平 7 因素的最小表为 $L_8(2^7)$.

表 6-9 例 2 中各因素的水平设定

水平号	溶液浓度 A/%	催化剂量 B/%	pH 值 C	温度 D/℃
1	70	0.1	6.8	80
2	80	0.2	7.2	90

(2) 表头设计. 因为交互作用已被看作是新的因素, 所以在正交表中应该占有相应的列, 称它们为交互作用列. 但是, 交互作用列的位置不能随意安排, 不能随意占有一列即算完成表头设计, 一般可通过特定方法来完成安排.

根据因素个数的不同, 因素间的交互作用可分为不同的级别, 两因素间的交互作用称为一级交互作用, 如因素 A 和因素 B 之间的交互作用记为 $A \times B$; 三个因素间的交互作用称为二级交互作用, 如因素 A, B 和因素 C 之间的交互作用记为 $A \times B \times C$; 三个以上因素间的交互作用称作高级交互作用. 但在绝大多数的实际问题中, 高级交互作用都可以忽略, 一般只考虑少数的几个一级交互作用, 其余的一级交互作用也可以忽略, 至于该忽略哪一个, 则需要根据专业知识与经验来综合判断.

在设计表头时, 既可以通过查询和所选正交表相对应的交互作用表来安排交互作用项, 也可以直接查询设计好的带交互作用项的表头设计表, 两种方法安排的结果一致. 表 6-10 是与 $L_8(2^7)$ 表相对应的交互作用表, 在表中有两种格式的数字, 一种是带括号的, 表示因素所在的列号; 另一种是不带括号的, 表示交互作用的列号. 依据该表, 就可以查出表 $L_8(2^7)$ 中任意两列的交互作用项的位置. 例如, 要查询第 3 列与第 5 列的交互作用项位置, 则在表的对角线上, 先找出带括号的 (3) 和 (5), 然后从 (3) 向右横向看, 从 (5) 向上垂直看, 在交叉的位置处, 有数字 6, 这就是第 3 列与第 5 列的交互作用项位置, 也就是说, 这两列的交互作用项应该安排在第 6 列, 而不能随意安排. 类似地, 可查出其他任意两列之间的交互作用项位置, 又比如要查询第 2 列与第 4 列的交互作用项位置, 从 (2) 向右横向看, 从 (4) 向上垂直看, 在交叉的位置处, 有数字 6, 说明这两列的交互作用项应该安排在第 6 列.

但是到这里, 读者会发现, 第 2 列与第 4 列的交互作用项位于第 6 列, 而第 3 列与第 5 列的交互作用项也位于第 6 列, 如果恰好有 2, 4 两列的交互作用项, 也有 3, 5 两列的交互作用项, 则在第 6 列需要安排 2 个交互作用, 这种安排看上去有点问题.

在进行表头设计时, 一般来说, 表头上第 1 列最多只能安排一个因素或者交互作用项, 不允许出现混杂 (即一列安排多个因素或交互作用); 对于重点要考虑的因素和交互作用项, 不能与任何其他交互作用项混杂, 而要让次要因素或交互作用项混杂. 当因素和交互作用项比较多时, 表头设计就比较麻烦, 为了防止混杂, 可以选择较大的正交表, 因为选择小表, 将不可避免出现混杂, 但选择大表, 又会增加试验次数, 这就需要仔细考量与取舍.

表 6-10   正交表 $L_8(2^7)$ 的交互作用表

列号	列号						
	1	2	3	4	5	6	7
(1)	(1)	3	2	5	4	7	6
(2)		(2)	1	6	7	4	5
(3)			(3)	7	6	5	4
(4)				(4)	1	2	3
(5)					(5)	3	2
(6)						(6)	1
(7)							(7)

另一种设计表头的方法是直接查对应正交表的表头设计表, 表 6-11 是与正交表 $L_8(2^7)$ 对应的表头设计表. 它实际上是交互作用表的变种, 只是使用起来更加方便.

表 6-11   正交表 $L_8(2^7)$ 对应的表头设计表

因素数	列号						
	1	2	3	4	5	6	7
3	A	B	$A \times B$	C	$A \times C$	$B \times C$	
4	A	B	$A \times B$	C	$A \times C$	$B \times C$	D
	A	B	$C \times D$	C	$B \times D$	$A \times D$	D
	A	B	$A \times B$	C	$A \times C$	D	$A \times D$
	A	$C \times D$	$A \times B$	$B \times D$	$A \times C$	$B \times C$	$A \times D$
5	A	B	$A \times B$	C	$A \times C$	D	E
	$D \times E$	$C \times D$	$C \times E$	$B \times D$	$B \times E$	$A \times E$	$A \times D$
						$B \times C$	

还需要说明一点: 对于交互作用项, 当因素的水平数为 2 时, 交互作用只占 1 列; 当因素的水平数为 3 时, 交互作用项占 2 列; 以此类推, 当因素的水平数为 r 时, 交互作用占 $r-1$ 列. 例如, 表 6-12 是 $L_{27}(3^{13})$ 表头设计的一部分, 由表看出, 3 水平因素 B 和 C 的交互作用项 $(B \times C)_1$ 和 $(B \times C)_2$ 分别占据了第 8 列和第 11 列, 所以交互作用项对指标的影响, 需要用这两列来计算.

在本例中, 有 4 个因素, 再加上 3 个交互作用项, 按照上述的原则, 则最终的表头设计如表 6-13 所示.

表 6-12 正交表 $L_{27}(3^{13})$ 对应的表头设计表 (部分)

因素数	列号												
	1 2	3	4	5	6	7	8	9 10	11	12 13
3	A B	$(A \times B)_1$	$(A \times B)_2$	C	$(A \times C)_1$	$(A \times C)_2$	$(B \times C)_1$		$(B \times C)_2$	

表 6-13 例 2 的试验安排

因素数	列号						
	1	2	3	4	5	6	7
4	A	B	$A \times B$	C	$A \times C$	$B \times C$	D

(3) 明确方案, 进行试验, 记录结果. 根据表头设计, 安排各因素与交互作用, 各到其列, 则本试验的 8 个方案也就确定下来. 需要注意: 虽然交互作用占据了相应的列, 也看作是独立的因素, 但在确定试验方案时, 它们与空白列一样, 不起任何作用. 表 6-14 最右侧列出了各方案的具体名称.

表 6-14 例 2 正交试验设计的八种方案

试验号	1	2	3	4	5	6	7	方案
	A	B	$A \times B$	C	$A \times C$	$B \times C$	D	
1	1	1	1	1	1	1	1	$A_1B_1C_1D_1$
2	1	1	1	2	2	2	2	$A_1B_1C_2D_2$
3	1	2	2	1	1	2	2	$A_1B_2C_1D_2$
4	1	2	2	2	2	1	1	$A_1B_2C_2D_1$
5	2	1	2	1	2	1	2	$A_2B_1C_1D_2$
6	2	1	2	2	1	2	1	$A_2B_1C_2D_1$
7	2	2	1	1	2	2	1	$A_2B_2C_1D_1$
8	2	2	1	2	1	1	2	$A_2B_2C_2D_2$

(4) 计算极差, 确定因素主次. 极差的计算方法与不考虑交互作用项时相同, 但由于涉及交互作用项, 且交互作用项按照独立的因素看待, 所以在排列因素的主次时, 应该包含交互作用项. 本例的具体计算如表 6-15 所示.

根据计算, 可知本例中各因素与交互作用项的主次顺序为

$$A \times B \to C \ \to \ \begin{matrix} A \\ B \end{matrix} \ \to \ \begin{matrix} A \times C \\ B \times C \end{matrix} \to D$$

可见交互作用 $A \times B$ 的作用最重要, 它对试验指标的影响比 A, B 因素自身的影响都大, 在这种情况下, 因素 A 的最优水平与因素 B 的最优水平的搭配组合, 不一定是交互作用的最优组合, 还需要根据两因素各水平二元组合下试验的平均结果来决定 (表 6-16).

表 6-15　例 2 中极差计算与因素主次顺序确定

试验号	A	B	$A \times B$	C	$A \times C$	$B \times C$	D	试验结果
1	1	1	1	1	1	1	1	82.0
2	1	1	1	2	2	2	2	85.0
3	1	2	2	1	1	2	2	70.0
4	1	2	2	2	2	1	1	75.0
5	2	1	2	1	2	1	2	74.0
6	2	1	2	2	1	2	1	79.0
7	2	2	1	1	2	2	1	80.0
8	2	2	1	2	1	1	2	87.0
K_1	312.0	320.0	334.0	306.0	318.0	318.0	316.0	
K_2	320.0	312.0	298.0	326.0	314.0	314.0	316.0	
k_1	78.0	80.0	83.50	76.50	79.50	79.50	79.0	
k_2	80.0	78.0	74.50	81.50	78.50	78.50	79.0	
R	2.0	2.0	9.0	5.0	1.0	1.0	0.0	

表 6-16　交互作用项 $A \times B$ 的优水平确定

	B_1	B_2
A_1	$\frac{1}{2}(y_1 + y_2) = 83.5$	$\frac{1}{2}(y_3 + y_4) = 72.5$
A_2	$\frac{1}{2}(y_5 + y_6) = 76.5$	$\frac{1}{2}(y_7 + y_8) = 83.5$

　　从表 6-16 可知, 组合 A_1B_1 与 A_2B_2 的结果最优, 但考虑 A_1B_1 的试验成本更低, 所以确定 A_1B_1 为最优; 对于因素 C, 根据极差, 选择 C_2 为最优; 至于交互作用 $A \times C$ 和 $B \times C$, 其作用偏小, 实际上可不去考虑; 因素 D 的作用更小, 为了节约, 可选 D_1 为最优. 因此, 考虑交互作用的最佳试验方案为 $A_1B_1C_2D_1$. 具体到实际试验条件则为: 溶剂浓度 70%, 催化剂 0.1%, 溶剂 pH 值 7.2, 温度 80℃.

6.2.4　混合水平正交试验设计

　　在实际科研中, 由于具体情况不同, 有时候各因素所取的水平数并不一致, 这就出现了混合水平的多因素试验问题. 一般来说, 混合水平正交试验设计常采用两种方法处理: 一是直接查取混合正交表; 二是采用拟水平法, 将混合水平问题转化为等水平问题.

1. 混合水平正交表法

　　在使用混合水平正交表进行试验设计时, 其方法步骤和等水平的正交设计相同, 差别则是在计算 K_i 与其均值 k_i 上, 因为各因素之间的水平不等, 所以在求和值 K_i 时, 累加的数据个数会有所不同, 同样, 在求解均值 k_i 时, 也会有数据个数上的差别.

还有一点需要说明, 当进行等水平正交试验设计时, 因为 k_i 是通过 K_i 除以水平的重复数得到, 而各因素的重复数相等, 所以有些教材会根据 K_i 的极差进行因素主次的判定, 这与通过 k_i 的极差进行判断没有区别. 但是, 当涉及混合水平的正交设计时, 则不能根据 K_i 的极差进行因素主次的判定, 而是必须根据 k_i 的极差进行判断, 因为此种状况下各水平的重复数不一致. 在前边介绍直观分析方法时, 要求先计算 K_i, 然后再计算 k_i, 依据 k_i 判断即源于此.

例 3 某试验中涉及 3 个因素, 试验指标取值越高越好, 3 因素的各个水平如表 6-17 所示. 忽略交互作用, 试进行设计与试验分析.

表 6-17 例 3 中因素与水平设定

水平	A	B	C
1	A_1	B_1	C_1
2	A_2	B_2	C_2
3	A_3		
4	A_4		

解 根据水平与因素, 选定 $L_8(4^1 \times 2^4)$, A 有 4 个水平, 优先安排在第 1 列, B, C 两水平, 可随机占用后边的任何两列, 本题选定在 2, 3 两列上, 得到的结果如表 6-18 所示. 为了给出具体的计算过程, 表 6-18 对计算步骤也进行了详细解读.

表 6-18 混合水平正交试验设计极差分析步骤

试验号	A	B	C	空	空	y
1	1	1	1	1	1	y_1
2	1	2	2	2	2	y_2
3	2	1	1	2	2	y_3
4	2	2	2	1	1	y_4
5	3	1	2	1	2	y_5
6	3	2	1	2	1	y_6
7	4	1	2	2	1	y_7
8	4	2	1	1	2	y_8
K_1	$y_1 + y_2$	$y_1 + y_3 + y_5 + y_7$	$y_1 + y_3 + y_6 + y_8$			
K_2	$y_3 + y_4$	$y_2 + y_4 + y_6 + y_8$	$y_2 + y_4 + y_5 + y_7$			
K_3	$y_5 + y_6$					
K_4	$y_7 + y_8$					
k_1	$K_1/2$	$K_1/4$	$K_1/4$			
k_2	$K_2/2$	$K_2/4$	$K_2/4$			
k_3	$K_3/2$					
k_4	$K_4/2$					
R						

由表 6-18 可知, 在具体计算各 K_i 与 k_i 时, 由于水平数不同, 重复数也不相同, 如 A 因素在计算 K_i 时, 只涉及 2 个数据, 而 B 和 C 因素的 K_i 则涉及 4 个数据

求和; 在求解 k_i 时, A 因素的由 K_i 除以 2 得到, 但 B, C 因素的则由 K_i 除以 4 得到, 这是和等水平正交试验设计的最大差别.

2. 拟水平法

拟水平法的关键在 "拟", 也就是凭空构造出一个水平来, 其主要目的就是将混合水平试验化为等水平试验. 下面以一个虚拟的例子说明其原理.

例 4   某试验涉及 4 因素, 各因素的水平步骤如表 6-19 所示, 忽略交互作用, 试进行试验设计与分析.

表 6-19   四因素混合水平布置

水平	A	B	C	D
1	A_1	B_1	C_1	D_1
2	A_2	B_2	C_2	D_2
3	A_3	B_3		D_3

解   这是一个 4 因素的试验, 其中 A, B, D 是 3 水平的, C 是 2 水平的. 当套用混合表 $L_{18}(2^1 \times 3^7)$ 时, 需要做 18 次试验. 要是将 C 变成 3 水平的, 则该试验就转变为 4 因素 3 水平的等水平试验, 就可以套用 $L_9(3^4)$, 只需做 9 次试验即可. 但显然由于某种原因, C 只能有 2 个水平, 不可能出现第 3 个水平, 比如药物化学反应中某成分只有固态或液态两种情况, 在这种情况下, 可根据实际经验, 对 C 因素中较好的一个水平重复, 使之变成虚拟的第 3 个水平, 则可按照等水平正交表进行设计. 具体到本例, 例如将 C_2 水平进行重复, 当作第 3 个水平, 则利用 $L_9(3^4)$ 进行试验, 得到如表 6-20 所示的结果.

表 6-20   拟水平方法的计算说明

试验号	A	B	C	D	y
1	1	1	1(1)	1	y_1
2	1	2	2(2)	2	y_2
3	1	3	3(2)	3	y_3
4	2	1	2(2)	3	y_4
5	2	2	3(2)	1	y_5
6	2	3	1(1)	2	y_6
7	3	1	3(2)	2	y_7
8	3	2	1(1)	3	y_8
9	3	3	2(2)	1	y_9
K_1	$y_1+y_2+y_3$		$y_1+y_6+y_8$		
K_2	$y_4+y_5+y_6$		$y_2+y_3+y_4+y_5+y_7+y_9$		
K_3	$y_7+y_8+y_9$		—		
k_1	$K_1/3$		$K_1/3$		
k_2	$K_2/3$		$K_2/6$		
k_3	$K_3/3$		—		
R					

具体分析时, 因为 C 因素只有 2 个水平, 故还需要把 C_3 还原回其本质, 即 C_2. 在 C 因素所在的列上, 已经附上了各水平号对应的本质水平, 以括号的形式列在每个水平号之后. 在计算 K_i 和 k_i 时, 需要按照本质水平号进行数据计算, 表中以 A 因素为参照, 对比了 C 因素这两项的计算, 主要差别仍然是在计算 K_i 和 k_i 时, 涉及的数据个数不同.

6.2.5 正交试验结果的方差分析法

1. 方差分析法的基本步骤与格式

在分析正交试验结果时, 直观分析法简单明了, 计算量较少, 易于使用与推广, 是一种非常实用的分析方法. 但直观分析也有自己的缺点: 一是不能估计误差的大小; 二是不能精确估计各因素对试验结果影响的重要性, 不能指出试验结果的差异, 究竟是源于因素水平的改变, 还是源于试验的随机误差; 三是当因素的水平数大于等于 3 时, 因素之间难免出现交互作用, 在这种情况下, 直观分析法使用起来非常不便. 要分辨各因素引起的试验结果差异, 可通过分离因素 (及交互作用项) 的离差与随机误差的离差, 然后根据 F-检验进行判别即可, 采用方差分析可以补足直观分析法的方法缺陷. 为了方便说明, 下面以等水平正交表为基础, 给出方差分析的具体实现格式.

设利用正交表 $L_n(r^m)$ 安排试验, 则本次试验中的因素水平数为 r, 正交表的列数 m, 试验总次数为 n, 设各次试验结果为 $y_i(i = 1, 2, \cdots, n)$, 则方差分析的基本步骤可分为以下 4 步: ① 计算各项的离差平方和; ② 计算各项对应的自由度; ③ 计算均方; ④ 计算 F 值, 进行显著性检验.

1) 计算各种离差平方和

(1) 总离差平方和的分解

$$\text{SS}_T = \sum_{i=1}^{n} (y_i - \bar{y})^2 \tag{6-3}$$

其中,

$$\bar{y} = \frac{1}{n} \sum_{i=1}^{n} y_i \tag{6-4}$$

(2) 各因素引起的离差平方和. 对于安排在某列上的因素, 比如 A 因素, 其引起的离差平方和为

$$\text{SS}_A = \frac{n}{r} \sum_{i=1}^{r} (k_i - \bar{y})^2 = \frac{r}{n} \sum_{i=1}^{r} K_i^2 - \frac{1}{n} \left(\sum_{i=1}^{n} y_i \right)^2 \tag{6-5}$$

其中, K_i 表示因素所在列上水平号 i 对应的试验结果之和. 在此基础上, 省略因素符号, 则有

$$\text{SS}_T = \sum_{j=1}^{m} \text{SS}_j \tag{6-6}$$

即总离差平方和等于各列的离差平方和之和.

(3) 试验误差的离差平方和. 进行方差分析需要知道随机误差的离差, 在进行表头设计时, 留下的空白列作为误差列, 当空白列不止一列时, 以所有空列对应的误差平方和之和作为误差项的离差平方和, 即

$$\text{SS}_E = \sum \text{SS}_{\text{EC}} \tag{6-7}$$

其中 SS_{EC} 表示空白列的离差平方和.

(4) 交互作用项的离差平方和. 在正交设计中, 交互作用项被当作独立因素单独占据相应的列, 当交互作用只有 2 水平时, 它占据 1 列, 和各因素离差平方和一样计算; 当它具有 r 水平时, 则会占据 $r-1$ 列, 像这种占据多列的情形, 则需要计算所占各列的离差平方和之和. 例如, 若交互作用项 $A \times B$ 有 3 个水平, 则它的各个水平占据 2 列, 则

$$\text{SS}_{A \times B} = \sum_{i=1}^{2} \text{SS}_{(A \times B)_i} \tag{6-8}$$

2) 计算各项的自由度

(1) 总离差平方和的自由度等于试验总次数减 1, 即

$$\text{d}f_T = n - 1 \tag{6-9}$$

(2) 正交表任一列离差平方和对应的自由度, 等于该列因素的水平数减 1, 即

$$\text{d}f_j = r - 1 \tag{6-10}$$

显然, $\text{d}f_T$ 与 $\text{d}f_j$ 之间存在

$$\text{d}f_T = \sum_{j=1}^{m} \text{d}f_j \tag{6-11}$$

(3) 交互作用项的自由度可采用两种方法计算, 一是等于交互因素自由度的乘积, 比如 $\text{d}f_{A \times B} = \text{d}f_A \times \text{d}f_B$, 二是等于交互作用项占有的列数与每列对应的自由度之和.

(4) 误差项的自由度等于各个空列自由度的和, 即

$$\text{d}f_E = \sum \text{d}f_{\text{EC}} \tag{6-12}$$

3) 计算均方

(1) 各因素的均方等于自己的离差平方和除以自己的自由度, 对于正交表中的任一因素, 比如 A 因素, 则有

$$\mathrm{MS}_A = \frac{\mathrm{SS}_A}{\mathrm{d}f_A} \tag{6-13}$$

(2) 交互作用项的均方等于它对应的离差平方和除以相应的自由度, 例如, 对于 $A \times B$ 交互作用项, 则有

$$\mathrm{MS}_{A \times B} = \frac{\mathrm{SS}_{A \times B}}{\mathrm{d}f_{A \times B}} \tag{6-14}$$

(3) 误差项的均方等于误差平方和除以对应的自由度, 即

$$\mathrm{MS}_E = \frac{\mathrm{SS}_E}{\mathrm{d}f_E} \tag{6-15}$$

计算均方的目的, 是为了进行 F-检验, 实际上, 当均方计算完毕后, 如果某因素或交互作用项的均方小于等于误差的均方, 可不必对它们进行检验, 直接把它们归并到误差, 构成新的误差, 重新计算误差均方后, 再作为参比标准去检验其他不能合并的因素. 顺便指出, 在正交试验设计中, 各因素以及因素水平数都是人为特意选定的, 都属于固定因素, 因此处理结果时, 都是按照固定因素进行分析.

4) 计算 F 值进行检验

将各因素或交互作用项的均方与误差均方对比, 得到检验统计量 F, 例如, 对于 A 因素和交互作用项 $A \times B$, 检验统计量为

$$F_A = \frac{\mathrm{MS}_A}{\mathrm{MS}_E} \tag{6-16}$$

$$F_{A \times B} = \frac{\mathrm{MS}_{A \times B}}{\mathrm{MS}_E} \tag{6-17}$$

得到 F_A 以后, 根据给定的显著性水平 α, 计算或查取与之对应的临界值 $F_\alpha(\mathrm{d}f_A, \mathrm{d}f_E)$, 然后判断显著性; 对于 $F_{A \times B}$, 同样可计算或查询得到对应的临界值 $F_\alpha(\mathrm{d}f_{A \times B}, \mathrm{d}f_E)$, 然后进行判定. 一般来说, F 值与临界值的差异越大, 说明该因素或交互作用对试验结果的影响越显著, 或者说该因素或交互作用越重要.

例 5 某 2 水平正交试验, 共涉及 A, B, C 三个因素, 除主效应外, 还有 $A \times B$, $B \times C$ 的交互作用, 今选定使用 $L_8(2^7)$ 进行试验设计, 查询表头设计, 将 A, B, C 分别放置于该表的 1, 2, 4 列, 将 $A \times B$ 放置于第 3 列, 将 $B \times C$ 放置于第 6 列, 余下 5, 7 两列空白, 根据试验方案, 测定 8 次试验的结果为 0.15, 0.25, 0.03, 0.02, 0.09, 0.16, 0.19, 0.08, 给定显著性水平 $\alpha = 0.05$, 试进行方差分析.

解 已知 3 因素的水平布置如表 6-21 所示.

表 6-21　例 5 因素水平布置示意

水平	A	B	C
1	A_1	B_1	C_1
2	A_2	B_2	C_2

根据要求, 选定的表头设计如表 6-22 所示.

表 6-22　例 5 的表头设计

1	2	3	4	5	6	7
A	B	$A \times B$	C	空	$B \times C$	空

计算过程与结果如下,

(1) 计算得到的各因素的 K_i, 如表 6-23 所示.

表 6-23　例 5 中计算各因素的 K_i

	列号						
	1	2	3	4	5	6	7
K_1	45.000	65.000	67.000	46.000	42.000	34.000	52.000
K_2	52.000	32.000	30.000	51.000	55.000	63.000	45.000

(2) 计算得到的各列的平方和如表 6-24 所示.

表 6-24　例 5 中计算得到的各列离差平方和

列号	1	2	3	4	5	6	7
离差平方和	6.125	136.125	171.125	3.125	21.125	105.125	6.125

(3) 计算各效应项的离差平方和, 如表 6-25 所示.

表 6-25　例 5 中各效应项的离差平方和

SS_A	SS_B	$SS_{A \times B}$	SS_C	$SS_{B \times C}$	SS_E
6.125	136.125	171.125	3.125	105.125	27.250

(4) 计算自由度, 如表 6-26 所示.

表 6-26　例 5 中各效应项的自由度

df_A	df_B	$df_{A \times B}$	df_C	$df_{B \times C}$	df_E
1	1	1	1	1	2

(5) 计算各效应项的均方, 如表 6-27 所示.

表 6-27 例 5 中各项的均方

MS_A	MS_B	$MS_{A \times B}$	MS_C	$MS_{B \times C}$	MS_E
6.125	136.125	171.125	3.125	105.125	13.625

(6) 计算 F 值, 查询临界值, 判断显著性, 其结果如表 6-28 所示.

表 6-28 例 5 中方差分析的 F 检验

	A	B	$A \times B$	C	$B \times C$	Err
F	0.000	14.918	18.753	0.000	11.521	0.000
$F_\alpha(df_1, df_2)$	—	7.709	7.709	—	7.709	—
显著性标志	0	1	1	0	1	0

在表 6-28 中, 第 2 行是计算各项对应的统计量 F, 由于 A, C 两项的均方都比误差项的小, 已并入到误差项, 故不再计算, 以 0 标记, 因为误差均方是参比对象, 故它对应的 F 值也为 0, 表示不计算; 表中第 3 行是与该项对应的 F 临界值, 因 A, C 和 Err 不参与比较, 故以–表示不考虑其临界值; 表中的第 4 行是检验的显著性标志位, 1 表示显著, 0 表示不参与或不显著.

从表 6-28 看出, 因素 B 及交互作用项 $A \times B$ 和 $B \times C$ 检验显著, 从它们的 F 值上看, $F_{A \times B} > F_B > F_{B \times C}$, 可知这三项的重要性次序为 $A \times B \to B \to B \times C$.

(7) 给出搭配表, 确定优方案. 因为交互作用项 $A \times B$ 和 $B \times C$ 都检验显著, 因此在确定 A, B, C 的优水平时, 还需要根据它们的搭配表进行, 下面分别为 $A \times B$ 和 $B \times C$ 的计算搭配表, 如表 6-29 和表 6-30 所示.

表 6-29 例 5 中因素 A, B 的搭配表

	B_1	B_2
A_1	20	2.5
A_2	12.5	13.5

表 6-30 例 5 中因素 B, C 的搭配表

	C_1	C_2
B_1	12	20.5
B_2	11	5

根据因素搭配表, 可以确定各因素的优水平, 依据试验结果的越大越好还是越小越好, 选择 A, B, C 的不同组合即可.

例 6 为了提高药品生产的得率, 设计了 4 因素 3 水平的试验, 并考虑可能存在的 $A \times B, A \times C, A \times D$ 交互作用, 试通过试验确定较好的试验方案.

解 按照以下步骤计算:

(1) 试验选表. 本试验涉及的因素包括 4 个, 需要占用 4 列; 试验中还需考虑 3

个交互作用项, 因为水平数都设为 $r = 3$, 所以对于每一个交互作用项, 都需要独立占据 $r - 1$ 列, 即 2 列, 三个交互作用项共占用 6 列; 因此, 因素与交互作用项需要至少 10 列. 根据因素的水平数 3, 选定 3 水平的正交表, 能够提供 10 列的, 则有 $L_{27}(3^{13})$ 正交表.

(2) 表头设计. 查询与 $L_{27}(3^{13})$ 对应的表头设计表, 表头安排如下: 因素 A, B, C, D 分别占据表的 1, 2, 5, 9 列; 交互作用项 $(A \times B)_1$ 安置在第 3 列, $(A \times B)_2$ 安置在第 4 列; $(A \times C)_1$ 安置在第 6 列, $(A \times C)_2$ 安置在第 7 列; $(A \times D)_1$ 安置在第 10 列, $(A \times D)_2$ 安置在第 8 列; 余下的第 11, 12, 13 列作为空白, 具体布置见表 6-31.

表 6-31　例 6 表头设计

列号	1	2	3	4	5	6	7	8	9	10	11	12	13
因素	A	B	$(A \times B)_1$	$(A \times B)_2$	C	$(A \times C)_1$	$(A \times C)_2$	$(A \times D)_2$	D	$(A \times D)_1$	—	—	—

(3) 试验结果记录. 根据设计好的表头, 并逐一试验各安排的方案, 得到的结果记录如表 6-32 所示.

表 6-32　例 6 试验设计与结果

试验号	1 A	2 B	3 $(A \times B)_1$	4 $(A \times B)_2$	5 C	6 $(A \times C)_1$	7 $(A \times C)_2$	8 $(A \times D)_2$	9 D	10 $(A \times D)_1$	11 —	12 —	13 —	得率
1	1	1	1	1	1	1	1	1	1	1	1	1	1	0.4220
2	1	1	1	1	2	2	2	2	2	2	2	2	2	0.3540
3	1	1	1	1	3	3	3	3	3	3	3	3	3	0.5230
4	1	2	2	2	1	1	1	2	2	2	3	3	3	0.5760
5	1	2	2	2	2	2	2	3	3	3	1	1	1	0.5140
6	1	2	2	2	3	3	3	1	1	1	2	2	2	0.3880
7	1	3	3	3	1	1	1	3	3	3	2	2	2	0.6190
8	1	3	3	3	2	2	2	1	1	1	3	3	3	0.4360
9	1	3	3	3	3	3	3	2	2	2	1	1	1	0.2810
10	2	1	1	3	1	2	3	1	2	3	1	2	3	0.1530
11	2	1	2	3	2	3	1	2	3	1	2	3	1	0.1580
12	2	1	3	3	3	1	2	3	1	2	3	1	2	0.1170
13	2	2	1	1	1	2	3	2	3	1	3	1	2	0.3870
14	2	2	2	1	2	3	1	3	1	2	1	2	3	0.3060
15	2	2	3	1	3	1	2	1	2	3	2	3	1	0.2820
16	2	3	1	2	1	2	3	3	1	2	2	3	1	0.1340
17	2	3	2	2	2	3	1	1	2	3	3	1	2	0.1630
18	2	3	3	2	3	1	2	2	3	1	1	2	3	0.2190
19	3	1	3	2	1	3	2	1	3	2	1	3	2	0.5110
20	3	1	3	2	2	1	3	2	1	3	2	1	3	0.1840
21	3	1	3	2	3	2	1	3	2	1	3	2	1	0.0650
22	3	2	1	3	1	3	2	2	1	3	3	2	1	0.7330
23	3	2	1	3	2	1	3	3	2	1	1	3	2	0.4880
24	3	2	1	3	3	2	1	1	3	2	2	1	3	0.3670
25	3	3	2	1	1	3	2	3	2	1	2	1	3	0.5540
26	3	3	2	1	2	1	3	1	3	2	3	2	1	0.7160
27	3	3	2	1	3	2	1	2	1	3	1	3	2	0.3530

(4) 计算表中各列的离差平方和. 根据 (6-3) 式计算总的离差平方和, 即

$$\mathrm{SS}_T = \sum_{i=1}^{n} (y_i - \overline{y})^2 = 0.901$$

按照 (6-5) 式计算各列的离差平方和, 例如,

$$\mathrm{SS}_A = \frac{n}{r} \sum_{i=1}^{r} (k_i - \overline{y})^2 = \frac{r}{n} \sum_{i=1}^{r} K_i^2 - \frac{1}{n} \left(\sum_{i=1}^{n} y_i \right)^2 = 0.335$$

其中 K_i 为各因素所在列上水平号 i 对应的试验结果之和, 计算如表 6-33 所示.

表 6-33　各因素水平对应试验结果之和

水平和	1	2	3	4	5	6	7	8	9	10	11	12	13
	A	B	$(A \times B)_1$	$(A \times B)_2$	C	$(A \times C)_1$	$(A \times C)_2$	$(A \times D)_2$	D	$(A \times D)_1$	—	—	—
K_1	4.113	2.487	3.561	3.897	4.089	3.623	3.029	3.438	3.073	3.117	3.247	2.989	3.305
K_2	1.919	4.041	3.728	2.754	3.319	2.763	3.720	3.245	2.916	3.362	3.040	3.553	3.380
K_3	3.971	3.475	2.714	3.352	2.595	3.617	3.254	3.320	4.014	3.524	3.716	3.461	3.318

则各列的离差平方和列于表 6-34,

表 6-34　例 6 中各列离差平方和

水平和	1	2	3	4	5	6	7	8	9	10	11	12	13
	A	B	$(A \times B)_1$	$(A \times B)_2$	C	$(A \times C)_1$	$(A \times C)_2$	$(A \times D)_2$	D	$(A \times D)_1$	—	—	—
SS_j	0.335	0.137	0.066	0.072	0.124	0.054	0.028	0.002	0.078	0.009	0.027	0.020	0.000

合并交互作用项的离差平方和, 则有

$$\mathrm{SS}_{A \times B} = \mathrm{SS}_{(A \times B)_1} + \mathrm{SS}_{(A \times B)_2} = 0.066 + 0.072 = 0.138$$

$$\mathrm{SS}_{A \times C} = \mathrm{SS}_{(A \times C)_1} + \mathrm{SS}_{(A \times C)_2} = 0.054 + 0.028 = 0.082$$

$$\mathrm{SS}_{A \times D} = \mathrm{SS}_{(A \times D)_1} + \mathrm{SS}_{(A \times D)_2} = 0.009 + 0.002 = 0.011$$

合并空白列的离差平方和, 作为随机误差项的离差平方和, 则有

$$\mathrm{SS}_E = \mathrm{SS}_{11} + \mathrm{SS}_{12} + \mathrm{SS}_{13} = 0.027 + 0.020 + 0.000 = 0.047$$

则得到的各因素离差平方和列于表 6-35.

表 6-35　例 6 中各项的离差平方和

SS_A	SS_B	SS_C	SS_D	SS_{AB}	SS_{AC}	SS_{AD}	SS_E
0.335	0.137	0.124	0.078	0.138	0.082	0.011	0.047

(5) 计算各项的自由度. 总自由度等于试验数减 1, 即 $\mathrm{d}f_T = n - 1 = 27 - 1 = 26$; 各因素的自由度等于各自的水平数减 1, 即 $\mathrm{d}f_A = \mathrm{d}f_B = \mathrm{d}f_C = \mathrm{d}f_D = r - 1 = 2$; 交互作用项的自由度等于构成交互项的各因素自由度之积, 即 $\mathrm{d}f_{AB} = \mathrm{d}f_A \times \mathrm{d}f_B = 4, \mathrm{d}f_{AC} = \mathrm{d}f_A \times \mathrm{d}f_C = 4, \mathrm{d}f_{AD} = \mathrm{d}f_A \times \mathrm{d}f_D = 4$; 随机误差的自由度等于空白列的自由度之和, 即 $\mathrm{d}f_E = \mathrm{d}f_{11} + \mathrm{d}f_{12} + \mathrm{d}f_{13} = (r-1) + (r-1) + (r-1) = 6$. 将上述结果列于表 6-36.

表 6-36   例 6 中各项的自由度

A	B	C	D	$A \times B$	$A \times C$	$A \times D$	Err
2	2	2	2	4	4	4	6

(6) 计算各项的均方. 根据 $\mathrm{MS}_i = \mathrm{SS}_i / \mathrm{d}f_i$, 计算得到各项的均方, 列于表 6-37.

表 6-37   例 6 中各项的均方

MS_A	MS_B	MS_C	MS_D	MS_{AB}	MS_{AC}	MS_{AD}	MS_E
0.167	0.069	0.062	0.039	0.035	0.021	0.003	0.008

(7) 检验合并均方. 根据表 6-37 可知 $\mathrm{MS}_{AD} < \mathrm{MS}_E$, 这说明交互作用项 $A \times D$ 的效应不显著, 将其归并到随机误差中, 则有新的随机误差、新的自由度和新的误差均方,

$$\mathrm{SS}_E' = \mathrm{SS}_E + \mathrm{SS}_{AD} = 0.059; \quad \mathrm{d}f_E' = \mathrm{d}f_E + \mathrm{d}f_{AD} = 6 + 4 = 10;$$
$$\mathrm{MS}_E' = \mathrm{SS}_E' / \mathrm{d}f_E' = 0.059/10 = 0.0059$$

(8) 计算各项的 F 值与临界值. 计算各项的 F 值, 并计算各项对应的临界值, 当 $\alpha = 0.05$ 时, 检验结果列于表 6-38; 当 $\alpha = 0.01$ 时, 检验结果列于表 6-39.

表 6-38   例 6 方差分析显著性检验结果 $(\alpha = 0.05)$

效应项	A	B	C	D	$(A \times B)$	$(A \times C)$
统计量 F 值	28.487	11.690	10.548	6.664	5.881	3.487
F 临界值	4.103	4.103	4.103	4.103	3.478	3.478
显著性标志	1	1	1	1	1	1

表 6-39   例 6 方差分析显著性检验结果 $(\alpha = 0.01)$

效应项	A	B	C	D	$(A \times B)$	$(A \times C)$
统计量 F 值	28.487	11.690	10.548	6.664	5.881	3.487
F 临界值	7.559	7.559	7.559	7.559	5.994	5.994
显著性标志	1	1	1	0	0	0

(9) 优选方案的确定. 当 $\alpha = 0.01$ 时, 交互作用项检验不显著, 此时可根据检

验结果, 确定 A, B, C 为主要的显著性因素, D 为次要因素, 不显著, 可根据试验指标得率越大越好确定因素的水平, 确定优方案.

当 $\alpha = 0.05$ 时, 交互作用项 $(A \times B)$ 和 $(A \times C)$ 检验显著, 应该进一步计算其搭配表, 因为因素水平数为 3, 所以其搭配包括 9 种, 表 6-40 和表 6-41 分别是交互作用项 $A \times B$ 与 $A \times C$ 的搭配计算结果, 据此结果, 可进一步确定优方案.

表 6-40　交互作用项 $A \times B$ 搭配表

	B_1	B_2	B_3
A_1	0.4330	0.4927	0.4453
A_2	0.1427	0.3250	0.1720
A_3	0.2533	0.5293	0.5410

表 6-41　交互作用项 $A \times C$ 搭配表

	C_1	C_2	C_3
A_1	0.5390	0.4347	0.3973
A_2	0.2247	0.2090	0.2060
A_3	0.5993	0.4627	0.2617

6.3　均　匀　设　计

6.3.1　均匀设计表

1. 等水平均匀设计表

正交试验设计根据正交性规则挑选代表性的试验方案, 具有 "均衡分散、整齐可比" 的特点, 但这种设计方法只适用于水平数不多的试验, 若一项试验中有 m 个因素, 每个因素取 n 个水平, 按照正交设计安排试验方案, 则至少需要做 n^2 次试验, 当 n 较大时, 比如 n 取 7, 则试验次数会多达 49 次, 这样的试验安排实际上很难实现. 若希望减少试验次数, 就需要在保证 "均衡分散" 的前提下, 舍去 "整齐可比" 这一要求. 均匀试验设计就是只考虑试验点在试验范围内均匀散布的试验设计方法, 简称均匀设计.

和正交试验设计一样, 要进行均匀设计, 也需要参考一套精心设计的均匀设计表. 均匀设计表的符号为 $U_n(n^m)$ 或者 $U_n^*(n^m)$, 其中的 U 代表均匀设计表, n 表示均匀设计表的行数和表内出现的数字个数, 也是试验的次数与水平数; m 表示均匀设计表的列数, 也是表中可安排因素的最大数. 例如, 表 6-42 是 $U_7(7^4)$ 均匀设计表, 它有 7 行 4 列, 最多可以安排 4 个因素, 每个因素需要选定 7 个水平, 一共需要进行 7 次试验.

带 * 号的 U 表和不带 * 号的 U 表, 虽然名字相同, 但代表不同类型的均匀设计表. 带 * 号的表 U_n^* 是由 U_{n+1} 表去掉最后一行得到的, 它去掉了所有最高水平组合在一起的试验, 通常带 * 的均匀表具有更好的均匀性, 应该首先选用. 例如, 表 6-44 是 $U_7^*(7^4)$ 均匀设计表.

观察均匀设计表 6-42 和表 6-44, 可知有以下特点:

(1) 每列中不同的数字只出现 1 次, 这说明各因素每个水平只安排 1 次试验.

(2) 以任意两列的水平号搭配在一起, 绘制在二维网格图上, 则网格的每行每列有且仅有 1 个试验方案点, 图 6-2 是 $U_7(7^4)$ 的任意两列构成的布点图.

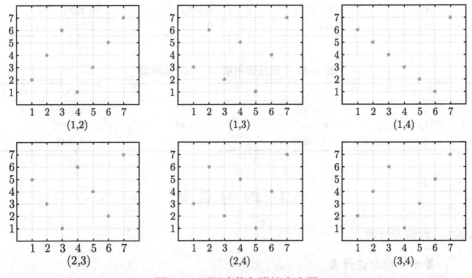

图 6-2　两因素均匀设计布点图

上述两个特点表明了试验安排的 "均衡性", 即对各因素的每个水平都一视同仁.

(3) 任意两列组成的试验方案一般不等价. 图 6-2 给出了各列两两搭配绘制的网格试验点分布, 观察可知, (1, 4) 两列的搭配, 试验点的分布并不好, 不如其他另外几种搭配.

(4) 等水平均匀表的试验次数与水平数一致. 随着水平的增加, 试验次数也在增加, 比如由 6 水平增加到 7 水平, 则试验次数也从 6 增加到 7, 但这种增加是线性的递增, 相比于正交试验次数的 "跳跃性" 递增, 这种递增具有 "平稳性"、"连续性", 不会显著增加试验次数, 这也是均匀表具有灵活性的一个体现.

每个均匀设计表都附有一个与其对应的使用表, 它指示如何从设计表中选用适当的列, 以及由这些列所组成的试验方案的偏差. 例如, 表 6-43 和表 6-45 分别是 $U_7(7^4)$ 及 $U_7^*(7^4)$ 的使用表. 使用表通常包含 3 栏内容, 左侧是因素数, 中间是由列号构成的表体, 右侧是选用此表进行试验设计时产生的偏差. 这里的 "偏差" 是均匀性的度量值, 偏差越小, 均匀度越好.

表 6-42　均匀设计表 $U_7(7^4)$

试验号	1	2	3	4
1	1	2	3	6
2	2	4	6	5
3	3	6	2	4
4	4	1	5	3
5	5	3	1	2
6	6	5	4	1
7	7	7	7	7

表 6-43　均匀表 $U_7(7^4)$ 的使用表

因素数	列号				偏差
2	1	3			0.2398
3	1	2	3		0.3721
4	1	2	3	4	0.4760

表 6-44　均匀设计表 $U_7^*(7^4)$

试验号	1	2	3	4
1	1	3	5	7
2	2	6	2	6
3	3	1	7	5
4	4	4	4	4
5	5	7	1	3
6	6	2	6	2
7	7	5	5	1

表 6-45　均匀表 $U_7^*(7^4)$ 的使用表

因素数	列号			偏差
2	1	3		0.1582
3	2	3	4	0.2132

从使用表 6-43 可以看出, 当试验中只有 2 个因素时, 比如因素 A 和因素 B, 则应该将它们安排在均匀表 $U_7(7^4)$ 的 1, 3 两列, 此时试验的均匀性偏差为 0.2398; 当试验中有 3 个因素时, 则将它们安排在均匀表的 1, 2, 3 三列, 此时试验的均匀性偏差为 0.3721, 不均匀引起的偏差变大; 而当有 4 个因素时, 则每列安排一个因素, 但此时的偏差为 0.4760, 均匀性不太好. 因为均匀表 $U_7(7^4)$ 有和其同名的带 "*" 均匀

表 $U_7^*(7^4)$, 且 $U_7^*(7^4)$ 中的偏差更小, 所以如果 $U_7^*(7^4)$ 能满足试验设计要求, 则优先选用 $U_7^*(7^4)$ 表.

另外, 当 U 表的试验次数为奇数次时, 由于在奇数表最后一行, 会出现各因素最大水平号相遇, 这就会出现一些特殊的情况, 若各因素的水平号与水平实际数值的大小顺序一致, 则会出现所有高水平或所有低水平相遇的情形. 若该试验是生物制药中的药化试验, 就有可能出现反应太剧烈而无法控制的现象, 或者反应太慢而得不到试验结果. 为了避免这些情况, 可以随机排列因素的水平号, 另外试验 U_n^* 均匀表也可以避免上述情况.

由于均匀表具有上述的特点, 所以在使用均匀设计表进行试验设计时, 每个因素的各个水平只出现一次且均匀分散, 试验次数减少, 试验点均匀分布, 这种设计方法适用于多因素多水平模型的拟合及优化试验.

2. 混合水平均匀设计表

均匀设计适用于因素数水平较多的试验, 在增加因素的水平后, 试验次数的增加量很小, 这为均匀表的灵活变通使用提供了可能. 例如在实际的具体试验中, 有时需要在因素间进行不同水平的试验设计, 此时的水平数不相等, 直接利用等水平均匀设计表来安排试验就较为困难, 但借助拟水平方法, 可以将等水平均匀表转化成混合均匀表使用, 从而方便问题的解决. 下面以两个具体的例子, 介绍这种转换过程与特点.

若某试验涉及 3 个因素 A, B, C, 其中因素 A, B 有 3 个水平, 分别设定为 A_1, A_2, A_3 和 B_1, B_2, B_3, 因素 C 有 2 个水平, 分别设定为 C_1, C_2. 要设计这个试验, 可以选用正交表的混合表 $L_{18}(2^1 \times 3^7)$ 来安排试验方案, 共需要 18 次试验, 实际上这等价于完全试验. 若用正交试验的拟水平法, 可以选择正交表 $L_9(3^4)$, 此时需要进行 9 次试验. 要使用等水平的均匀设计表, 则需要做类似于正交试验拟水平法的水平合并, 转换为混合水平的均匀表.

已知 A, B 都设有 3 个水平, C 设有 2 个水平, 若选用均匀表 $U_6^*(6^4)$, 则可以考虑将 A 和 B 放在前两列, C 放在第 3 列. 因为均匀表 $U_6^*(6^4)$ 适用于 6 水平的因素, 要应用于 3 水平的因素 A 和 B, 则可以将 A 和 B 所在列的水平进行合并, 将 6 个水平转换为 3 个水平, 具体地, 将 $\{1, 2\} \to 1, \{3, 4\} \to 2, \{5, 6\} \to 3$. 与之相对应, 将 6 水平的列号应用于 2 水平的因素 C, 则可以将 C 所在列的水平进行合并, 即 $\{1, 2, 3\} \to 1, \{4, 5, 6\} \to 2$. 设计完成后, 得到的实际上是混合设计表 $U_6(3^2 \times 2^1)$, 其表头设计如表 6-46 所示. 这个表有很好的均衡性, 比如, A 列和 C 列的 2 因素试验设计正好组成它们的全面试验方案.

表 6-46 拟水平设计 $U_6(3^2 \times 2^1)$

试验号	1	A	2	B	3	C
1	1	1	2	1	3	1
2	2	1	4	2	6	2
3	3	2	6	3	2	1
4	4	2	1	1	5	2
5	5	3	3	2	1	1
6	6	3	5	3	4	2

在上述构建混合水平均匀表的过程中, 选定 1, 2, 3 列安排 A, B, C 三个因素, 是依据 $U_6^*(6^4)$ 的使用表进行的, 虽然得到的混合表均衡性很好, 但这并不意味着按照使用表布置因素后, 再进行因素水平的合并, 就一定能得到均衡性很好的混合表. 某均匀表的使用表, 只用来指导该均匀表的使用, 不能用来指导混合水平均匀表的创建, 虽然选定了该均匀表作为创建混合表的基础, 但使用表对创建过程中的水平合并不具指导性, 因此新得到的混合水平均匀表不一定具有最优的均衡性.

例如, 要安排一个 2 因素 5 水平和 1 因素 2 水平的试验, 若使用正交设计, 则需要选用很大的表, 试验次数也会很多; 若使用均匀设计来安排, 选择能安排 5 水平和 2 水平的表, 则每列既能合并成 5 个水平, 也能合并成 2 个水平, 最小需要选择 (公倍数)10 次试验的即可, 比如形成混合水平均匀表 $U_{10}(5^2 \times 2^1)$.

$U_{10}(5^2 \times 2^1)$ 可由 $U_{10}^*(10^8)$ 生成, 在表 $U_{10}^*(10^8)$ 的 8 列中选择 3 列, 利用选定的这 3 列生成混合水平表 $U_{10}(5^2 \times 2^1)$, 并希望新生成表有较好的均衡性. 若不按照该表的使用表进行选择, 例如选择 1, 2, 5 列作为原始列, 然后将其中的水平根据需要进行合并, 则有如下的具体合并: 第 1, 2 列中的 $\{1,2\} \to 1, \{3,4\} \to 2, \cdots, \{9,10\} \to 5$. 对第 5 列采用如下水平合并方法: $\{1,2,3,4,5\} \to 1, \{6,7,8,9,10\} \to 2$, 则表头设计如表 6-47 所示. 这个新的混合表具有很好的均衡性.

表 6-47 拟水平试验设计 $U_{10}(5^2 \times 2^1)$ 表头 (1, 2, 5)

试验号	1	A	2	B	5	C
1	1	1	2	1	5	1
2	2	1	4	2	10	2
3	3	2	6	3	4	1
4	4	2	8	4	9	2
5	5	3	10	5	3	1
6	6	3	1	1	8	2
7	7	4	3	2	2	1
8	8	4	5	3	7	2
9	9	5	7	4	1	1
10	10	5	9	5	6	2

下面, 再依照 $U_{10}^*(10^8)$ 的使用表, 选择 $U_{10}^*(10^8)$ 表的 1, 5, 6 三列, 同样进行各列水平的合并, 仍然可以得到一个 $U_{10}(5^2 \times 2^1)$, 表头设计如表 6-48 所示.

表 6-48   拟水平试验设计 $U_{10}(5^2 \times 2^1)$ 表头 (1, 5, 6)

试验号	1	A	5	B	6	C
1	1	1	5	3	7	2
2	2	1	10	5	3	1
3	3	2	4	2	10	2
4	4	2	9	5	6	2
5	5	3	3	2	2	1
6	6	3	8	4	9	2
7	7	4	2	1	5	1
8	8	4	7	4	1	1
9	9	5	1	1	8	2
10	10	5	6	3	4	1

但仔细观察新生成的拟水平混合表 6-48, 对比表 6-47, 会发现在表 6-48 中, 试验号 3, 4 对应的两个方案中, A, C 两因素的试验方案有重复, 而表 6-47 中则没有这种情况, 这说明相比于表 6-47, 表 6-48 的均衡性不好. 可见, 即使借用同一个等水平均匀表进行拟水平试验设计, 选择使用不同的列, 则得到不同的混合表, 这些表的均匀性也各不相同, 即使根据使用表选定特定的列, 合并水平后得到的混合均匀表 (表 6-48) 也不一定具有较好的均衡性, 因为均匀表的使用表对混合水平表的构建不起作用.

3. 均匀设计的基本步骤

用均匀表来安排试验与正交试验设计的步骤相类似, 一般步骤如下:

(1) 明确试验目的, 确定试验指标. 若试验指标个数较多, 还需要进行综合分析.

(2) 选择因素. 根据实际经验和专业知识, 挑选出对试验指标影响较大的因素, 为保证表的均匀性和列间的相关性, 每个均匀表最多只能安排 $(m/2+1)$ 个因素.

(3) 确定因素水平. 结合试验条件和以往的实践经验, 在各因素的取值范围内取适当的水平.

(4) 选择均匀表. 在确定试验因素数和水平数后, 首选 U_n^* 表. 但由于试验结果的分析多采用回归分析方法, 在选表时还应注意试验次数与回归分析的关系.

(5) 表头设计. 根据试验因素数和该均匀表对应的使用表, 将各因素安排在均匀表相应的列中, 混合水平均匀表可省去这一步. 需要指出, 均匀表中的空列, 既不能安排交互作用, 也不能用来估计试验误差, 在分析试验结果时不用列出.

(6) 明确试验方案, 进行试验.

(7) 结果分析. 由于试验方案没有整齐可比性, 故不能用方差分析法, 可采用直观分析法和回归分析方法. 均匀设计的试验点分布均匀, 用直观分析法找到的试验点一般距离最佳试验点不远, 故直观分析法是一种非常有效的方法; 均匀设计的回归分析一般为多元回归分析, 通过回归分析可确定试验指标与影响因素的数学模型, 确定因素的主次顺序和优方案等. 但直接根据试验数据推导计算, 工作量较大, 需要借助程序或软件来实现分析.

6.3.2 试验结果的回归分析法

按照均匀表设定的各个方案安排试验后, 对试验结果的分析, 一般采用回归分析的方法, 虽然也可以使用直观分析方法, 但由于直观分析方法的误差较大, 所以在实际工作中, 更多的是通过多元回归分析或者逐步回归分析来分析试验结果, 以确定主要因素与最佳试验条件等.

当试验结束后, 若因变量与自变量之间存在线性相关, 则利用样本观测值, 通过对数据的回归分析, 建立如下的多元线性回归方程

$$\hat{y} = b_0 + b_1 x_1 + \cdots + b_m x_m$$

通过 F-检验, 可进一步对回归方程进行显著性检验, 推断因变量 y 和自变量 x_1, $x_2, \cdots, x_m$ 之间的线性关系是否有显著性. 如果 y 和 $x_1, x_2, \cdots, x_m$ 之间的关系是非线性的, 即因素间存在交互作用, 则线性回归模型不足以反映实际情况, 此时可以采取二次回归模型进行回归, 得到如下的回归方程,

$$\hat{y} = b_0 + \sum_{i=1}^{m} b_i x_i + \sum_{i=1}^{m} b_{ii} x_i^2 + \cdots + \sum_{j<i}^{m} b_{ij} x_i x_j$$

其中 $x_i x_j$ 反映了因素间的交互作用.

在实际计算中, 求解回归系数的计算较为复杂, 需要采用逐步回归法对变量进行筛选, 一般需要编程或借助计算机来实现上述过程.

例 7 L-亮氨酸发酵产菌 R_{19} 发酵培养基配方中, 选用三个因素 A, B, C, 每个因素各取 7 个水平, 如表 6-49 所示, 利用表 $U_7(7^4)$ 的前 3 列进行试验布置, 结果如表 6-50 所示, 试对试验结果进行分析.

表 6-49　3 因素试验水平值

磷酸三氢钾A/%	磷酸二氢钾B/%	磷酸镁C/%
0.05	0.00	0.020
0.10	0.05	0.0250
0.15	0.10	0.030
0.20	0.15	0.035
0.25	0.20	0.040
0.30	0.25	0.045
0.35	0.30	0.050

表 6-50 $U_7(7^4)$ 布置与试验结果

试验号	A	B	C		结果
	1	2	3	4	
1	1	2	3	6	11.60
2	2	4	6	5	10.30
3	3	6	2	4	9.70
4	4	1	5	3	9.20
5	5	3	1	2	8.40
6	6	5	4	1	8.10
7	7	7	7	7	5.70

解   (1) 回归分析.

考虑无交互作用的二次多项式回归, 对二次项的计算分析可知, 在 x_A^2, x_B^2, x_C^2 中, 若保留 x_A^2, x_B^2, x_C^2 则导致回归模型不显著, 故采用模型

$$\hat{y} = b_0 + b_1 x_A + b_2 x_B + b_3 x_C + b_{22} x_B^2 + b_{33} x_C^2$$

经计算, 得到

$$\hat{y} = 8.141 - 13.396 x_A + 3.791 x_B + 247.58 x_C - 18.461 x_B^2 - 3846.15 x_C^2$$

经检验, 当 $\alpha = 0.10$ 时, 检验显著.

(2) 确定优解.

要确定最优解, 只需要对得到的回归方程求导数即可. 对 x_A 求导得到 -13.396, 导数小于 0, 则取 x_A 的最小值即可, 具体可取 $x_A = 0.05$; 对 x_B 求导, 令导数为 0, 得到 $x_B \approx 0.1$, 同样地, 得到 $x_C \approx 0.03$. 则本例中, 取 $x_A = 0.05$, $x_B \approx 0.1$, $x_C \approx 0.03$. 把三个值代入回归式, 得到最优解为 $\hat{y} = 11.63$. 和实际计算相比差别不大, 即确定优选方案.

主要参考文献

杜荣骞, 2009. 生物统计学. 3 版. 北京: 高等教育出版社.

高祖新, 刘艳杰, 张丕德, 等, 2016. 医药数理统计方法. 6 版. 北京: 人民卫生出版社.

高祖新, 2016. 医药数理统计方法学习指导与习题集. 2 版. 北京: 人民卫生出版社.

马寨璞, 石长灿, 2018. 基础生物统计学. 北京: 科学出版社.

邵峰, 2010. 启航考研数学名师讲义. 北京: 中国市场出版社.

盛骤, 谢式千, 潘承毅, 2008. 概率论与数理统计. 4 版. 北京: 高等教育出版社.

盛骤, 谢式千, 潘承毅, 2008. 概率论与数理统计习题全解指南. 4 版. 北京: 高等教育出版社.

田考聪, 2011. 中华医学统计百科全书——描述性统计分册. 北京: 中国统计出版社.

王星, 褚挺进, 2014. 非参数统计. 2 版, 北京: 清华大学出版社.

谢婧, 钮键, 赵晖, 2006. 概率论与数理统计. 3 版. 全程导学及习题全解. 北京: 中国时代经济出版社.

徐天和, 景学安, 程琮, 2011. 中华医学统计百科全书——非参数统计分册. 北京: 中国统计出版社.

颜红, 2011. 中华医学统计百科全书——单变量推断统计分册. 北京: 中国统计出版社.

郑忠国, 许静译, 2013. 例解回归分析. 5 版. 北京: 机械工业出版社.

祝国强, 杭国明, 杨洁, 等, 2011. 医药数理统计方法学习指导与习题解析. 北京: 高等教育出版社.

祝国强, 张学良, 杭国明, 等, 2014. 医药数理统计方法. 3 版. 北京: 高等教育出版社.